U0363069

从疾病到人心

——中古医疗社会史再探

于赓哲 著

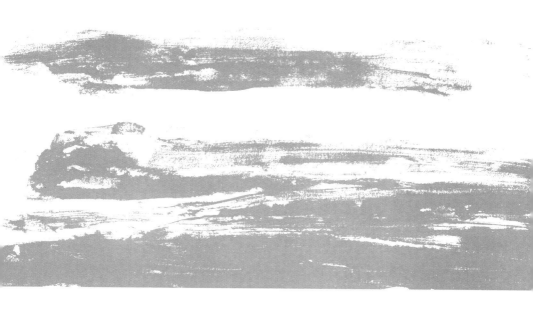

图书在版编目（CIP）数据

从疾病到人心:中古医疗社会史再探/于赓哲著. —北京:中华书局,2022.3
ISBN 978-7-101-15620-1

Ⅰ.从… Ⅱ.于… Ⅲ.医药社会学-社会史学-研究-中国-古代 Ⅳ.R-05

中国版本图书馆 CIP 数据核字（2022）第 010729 号

书　　名	从疾病到人心——中古医疗社会史再探	
著　　者	于赓哲	
责任编辑	郭时羽	
装帧设计	王铭基	
出版发行	中华书局	
	（北京市丰台区太平桥西里 38 号　100073）	
	http://www.zhbc.com.cn	
	E-mail:zhbc@zhbc.com.cn	
印　　刷	北京瑞古冠中印刷厂	
版　　次	2022 年 3 月北京第 1 版	
	2022 年 3 月北京第 1 次印刷	
规　　格	开本/920×1250 毫米　1/32	
	印张 13¼　插页 2　字数 300 千字	
印　　数	1-6000 册	
国际书号	ISBN 978-7-101-15620-1	
定　　价	68.00 元	

目　录

再版要说的话

　　感谢诸位读者的抬爱，让这本书能够短时间内再版。身为学者自然会为再版而高兴，但究其原因，却是百味杂陈。

　　虽然有很多师友对本书的价值予以充分肯定，但是笔者深知，本书以及近期其他医疗社会史著作之所以受到重视，与全球疫情的继续蔓延密切相关。历史学者终究是关怀现实的，疫情不仅带来健康的威胁，更撕裂世界，使得全球化浪潮进一步受到遏制，让过去的生活节奏被打乱，也带来思想的波折。其实，疫情距今仅仅有两年的历史，它能带来什么样的结果，最终走向如何，有待观察。虽然从医学史角度，笔者对于病毒未来发展方向持较为乐观的态度，但是正如我们所看到的以及本书所论述的，左右疫病发展的因素不仅仅有病原体，各种利益诉求、各种建构、民族思维模式以及民族性格都在"疫病"这个窗口内得到展示，同时也和疫病产生互动关系。瘟疫从来都是复杂的存在，而不仅仅是纯粹的科学技术问题，这是历史可以告诉我们的。

　　历史还在发展，还不到总结的时候。我们可以看到的，是再一度的"从疾病到人心"。

愿地球家园安宁。

于赓哲

2021 年 11 月 23 日星期二于长安光盐斋

前　言

　　历史是切实存在的，不仅仅是一种"描述"。笔者愿意当一个"前"后现代主义的历史学研究者，并不认为历史书写完全是互为文本的语言学上的建构，而是认为任何建构必然有书写者真实而且无法自我把控的因素渗透其中，揣摩字里行间的"真实"仍然是史学的重要任务，这里当然包括医疗社会史的研究。

　　不过，后现代主义史学的某些主张笔者是完全赞成的，比如他们对以欧洲为中心的"宏大叙述"的反对，映射到医疗社会史的领域内，应该就是对以维萨里以后近现代医学为中心的叙事的反对。这句话并不是反对"科学"，笔者所反对的是围绕传统医学是不是科学而展开的研究，这样的研究，无论正方、反方，内心里衡量传统医学样貌的标准都是近现代医学，或者对镜贴花黄，或者顾其一点不及其余，并且直接影响了医疗社会史研究领域内问题的建构和研究旨趣（例如本书第一章所展现的诸多"被塑造"的命题，第五章所展现的学界对古代卫生问题的叙述）。医疗社会史研究应该反对的是进步主义史观，尤其是线性发展的进步史观，更多注重非中心、非精英和非理性的要素。学者的研究更多的应该是一种展示，即对史料话语权外医者、病者生存状态、思维模式的展示，围绕医学所产生的文化形态的展示。不应该过早地做价值判断。

本书从"导论"开始，一直贯彻的就是这样的思想和方法。在进步主义史观的拉扯之下，传统医学的样貌已经扭曲，本书的宗旨之一就是把它从"科学还是迷信"的窠臼中拉回来。在中国特有的史官体系和学术价值评判体系下，中古时代观察医学的视角更多的是"他视角"，本书要展现的是史料话语权之下"他视角"是如何塑造传统医学的，以及"我视角"下医者对社会的抗争、服从和模塑。这里面不做现代价值观下的定论，更多的是一种解剖与展示。但所展示的不是静态，而是与医学有关的各种社会因素分层、纠缠、融合的过程。

史学研究是波浪形前进的。自司马迁以来，宏大叙事与微观研究一直在交替出现；即便是近代以来，这样的现象依旧存在。这不以意识形态为转移，而是人类思维的普遍规律。摆脱史料话语权的中心主义，揣摩史料中"主观意识表达"之外的无意识心态才是目下当务之急。在这个过程中，微观研究不可或缺，甚至是目前的主要任务之一。在此笔者与诸位读者分享几幅图画，1900 年德国巧克力公司 Hildebrands 绘制的"畅想 21 世纪"明信片，这里直观、生动地展示了什么是"主观意识表达"之外的无意识心态。

在这组明信片里，1900 年的画家预测了 21 世纪个人飞行器、水上行走、远程直播、私人飞艇等"高科技"产品的诞生。虚构与遐想是主题，而服装、器具依旧离不开 1900 年的基本样貌。如果将这些这组图片视为史料，那么"高科技产品"可以被视为史料书写者刻意表达的显性要素，那些依旧离不开 1900 年

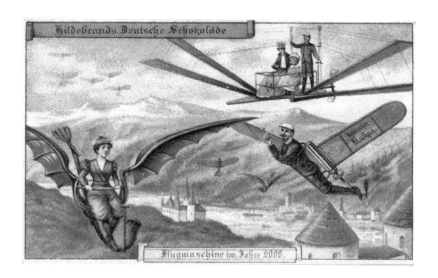

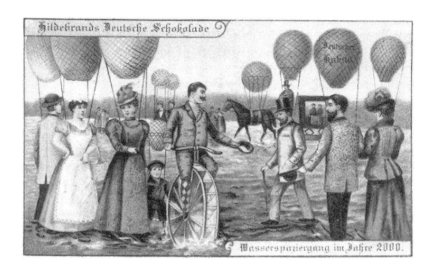

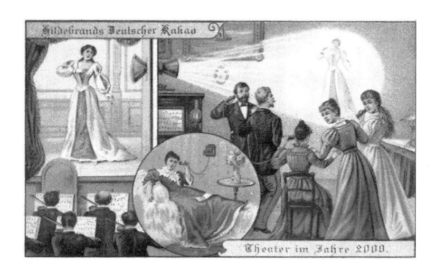

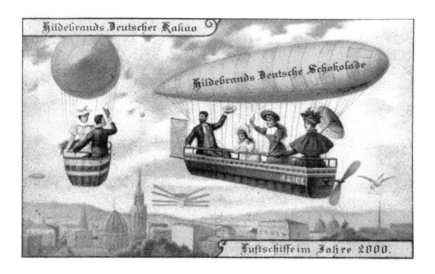

时代特色的服装、器具就是书写者无法脱离的隐性要素，甚至可以称为无意识的表达。皮之不存，毛将焉附，史料如何被建构，哪些是主观的显性因素，哪些是书写者无法掌控而造成无意识表达的客观隐性因素，摆脱以某种医学为中心的中心化、理想化和普遍化，这是现代版的微观史学应该做的。尤其是中古时期的医疗社会史，在这个写本依旧占据绝对主流的时期，非医者的"他视角"是研究所依据的主要史料角度，对于这种史料的批判剖析依然任重道远。

医疗与社会，从史学视角来看是相辅相成、互为表里的。从来没有一门自然学科像医学这样与普罗大众的生活息息相关，也从来没有一门自然学科像医学这样受到人的主观因素的影响。尤其在只有经验医学、实践医学的古代更是如此。五代冯道以前的时代，是一个有印刷术而尚未进入印刷时代的时期，什么样的史料容易留存，什么样的史料会被淘汰，淘汰它们的主观和客观因素是什么，而这种筛选如何模塑我们的历史观？这样的研究不是大鱼大肉，但是如同咂弄鱼头一般有滋有味。本书对于目前医疗社会史研究中问题建构的研究、对于南方风土研究的期待、对于民间医学与官方医学分野的研究、对于唐宋壁画中医学的缺位和进入的研究都试图展现这一点。分层，展现的是秦汉以来的医学和影响医学、疾病观、医患关系的社会固有面貌；融合，展现的是中古社会各种阶级升降、士大夫价值观变化、主流文化圈拓展、政治力量介入在医疗领域内引发的变化。这种变化的背后本身就孕育着近世化的色彩。而这种变化客观存在，需要的是我们的解读。

在这种解读中，对思维模式的把握毫无疑问是一种重要的手段。本书第七章对"气"概念泛化和普适化的研究、第八章对于性病对青楼文化的影响都试图展现这一点。在近代科学进入之前，中国传统的思维模式正如冯友兰《中国哲学中之神秘主义》所说："个人与'全'合而为一；所谓主观客观、人我内外之分，俱已不存。"这种非理性直觉并不注重凝成概念和观念，而是把握变动不居的、不着形象的整体真实，打破了概念的限制和语言的固定。① 主客一体相通，构成了一种动态整体框架。所以气和五行就成为传统医学的理论载体。当然，放眼全球史，这种形而上学的思维不是一个地区、一种文化所独有，但是中国传统思维自有其特点与持久力，至今影响尚存。并且这种思维模式在漫长的历史进程中帮助国人潜移默化地吸纳和解释外来事物，包括疾病与医疗行为。这也就从侧面解释了为什么中国传统文化包括涉医文化很少出现断层式发展的"扬弃"，而更多的是进两步退一步的渐变。

医疗社会史的研究，一方面要顺应史学发展的大趋势，另一方面又有着自己的发展规律和节奏。由医到社会，由社会到医，由疾病到人心，由人心到疾病的被表述，这个动态的过程值得深入探讨，值得努力。

---

① 张岱年、成中英等：《中国思维偏向》，中国社会科学出版社，1991 年，第 190 页。

导　论

分层与融合

——汉宋之间医疗史研究回顾与展望

　　我们如何阅读？史料文字不是平面的，而是立体的，从任一个角度切入观察，都会有不同的维度和感受。尤其在史料如此匮乏的中古医疗社会史研究领域内，几乎九成以上的切入视角都是医者之外的第三者视角，即所谓"他视角"。体会文字背后的动机，把握史料表面意图与真实根基之间的微妙关系，在史料话语权掌握者的笔下体会医学、疾病对思维模式的影响，应该是研究中古医疗社会史的重要手段。在此谨以中古医疗史研究的回顾与展望作为本书的导论。

　　无论是西汉的平民时代向东汉以后的世家门阀社会的转化，还是至今尚有讨论余意的唐宋变革，核心内容都是阶层的升降、博弈、融合、分裂，而这一切在史料中突出表现为政治形态和观念、思想、学术、文学的变化，但这只是中国传统史料性质所决定的"展示"罢了，在这些史料的字里行间，历来属于末技的医学和"君子不齿"的医者阶层亦有变化的轨迹可以揣摩，这也涉及本书的研究模式与旨趣。唐宋变革论中，中古时代承上启下的地位并非仅是时间轴简单排序的结果而已。这是一个分层的时代，但是又是一个分层逐渐开始融合的时代：世家门阀政治开始向官僚政治转变（显然这是一个不仅涉及唐宋的问题）；士大夫阶层由厌医向好医转变，但是仍然坚守"鬻技"底线，一直到宋代儒医这个兼容各个分层的特殊人群的出现；医学文本的受众由特定人群向全民转变，进而带来医籍本身的变化；医学本身的目的兼有上古神仙思想的残余和后世现实主义的色彩；官方医学在中古时期居于弱势，到了宋代则通过校正医书局和局方强势介入民间医疗，由此带来医学思想、组织的巨变。篇幅有限，备述以上问题几无可能，谨以数例说明这种医疗史的分层现象，展现学界研究的若干主脉。

首先来看古代医者定位中的"我视角"与"他视角"。医者的自我定位以及社会对其的定位，毫无疑问是影响医学发展走向的重要因素。① 医学的定位自然有一个绝对标准——是否可以蠲除人体疾病痛苦。但是上古及中古医者的自我定位似乎并不是从纯技术视角出发，在医者始终不掌握社会话语权的背景下，定位成为医者的千年疑难。汉宋之间医者的定位经历过两个阶段，即道之医、儒之医，陈元朋系统论述过这种观点："就传统中国医学的传承而言，大抵可分为'巫医'、'道医'、'儒医'三个阶段。春秋以前，医学大抵是操在'巫'的手中，此即三阶段中的'巫医'阶段；战国以迄秦汉，'医'则开始以'方士'的身份，出现在历史的舞台上。汉末魏晋以来的医学传承，基本上是随着两汉以来神仙方术的逐渐变化为道教，而操于道士与崇奉道教的世家大族之手；从传承者的身份与信仰层面观之，则大体可视为'道医'为主的医学传承阶段。然自宋代以降，'儒医'则逐渐成为医学传承的主流。"② 陈元朋的观点是建立在"实"的基础之上，即认定医者的主流的确是操纵于近道之医或近儒之医的手中。然而，在前印刷术时代，史料文本话语权始终操纵于非医阶

---

① 陈邦贤曾将研究分为三类，第一类就是医家地位的历史。见氏著：《中国医学史·绪言》，商务印书馆，1937年，第2页。日本早期医史专家富士川游曾将各个时代医学家地位的研究列为医史研究的三大任务之一，这三个任务包括：1. 医学知识的历史；2. 医学家在社会中的地位；3. 疾病的历史。见氏著：《日本医学史》，东京日新书院，1941年，第4页。
② 陈元朋：《宋代的儒医——兼评 Robert P. Hymes 有关宋元医者地位的论点》，《新史学》1995年第6卷第1期，第179—203页。

层手中，近道还是近儒，实际上是一种文本的解读。我们可以看到马王堆、居延、武威医书或医简中只关心具体病症和处方的医人，也可以在众多传世文献中解读出将医道上升为道家或者儒家的努力。士、农、工、商四个阶层里，医者毫无疑问被人定义为工，但医者中具备知识分子身份者却往往不甘于此，拥有话语权的人也会出于各种目的对医人进行形象模塑，所以导致医者定位始终在随着时代价值观的改变而摇摆不定。

先秦医者的定位，似乎只有通过"他视角"才可得以展现。战国前无私家著述之说由罗根泽提出①，似应为确论，医者也不例外。在医巫不分的时代（例如殷商），医者的角色是依托于巫者的。在甲骨文中就反映为一切疾病的病由诊断、治疗均操于巫者之手，西周时期亦无大的改观。《汉书·艺文志》中的一段话值得关注："方技者，皆生生之具，王官之一守也。……盖论病以及国，原诊以知政。"② 这段话常被后世医者引以为傲，但其背景却值得玩味。这是医者自己的定位，还是其他人给予医者的定位？金仕起在《晋平公病案新考："论病以及国"传统的一则个案分析》中指出："晋平公两度发病，卜、医、卿相先后提出的致病之由，主要有二：一、鬼神祸祟；二、体气壅滞。鬼神祸祟，与晋人忘其祖典、荒废国之常祀有关。体气壅滞，则与平公出入不时、妻取同姓、内御不省、德薄淫听，违犯封建礼俗、破坏封建体制有关。说明人君之身为国家、天下之具体而微的认识，以及封建时代的礼俗、伦理是当时卜、医、卿相的普遍共

---

① 罗根泽：《战国前无私家著作说》，载《古史辨》第四册，上海古籍出版社，1982年，第8—68页。

② （汉）班固：《汉书》卷三〇《艺文志》第十，中华书局，1962年，第1780页。

识，也是'论病以及国'传统所以形成的主要基础。"① 在《论病以及国：周秦汉唐方技与国政关系的一个分析》中，他又探讨了刘歆与扬雄之间有关方技是不是通人事之变的争论，并指出这场争论所代表的思想大大影响了唐宋时期对医学的态度。②

方技与人事甚至天变的关系，实来自中国万物一体的固有思想，冯友兰《中国哲学中之神秘主义》："在此境界中，个人与'全'合而为一；所谓主观客观、人我内外之分，俱已不存。"③成中英将这种机械化的整体思维称为"非理性直觉"，他指出："非理性直觉就是不掌握概念、观念，也不凝成概念和观念，而是把握变动不居的、不着形象的整体真实，打破了概念的限制和语言的固定。"④ 它们展现在"天人合一"大框架内，主客一体相通，构成了一种动态整体框架。通过道、气、太极之属将一切联系在一起，在这种思想之下，上至治国，下到治病、祛盗贼猛兽、保持家庭和睦的"术"是相通的。这种医与政的连带"宏大叙事"似与后世儒医思想适相神肖，但是还是有本质的不同，它主要来自士大夫阶层，更像他们在借医说事，秉承的更像是上古的医巫不分思想，对于医者地位、医学思想等各方面都没有明显促进。杜正胜在为金仕起著《中国古代的医学、医史与政治：以医史文本为中心的一个分析》所写序言里指出，周秦之际方技与

① 金仕起：《晋平公病案新考："论病以及国"传统的一则个案分析》，《新史学》2003年第1期，第1页。
② 金仕起：《论病以及国：周秦汉唐方技与国政关系的一个分析》，台湾大学博士学位论文，2003年。
③ 冯友兰：《三松堂学术文集》，北京大学出版社，1984年，第49页。
④ 张岱年、成中英等：《中国思维偏向》，中国社会科学出版社，1991年，第190页。

政事紧密连接，由医道可以直指国君得失，但随后古道绝断，"执技以事上者"流落为社会底层，从此与政治无缘，"遗憾中国终于成为专业不具权威的社会，一切唯政治权力马首是瞻"。[①] 这种由至高地位的滑落，毫无疑问其根本原因就在于原先的所谓"崇厚"完全是"他视角"的表述，兴也由"他"，衰也由"他"，医学价值的依附倾向十分明显。

《辅行诀脏腑用药法要佚书》："隐居（陶弘景）曰：凡学道辈，欲求永年，先须祛疾。"[②] 先秦及至隋唐时期的医学功能还曾经依附于神仙学说，被视为成仙的预备阶段，祝平一说："医疗、养生乃至成仙都是医史传统的一部分。"[③] 林富士指出："早期道教还进一步将其医疗活动和其仙道理论、神仙思想结合成为一体。强调生命短暂，不应困于俗世的功名利禄以致为老病所苦，应该积极修道，学习各种道法，以医治自己的疾病，作为成就仙道的初阶。"[④] "初阶"的概念对医学发展的影响十分巨大。首先，时人观念中将服食、炼丹原料视为上品，这一点以东汉

---

① 金仕起：《中国古代的医学、医史与政治：以医史文本为中心的一个分析》，台北元照出版公司，2010 年，第 2 页。

② 河北威县张偓南氏旧藏敦煌文书：《辅行诀脏腑用药法要佚书》，《敦煌医药文献辑校》，江苏古籍出版社，1998 年，第 170 页。有关该文书的真伪曾有争议，马继兴、张政烺、李学勤认为该书不是伪造，但也不是陶弘景所著，马继兴认为成书于北宋，张政烺、李学勤认为可能是陶弘景的仰慕追随者编辑而成。但是新西兰注册中医罗鸿声在个人博客上发表《一本忽悠了中医界 40 年的伪书》，认为此文书是现代伪造。张如青在回顾这段学术公案之后说："此书确系托名之伪书，但绝非近代或者今人的伪作，而是梁至五代末陶氏后人摘录其说的著作。"（张如青：《丝绸之路医药研究的回顾与展望》，《"丝路医药"学术论坛暨〈中医药文化〉第二届工作坊论文集》，上海中医药大学科技人文研究院，2017 年 11 月，第 2 页。）

③ 祝平一：《宋明之际的医史与儒医》，《"中央研究院"历史语言研究所集刊》2006 年第 77 本第 3 分，第 408 页。

④ 林富士：《中国早期道士的医者形象：以〈神仙传〉为主的初步考察》，《世界宗教学刊》2003 年第 2 期，第 1 页。

《神农本草经》上、中、下三品划分为标志。它所代表的汉魏医药分类体系是道家或者有道家思想者所为，明显是以服食、长生成仙为目的的。这种分类法对中国药材分类产生了长久的影响。其次，医人地位也受到巨大的影响，道教徒、炼丹家地位崇重，而一般的医人却遭到蔑视，可以说，此时医家的地位表述仍然是通过"他视角"，而这个"他视角"此时来自占上风的道家。这方面对于医学发展尤其是医学理论内部建构的影响十分显著，基于这个视角的医学本身目的的研究，对医疗服务的对象、医者地位、医患关系的研究都是颇有价值的。

试举一例：古代中国医学比较西方医学最大特点之一就是世俗化，随着"成仙"与"治病"两者的剥离，世俗医人远离了宗教团体的支持，生存往往依靠患者市场。学界公认中国传统医患关系中患者始终是主动方。那么这种医患关系与世俗化有无关系？尤其比较欧洲中世纪那种医疗掌握于教会之手、患者居于被动地位的状况，不禁令人产生疑问：世俗化对医学思想和诊疗手段有多大影响？被动等待患者召唤的情况下，"医"的涵盖范围在哪里？有多少人能被纳入医患关系范围内？传统医学富有人情味、缜密、缺乏社会整体效率的辨证施治究竟与这种分层有无关系？进而还可以推及医学诸多方面。

以往研究多重所谓官方医学。这种思维模式可谓一以贯之，目前中古医疗史的研究多把视线投向官医，若考量到史料的集中程度和系统性，这一点可以理解，但绝不是应该提倡的。按笔者看来，中古时期所谓官方、民间医学的区分是一个人为制造的问题，学界在这个问题上呈现两极：一个是和历史学大多数问题一样，偏重官方和上层社会，尤其是上、中古时段，这是前印刷术时代史料话语权偏差的结果，也是中国自古以来官本位社会的曲折反映。甚至连词汇也受到这种思想的影响。① 要说官方曾把持医学的话，那也是在无私学可言的春秋以前，就中古而言，起码在宋代以前，并不存在真正意义上的官方医学。同时也有人认为，民间医学始终是主流，所谓"官方医学"是被动从属的，只能在某些领域凭借行政资源占有优势。②

　　这里涉及一个怎样理解医学文本价值的问题，医学文本有上层社会和基层社会的区别。医学文本首先是传授医学知识所用，这一点不需要讨论，但此外的作用呢？李建民认为："中国医学是'以文本为核心'的医学。《内经》、《难经》等'经'在汉代或许还称不上所谓'经典'，但无疑具有'正典'概念下的'规范'或'标准'意义。典籍在此有着'社群规范性的功能'……

----

　　① 张宗栋《医生称谓考》（《中华医史杂志》1990 年第 3 期，第 138—147 页）一文将古人对医人的称谓分为褒义与贬义：褒义者如国医、国手、儒医、名医、神医、医仙、哲医、老医、通医、妙医、高医、高手、明医、隐医、道医、善医、奇手、贤医、上医、良医等；贬义者如庸医、庸手、戕医、妄医、俗医、时医、福医、凡医、矢医、里医、市医、衔推、愚医、下医等。同时根据医学的分科，医生的称谓种类也很多，如周代分疾医、食医、疡医等，扁鹊则"随俗为变"，"过邯郸，闻贵妇人，即为带下医。过雒阳，闻周人爱老人，即为耳目痹医。来入咸阳，闻秦人爱小儿，即为小儿医"。唐太医署设有医师、医工、针工、按摩师、按摩工等。而流动在民间为广大人民治病的医生，被称为走方医、江湖医、游医、游方之医、草泽医、草泽医人、泽医、铃医、民医、走医、下走医、中医等。医人的称谓虽然种类繁多，但是我们看到其中比较流行的几种——诸如医生、大夫、郎中、衔推等——都与官职有关。"医生"这一称谓或许与太医署"医学生"有关系，至于"大夫"，《宋代文化史大辞典》："'大夫'为宋代对医生的称呼，北宋末医官官阶有大夫、郎中等十四阶，南宋又续增数阶。时人遂尊称医生为'大夫'，后世沿称之。"还有"郎中"，《宋代文化史大辞典》："宋代对医生的称呼。北宋政和二年以后，翰林医官院有'和安郎'、'成和郎'和'保安郎'的官阶，官场或遂以前代可称郎官为郎中的惯例，称翰林医官为郎中。而民间受此影响，称一般医生亦为郎中。"相关问题请看宋丽华、于赓哲：《中古时期医人的社会地位》，《唐史论丛》第 13 辑，三秦出版社，2011 年，第 234—249 页。

　　② 参见本书第二章《由〈天圣令〉复原唐〈医疾令〉看唐代官民医学分层》。

也就是说，医学文本具有建立师徒系谱、区别我群与他群的作用。"① 但笔者的看法可能与李先生有不同，笔者认为：多数中古传世医学文献例如《千金方》、《外台秘要》等写作对象是上层社会，而非师徒相授的教材，而医者与上层人士之间，起码在唐前期以前是谈不上同属"我群"的。医者撰述的目的，是为了引起上层人士对医学的重视。然而文本形成之后，其价值是由阅读者决定的，对于今人来说，目视所及多为官方组织与上层社会史料，容易导致研究的侧重。但是就文本本身而言，其实还应该看到，每每有出土文献或者其他考古发现时，总是能展现一种传世文本之外的世界，例如龙门药方洞，以及居延、黑海、敦煌、吐鲁番出土医书（简）大多具备这样的特点：重药方，重操作，轻理论；篇幅短小，经常自创医学术语，无不展现与传世医学文献不同的撰写和"接受"心理；而且高度崇古轻今。② 甚至包括官方用以普及药方的"榜示"、刻碑等手段，所注重的仍是实用性和易传播。这是当时技术条件所致，而这种现象说明的确存在一个传世文本之外的世界，这种上、下落差究竟带来了什么样的影响，研究尚嫌薄弱。

但也有学者认为，简单以上层与下层、官方与民间来区分医疗各阶层是有失偏颇的。李建民指出："关于古代医疗心态及思考的记录，事实离不开知识精英留下的文献。医者也是广义的'士'（知识分子）。透过这些层次不一的技术之士所记录的医学

---

① 李建民：《生命史学——从医疗看中国历史》，复旦大学出版社，2008年，第6页。
② 于赓哲：《"然非有力，不能尽写"——中古医籍受众浅论》，《陕西师范大学学报（哲学社会科学版）》2008年第1期，第78—87页。

知识，很难说即是'下层'人民的真实反映，特别对医疗知识的整理、系统化以及进一步从事智性上的融会（intellectual coherence）的工作，往往系乎一二人之心，也许我们应该在'精英与大众'（elites and masses）的上层、下层虚构，寻求一个大多数及主流的'中层'医疗心态及其实践。"① 陈昊对此表示赞同："医学史研究近三十年的路径，都在尝试颠覆历史书写中原有的权力关系，从而发掘不同历史叙述的路径，以病人颠覆医者的权力，以女性颠覆男性的权力，以民众信仰颠覆精英知识，以劳工阶层颠覆精英阶层，以少数族群或种族的文化颠覆强势族群和种族的文化。但是在文本转向之后，这些颠覆也都需要回答一个基本的历史学问题，即如果依据的历史记载都是历史中掌握权力者所书写，那么现代的研究者是否有可能在此之上书写出'弱者'和'他者'的历史？……那么要如何同时颠倒文本和社会的权力关系，尝试找到一种具有反思性的历史书写？既不是满足于历史文本中既有的叙事，又不蛮横的'一味向下'，而成为空洞的批判。"②

这样的问题的提出是非常有意义的，但是从实践来看，似乎也只有在仅将"医"看作是观察窗口的时候才能暂时回避对于医的价值判断。这就又回到了医疗史研究的"原问"上，医疗史的研究目的究竟与医学自身的发展有无关系？几千年来对医学发展起到至关重要作用的是民间的实践，还是上层社会的"身体体

---

① 李建民：《发现古脉——中国古典医学与数术身体观》，社会科学文献出版社，2007年，第3页。
② 陈昊：《读写之间的身体经验与身份认同——唐代至北宋医学文化史述论》，北京大学博士学位论文，2011年，第248—249页。

验"? 在维萨里（Andreas Vesaliua）之前，没有哪个民族的医学不是实践性的，即便是《内经》的出现也没有改变中国医学靠实践而非理论进步的基本形态。实践离不开社会背景，近百年的研究始终瞩目于上层社会，医学自身发展要素和游离于其周围的社会要素往往是自下而上发挥作用的，甚至"中间"形态的医者极有可能并不存在。在医学等而下之的时代，要么从考古资料、出土文献来把握基层医者和患者的心态（例如上述敦煌、吐鲁番涉医文书的特点），要么从医者的攀附、回避、申明来揣摩当时医学的社会地位与发展趋势。如果说"历史记载都是历史中掌握权力者所书写"，所以就怀疑现代的研究者是否有可能在此之上书写出"弱者"和"他者"的历史，那么百年以来从贞人所书写的甲骨文研究商代社会、从正史研究农民问题、从男性书写的史料里研究妇女问题就都变成镜中花水中月了。

　　把这一切理解为"颠覆"是不正确的，因为这不是颠覆，而是从掌握史料话语权者的字里行间体会决定他的笔触的思想动机和社会基础，毕竟没有人可以拔着自己的头发离开地球，任何史料都有时代的烙印，多种社会因素的影响深入骨髓，潜移默化地影响所谓的"书写"，对这些因素的分析是完全有必要并且事实证明是可行的。所以，从"上"的史料看"下"在方法上是没有问题的，仅仅数年的"一味向下"还远远不够。史学研究的一个任务就是在成于"权力者"手中的史料中体会、把握"弱者"和"他者"的历史，这不仅是医疗史的课题。"上"的历史是显性的，"下"的历史是需要爬梳替他们彰显的，唯有如此，才能接近完整的社会形态。这也是国内目前很多学者心心念念的后现代主义史学的宗旨。

唐代一度曾经限制技术出身（包括医官）者，规定官位不得过五品。程锦《唐代医疗制度研究》一文对于这个现象有自己的看法，她认为："至神功元年敕，又限定各色伎术官升迁不得超过本色任官的最高位。即，天文至太史令，音乐至太乐鼓吹署令，医术至尚药奉御，就到了仕途的上限，不得进一步向本色外升迁。追求升迁是大多数入仕者的自然欲望，神功元年敕又保证了不让伎术人在功名官位的欲望中迷失正途，流失于从政的空间里去。一般把神功元年敕令看作是对各类技术人任官的限制。但从制度建设的角度来看，本色出身本色任官，这不过是对官员任用制度的规范。首先，地位高低只是一个相对的概念，就是在整个国家的官僚系统中，正五品下的尚药奉御地位也并不算低。即使要提高伎术人的地位，从制度的角度也只能是提高伎术官的官品级，而不是让医术人、音声人等去'同中书门下平章事'。其次，敕令所限制的是'本色出身'，而非所有的医术人，如孟诜等非医术出身者自然别论。"① 同时她认为："柳泽批评彭君庆'邪巫小道'，说睿宗'轻用名器'。也只是柳泽个人的论调，至多也是代表了一部分人的论调。'邪巫小道'并不是国家制度对医人的定位。而人们往往把有一定关系的两回事混为一回事。"② 对此笔者有不同看法：以当时人的人生出口而言，做官，做大官是不二之选，甚至也不是什么丢人的事情，更不是邪路。官府要是有"不让伎术人在功名官位的欲望中迷失正途，流失于从政的空间里去"或者"要保持住此类专门人才，就需要使其成为一种

---

　　① 程锦：《唐代医疗制度研究》，中国社会科学院研究生院硕士论文，2008 年，第 92—93 页。
　　② 同上书，第 106—107 页。

转迁途径有限的身份",那就意味着官府未能摆脱将其视为仆役厮属的观念,"学而优则仕",则意味着未能将其视为真正的"学",正如《汉书》卷九二《楼护传》所记载的那样:"护诵医经、本草、方术数十万言,长者咸爱重之。共谓曰:'以君卿之材,何不宦学乎?'"说到底,限制医官品级之提升、不将其归为士人就是彻底的歧视。所以前揭李建民语也只能以"广义的士"概括医者身份。

对于分层的把握,可以理解宋代以后医学发展的真正意义。印刷术时代史料的普及化和平民化①、人生思想的实用主义倾向、神仙道的没落其实都对中古医学发展产生巨大影响,尤其是儒医、局方的出现,意义重大,要说有"中间"的话,儒医、局方似乎标志着士大夫的医学与平民医学的合流、官方医学与民间医学的契合,而且也是"心理"的一次整顿。一般认为宋代医学进步之处在于:1.官方医疗机构由州一级普及到县一级;2.校正医书局的成立;3.惠民局的设立和《局方》的出现。以上可参看梁其姿《宋元明的地方医疗资源初探》②、陈元朋《两宋的医事制度及其社会功能》③、刘淑芬《唐、宋时期僧人、国家和

---

① 有关印刷术普及后对于社会心理、文化传播的巨大影响,可参看钱存训:《印刷术在中国传统文化中的功能》,载氏著《中国书籍、纸墨及印刷史论集》,香港中文大学出版社,1992年,第231—244页。辛德勇:《论中国书籍雕版印刷技术产生的社会原因及其时间》,《中国典籍与文化论丛》第16辑,2014年,第168—178页。
② 梁其姿《宋元明的地方医疗资源初探》,载张国刚主编《中国社会历史评论》第三卷,中华书局,2001年,第219—237页。
③ 陈元朋:《两宋的医事制度及其社会功能》,《史原》第20期,1997年,第263—316页。

医疗的关系——从药方洞到惠民局》①、张哲嘉《官方医学分科与医学发展：以北宋疾病分类与伤寒研究为线索》等②。

其实宋代尤其官方对于医学的推动仍然可以被看作是对中古时代种种分层的或继承，或摒弃，或整合。比如儒医的崛起问题。儒医是对中古时代"士人"与"医者""鬻技"与"医学爱好"诸多分层的一次整合，宋代儒医秉承唐后期士人阶层对医学的爱好，但突破了鬻技的心理障碍，从而带来了医人阶层乃至医学的巨变。陈元朋③、余新忠、祝平一的研究可看作是构成阶梯化的态势，陈元朋对于儒医的崛起、地位的论述完整而清晰，余新忠则怀疑"不为良相，便为良医"是否出自范仲淹之口，同时指出了宋元时期医人社会地位的抬升到了明清时期则陷入停滞。④ 祝平一《宋明之际的医史与儒医》的研究也非常值得关注，他对于"文本"价值高度重视，认为文本是儒医用来标榜自身、利用话语权边缘化其他医者的利器："宋代以降，随着印刷术的普及，医学知识随文本流传之势，益不可挡，其他各种依赖心传口授的技术却有渐被排挤的现象。"⑤ 同时又使得其他文人可以凭借对文本的利用渗透其边界，挑战其权威："'儒医'如医

---

① 刘淑芬：《唐、宋时期僧人、国家和医疗的关系——从药方洞到惠民局》，载李建民主编《从医疗看中国史》，联经出版事业股份有限公司，2008年，第145—202页。

② 张哲嘉：《官方医学分科与医学发展：以北宋疾病分类与伤寒研究为线索》，"疾病的历史"会议论文，2000年6月。

③ 陈元朋：《宋代的儒医——兼评 Robert P. Hymes 有关宋元医者地位的论点》，《新史学》1995年第6卷第1期，第179—203页。

④ 余新忠："良医良相"说源流考论——兼论宋至清医生的社会地位》，《天津社会科学》2011年第4期，第121—131页。

⑤ 祝平一：《宋明之际的医史与儒医》，《"中央研究院"历史语言研究所集刊》2006年第77本第3分，第413页。

之资来自研读医学文本，或宣称掌握了医学经典的精髓。他们强调文本知识的重要，并边缘化了其他不依赖文本的医疗传统。而在商业出版较前代普及的情况下，'儒医'无法垄断文本知识，其他的医者和文人亦能掌握文本知识而自称儒医，甚或有文人自认研读医学典籍的能力高于医者，反以自己的文本知识与医者颉抗。文本知识因此成为双面刃，一方面使儒医能隔离其他医者，却也使文人学士永远得以渗透其边界，挑战其权威，儒医因而无法排除其他医者，垄断医疗市场；社会上亦无任何标准能确认儒医成员的身份。"① 他还借助《续资治通鉴长编》中记载的范祖禹反对道士校道书的事例指出，宋代儒士信心满满，认定儒学深入其他知识领域具有无可置疑的正当性。② 儒医和儒学的全面介入使得中国医者阶层发生了巨大变化，"宋元以降到明初，世医和儒医之界域混淆。'家世儒医'的现象相当普遍。从元到明初，地方医学实为此辈人安身之所。正是因为有地方医学为基地，某些占据地方医学的世家可以延绵不断。而且可以由此业医、业儒，在医学与儒业中互相迁转"③。

儒医的出现毫无疑问是金元时期医学理论获得突破性发展的基础。而它同时也是对"分层"的一次整合，这一点是诸位研究者自己没有意识到的，它将几种本不兼容的层级糅合为一体，应该说折射出医学发展的内在要求，而且这其中大概也有所谓"唐宋变革论"题中应有之义。内藤湖南与宫

---

① 祝平一：《宋明之际的医史与儒医》，《"中央研究院"历史语言研究所集刊》2006 年第 77 本第 3 分，第 402 页。相关论述又见第 410 页。

② 同上，第 419 页。

③ 同上，第 430 页。

崎市定早就论述过阶级升降是此时社会主要特征，而宋代士人积极入世的精神和科举失意者从医的转向正是医人阶层价值得以抬升的基础，正如包弼德《斯文——唐宋思想的转型》里所指出的，宋代知识分子由从相信皇帝和朝廷拥有最终的权威，转向相信个人可以自主地变化这个世界。"不为良相，便为良医"就是最好的体现。而且需要提请注意的是，这是前文所提到的上古至中古早期那种"论病以及国"思想的再度复苏，只是"他视角"这次转变为以儒医为主角的"我视角"，这是应该引起重视的现象。学界似很少有从这个角度研究问题的力作。

局方问题应该说是另一个"分层融合"的例证，以往视角一般落在官方如何推动医学等方面，几乎已是定论，兹不赘举。但局方之意义恐怕不仅在于此。中古官方医学是比较弱势甚至从属于民间医学的，①《局方》透过行政力量和印刷术等技术手段使得官—民、士—医等各种分层得以糅合，并且具备很强的可操作性，这是前所未有的变化，正如元代医学家朱震亨所云："《和剂局方》之为书也，……自宋迄今，官府守之以为法，医门传之以为业，病者恃之以立命，世人习之以成俗。"② 大约一直要到元、明时期地方医学的崛起，才使这种情况得以改观。范家伟《北宋校正医书局新探——以国家与医学为中心》有令人耳目一新的观点，他从《太平惠民和剂局方》超常使用大量香药入手，联系宋代市易务制度，指出惠民局初衷"不是惠泽百姓，在神宗朝，太

---

① 参见本书第二章《由〈天圣令〉复原唐〈医疾令〉看唐代官民医学分层》。
② （元）朱震亨：《局方发挥》，人民卫生出版社，1956年，第1页。

医局不隶太常寺，与改善医学教育亦无多大关系。熙丰变法下所设修合卖药所，只是配合市易法而出现"①。设置初衷既然如此简单甚至功利化，那么局方出现后的洛阳纸贵就更加令人深思：简便、易操作使得民众对其推崇备至，那么又是什么力量使得医家也对其产生依赖？这是不是医者内部状况决定的？宋濂《文宪集》卷八《送戴原礼还浦阳序》："夫医之为道，本于《素问》。内经其学，一坏于开元，再坏于大观，习俗相仍，绝不知究其微指，唯执一定之方，类刻舟而求剑者。"唐开元年间玄宗下令推广《广济方》，大观年间《和剂局方》厘定卷帙，这段话直指医者由此放弃理论之研讨，一味依靠成方。大观年以后医学理论是向上发展的，而民间的确又有过于倚重局方、轻理论的现象，该如何解释？这恐怕应该是所谓分层研究的另外一个课题。它是不是又在暗示着，文本之外的普通医人阶层依旧和普通民众一样追求简便易操作？局方一统江山为何与儒医的崛起呈现负相关？这些都是亟待解答的。

中古至宋是各种阶层剧烈升降、融合的时代，医学自身出现了适应不同层级的发展样态。就阶级而言，有上层社会医学与下层社会医学的区别，有了这样的视角，就有利于解读传世文本和出土民间文本之间的区别，也可以看到医学人士由受抑到逐步与儒合流，以及医学知识的低门槛和文本传统所导致的各阶层对医的渗透，还有以局方为标志的官方医学与民间医学的渐行渐近。

就理念层面而言，有宗教医学与世俗医学的区别；就医学功

① 范家伟：《北宋校正医书局新探——以国家与医学为中心》，中华书局（香港）有限公司，2014年，第258页。

用而言，有医国医政、长生成仙与医病的区别。有了这样的视角，就有助于理解本草学之起源、分类，有助了解传统医学存在意义的前后变化，有利于了解与西方迥异的中国医患关系模式的形成。

就地域而言，有主流文化圈对非主流文化圈的形象模塑，以及由此带来的基于文化歧视所产生的地域疾病观，有了这样的视角，就有助了解掌握于主流文化圈之手的文本对南方描述的虚与实，以及北人观点逐渐被"驯化"的原因。此外还有性别分层等等。

如果说这些问题有一个共同点的话，那就是它们都是前印刷术时代文本自身的"分层"所带来的，所以视角问题是研究的关键，唯有恰当的视角才能消除传世文本自身局限，体会把握写作者和阅读者的心态，并领悟这种心态的时代背景。而且，唯有将视角延伸到宋代，联系到所谓唐宋变革，联系到宋代文化的平民化和知识的下移，联系到技术手段（以印刷术为代表）对种种分层的影响，中古医疗史研究才会有更高的境界。

第一章

树木与森林

——西学视角下的医学史研究

本章阐述的是在西学东渐背景下，国人对中国古典医学的重新审视和阐释。丁福保《历代医学书目序》有云："西人东渐，余波撼荡，侵及医林，此又神农以后四千年以来未有之奇变也。"[①] 这个过程中，古典医学的本来面貌已经受到一定程度的扭曲，今人对于古典医学的理解实际上是以西学为视角重新包装、阐释的结果，传统医学界在这种对象化了的镜像关系中认同、模塑自身。这里特别强调一下——本章所使用的"古典医学"一词指的是在欧洲近代医学进入之前（也包括欧洲近代医学已经进入但尚无明显影响力的时期）的中国传统医学，现代人习用的"中医"或"国医"等词出现于清末，是对应"西医"一词的产物，当古典医学被叫作"中医"或"国医"的时候，它实际上已经受到西医潜移默化的影响。为了分清"原版"的传统医学和这种受到西学洗礼的"中国之医学"，笔者建议学界以"古典医学"称呼前者。

本章所说的欧洲近现代医学指的是维萨里（Andreas Vesalius）之后建立在实证主义基础上的医学，而非中世纪医学，明代至鸦片战争之前，西方医学已通过传教士等渠道渗入中国，但其中不少属于中世纪医学。[②] 这种医学对中国医学影响不大，最多起到"补白"作用，尚不至于引发国人思维模式的改变。

---

① 丁福保：《历代医学书目序》，转引自陈邦贤：《中国医学史》，商务印书馆，1937 年，第 257 页。

② 何兆武：《明末清初西学之再评价》，《学术月刊》1999 年第 1 期，第 24—29 页，第 35 页。

本章所要阐明的一个观点是——在西学强大压力下，即便是古典医学的拥护者也在不自觉中受到了西方医学的巨大影响，从而形成了如此的思维模式：在对西医强大压力进行反弹的时候，传统医界实际上是在照着西医的样式反复阐明自身的"科学性"，在站到西医对面的同时也成为其映像（Abbildung），从而反证了西医的统治力。尤其在五四新文化运动之后，全社会对"科学"宗教般的崇拜更使得传统医界不得不对自己与"科学"不一致的地方做出"科学"的解释（国人对科学的绝对崇拜比西人更甚）。而实际上古典医学自有其发展逻辑，"对镜贴花黄"终究不是真面目。本章将结合几个具体问题，并结合学界研究成果来阐发这个观点。这些问题概括起来可以寻找到一根主线，即西学镜像问题，但这些问题并不能涵盖所有方面，只是一个破题而已。

本章不是学术史的回顾，而是对社会有关古典医学整体观念的研究，尤其在对西学反弹的过程中，参与者并非只有知识分子。所以本章会同时兼顾学界观点与普通民众的观念。

一、医巫不分

我们首先举一个非常明显的例子——古典医学的"迷信"问题。不可讳言的是，中国古典医学从未与巫术彻底分离。孔德（Auguste Comte）总结人类认识有三个历史阶段，即神学阶段、形而上学阶段、实证科学阶段，在中国古典医学领域其实只完成了前两个阶段（形而上学阶段以《黄帝内经》确定阴阳五行基础医学理论为标志），而后一个阶段某种程度上来说是西学强加的结果。耐人寻味的是，在"科学"强大的辐射力下，对这个问题的态度出现了两种倾向：一是简单的否定和回避，二是将巫术疗法问题归结为心理治疗。两种倾向的背后动机都是向"科学"的靠拢。前者割裂自身非科学部分，后者阐释自己非科学部分的科学涵义。

　　传统医史界一些人讳言医巫不分的历史，而反对中医者更是抓住这一点不放。早期医学史专门著作（如陈邦贤《中国医学史》、谢观《中国医学源流论》等）对此尚有客观论述，但到了1950—1980年代，随着唯物主义史观占据统治地位，传统医界更热切盼望摆脱这段历史。例如《圣济总录》人民卫生出版社1962年版本将原书中将近七万字的咒禁术资料删除，再例如人民卫生出版社1955年版《千金翼方》虽然保留了《禁经》内容，但是在《内容提要》中特地提醒读者："由于受历史条件所限，书中有一些不当之处，希望读者正确对待。"[1] 而这样的提示在那个年代几乎是出版界的惯例，不仅是医学，在古代农学、天文学等著作的现代版本中也常常出现。

　　一直到1980年代，才重新开始出现对咒禁、祝由的系统研究。而研究者也多数将阐释咒禁、祝由的心理慰藉作用（即科学性成分）作为研究主旨，为此廖育群指出："咒禁疗法作为古代医学的一部分，亦同样是在竭尽全力、想方设法利用一切'可被利用的力'去实现治疗的目的。两者的区别仅仅在于，只有当选择的'外力'是客观存在的'自然之力'，并确实能够作用于对

_____

[1]　（唐）孙思邈：《千金翼方》，人民卫生出版社，1955年，第1页。

象物体时，才能形成医学的技艺；如果选择的'外力'或转移途径为虚幻时，即形成巫术的治疗方法。"① 因此他反对将咒禁术看作是古代版的"心理治疗"，认为咒禁术一开始针对的就是疾病本身，而非通过心理作用治疗疾病。这种逻辑的基础是巫术是伪科学，但是却是在探索事物的客观规律，并认为人力可以通过一些手段（即各种法术）影响、干预这些规律，从而使巫术更加接近"科学"。

丹皮尔（W. C. Dampier）说："巫术对宗教的关系和对科学的关系如何，仍然是一个争论的问题"，但是"无论这三者的实在关系如何，巫术好像终归是宗教与科学的摇篮"。② 詹·乔·弗雷泽（James George Frazer）的态度更为坚决："无论在任何地方，只要交感巫术是以其地道、纯粹的形式出现，它就认定：在自然界，一个事件总是必然地和不可避免地接着另一事件发生，并不需要任何神灵或人的干预。这样一来，它的基本概念就与现代科学的基本概念相一致了。……它们（指巫术与科学）都认定自然的运转过程是固定不变的，既不可能用说服和哀求，也不可能用威胁和恐吓来稍加改变。"③

这里中国的医史研究者难免产生疑问：咒禁、祝由术怎么解释？难道它们不是靠威胁、恐吓某些致病鬼祟来达到治疗效果吗？弗雷泽对此也有解释：

---

① 廖育群：《中国古代咒禁疗法研究》，《自然科学史研究》1993 年第 4 期，第379 页。

② ［英］W. C. 丹皮尔著，李珩译，张今校：《科学史——及其与哲学和宗教的关系》，商务印书馆，1975 年，第 479 页。

③ ［英］詹·乔·弗雷泽著，徐育新等译：《金枝》，大众文艺出版社，1998 年，第 75、79 页。

巫术和科学都当然地认为，自然的进程不取决于个别人物的激情或任性，而是取决于机械进行着的不变的法则。不同的是，这种认识在巫术是暗含的，而在科学却毫不隐讳。尽管巫术也确实经常和神灵打交道，它们正是宗教所假定的具有人格的神灵，但只要它按其正常的形式进行。它对待神灵的方式实际上就和它对待无生物完全一样，也就是说，是强迫或压制这些神灵，而不是像宗教那样去取悦或讨好它们。因此，巫术断定，一切具有人格的对象，无论是人或神，最终总是从属于那些控制着一切的非人力量。任何人只要懂得用适当的仪式和咒语来巧妙地操纵这种力量，他就能够继续利用它。①

古典医学就是如此，它的指导思想和手段从来都是形而上学的产物，这里面已经孕育着科学的萌芽，即通过人力探索并影响事物客观规律，哪一部分是巫术、哪一部分是"科学的"，完全是现代人的分割。人为割裂古典医学与巫术的关系，或者一再强调巫术疗法中的"科学性"，实际上都是徒劳无益的。古典医学脱胎于巫术，也从未打算与巫术分离，更多的是一种并行状态。② 古人焉知今人对于"科学"的定义？

如果研究者对于一些巫术疗法的逐渐淘汰感到兴奋，那他们应该看到——还有同样多的物理、化学疗法被淘汰。古人沙汰某

---

① ［英］詹·乔·弗雷泽著，徐育新等译：《金枝》，大众文艺出版社，1998年，第79页。
② 于赓哲：《唐代医疗活动中咒禁术的退缩与保留》，《华中师范大学学报（人文社会科学版）》2008年第2期，第61—68页。

项疗法，绝非根基于其科学与否，而是纯粹出于疗效，对于某项巫术疗法的质疑只是针对该疗法本身，古人并不会将其上升到针对所有的巫术疗法。坚持认为古典医学自身有医巫分离能力的学者常喜欢引用扁鹊对于"信巫不信医"的指责，但是他们逻辑的出发点，仍然是扁鹊嘴中的"医"即我们今人所理解的"医"，其实扁鹊之后的医身上仍然兼有很多巫术的残余，没有外来文化的刺激是难以摆脱的。所谓巫术疗法中的科学性成分并不足以满足对中医"科学化"的装饰，因为它与科学的暗合无非是经验积累的产物，从未上升到科学实证主义那种以范畴、定理、定律归纳总结现实世界各种现象本质规律的层面。传统医学的医巫分离问题某种程度上是一个伪问题，讨论者即便意见完全相左也有一个共同点——他们在以西医为标准衡量古典医学。

二、标还是本

中西医的标、本问题是另一个引人注目的问题。目前社会上有一个根深蒂固的观念，即所谓"中医治本，西医治标"，亦即说西医有急救之效，而中医则注重根本，以追求人体的阴阳、气血平衡为目的，从而根除病根。殊不知这又是在西医的压迫下所产生的观念。在中国古代思想中阴阳平衡是哲学指导，适用于各种学科。古典医学所强调的阴阳平衡不过是顺从这种世界观，而非刻意强调的特色。

所谓标、本原本就是古典医学的概念，《东垣先生试效方》卷一："夫治病者，当知标本。以身论之，则外为标，内为本，阳为标，阴为本。故六腑属阳为标，五脏属阴为本，此脏腑之标本也。又五脏六腑在内为本，各脏腑之经络在外为标，此脏腑经络之标本也。更人身之脏腑、阴阳、气血、经络，各有标本也。以病论之，先受病为本，后传流病为标。"① 此处的标与本实际上是有机的整体，可以说在无西医进入之前，古典医学标本兼治，从未专以治本相标榜，《素问·至真要大论篇》："气有高下，病有远近，证有中外，治有轻重，适其至所为故也。……近者奇之，远者偶之；汗者不以奇，下者不以偶；补上治上制以缓，补下治下制以急；急则气味厚，缓则气味薄，适其至所。"② 所以古典医学药物有大、小、缓、急、奇、偶之分，治标还是治

---

① （金）李杲：《东垣先生试效方》卷一，明刻本。
② 《黄帝内经素问》卷二二，《四部丛刊》影明翻宋本。

本，在古典医学时代无非是治病的不同环节而已，《东垣先生试效方》卷一："凡治病者，必先治其本，后治其标。若先治其标，后治其本，邪气滋甚，其病益畜；若先治其本，后治其标，虽病有十数证，皆去矣。"所以治标、治本可视病情轻重缓急分别实施，同卷："治主以缓，缓则治其本。……治客以急，急则治其标。"① 以《儒门事亲》、《本草纲目》为代表的很多医书也专门列有"急方"和"缓方"，多数情况下两者分别对应"标"与"本"。故标本之说原本是古典医学内部的事情，其内部原本就有些医人存在只治标不治本的缺陷。李东垣《兰室秘藏》卷上："凡医者，不理脾胃，及养血安神，治标不治本，是不明正理也。"② 张景岳《景岳全书》卷三《论时医》："时医治病，但知察标，不知察本，且常以标本借口，曰急则治其标，缓则治其本，是岂知《内经》必求其本之意？故但见其所急在病，而全不知所急在命，此其孰可缓也？孰当急也？孰为今日之当急？孰为明日之更当急也？缓急既不知，则每致彼此误认，尚何标本为言乎！"③ 如此则与西医分擅胜场，完全是中医学界的"防御"手段，盖因中药在调理、将养方面确有心得经验，故专力于此，将"治标"一名"转让"给了西医。

与此类似的还有另一个社会观念，即所谓西医擅长治急病，中医擅长治慢性病，这个观念在民众中根深蒂固。西医自然不会承认这一点，按照西医看来，中国古典医学的慢性病和"治愈"定义与西医不同，并较少有对疗效的全程跟踪，所谓治愈的判断

① （金）李杲：《东垣先生试效方》卷一，明刻本。
② （金）李杲：《兰室秘藏》卷上，明《古今医统正脉全书》本。
③ （明）张介宾：《景岳全书》卷三《论时医》，《文渊阁四库全书》本。

并未根植于检验观察和数据依据。而西医对慢性病也有很多应对手段，例如外科手术等。实际上这种说法和标本之说一样，完全是清代以来古典医学面对西医之后产生的说法，《皇朝经世文统编》卷九九《中西医学异同考》："抑缠绵久疾，中医所长；危急暴病，西医所长。何也？久病宜和剂，王道不贵乎近功；新病当急攻，金石可期其速效。是中西医理各有所长也。"① 西医初入中国时给民众带来的震撼之一，就是其疗效之速，尤其是外科手术和化学药物的立竿见影，使得古典医学的疗效速度相形见绌。中医学界开始回避疗效缓急问题，转而强调中医在治疗慢性病方面的疗效，也就是说中医基本退出了"急效"这块阵地，起码在一般民众心目中是如此。

但考诸史籍我们会发现，古典医学原本也以急效神速为贵。葛洪有《肘后救卒方》（《肘后备急方》），"卒"即通"猝"，以急救标榜。氏著《抱朴子内篇》卷一五《杂应》叙述了他撰写《肘后》的初衷："（前代医书）余究而观之，殊多不备，诸急病其尚未尽，又浑漫杂错，无其条贯，有所寻按，不即可得，……余所撰百卷，名曰《玉函方》，皆分别病名，以类相续，不相杂错。其《救卒》叁卷，皆单行径易，约而易验，篱陌之间，顾眄皆药，众急之病，无不毕备，家有此方，可不用医。"② 唐张文仲著有《随身备急方》，北宋校正医书局版本《千金方》改名《备急千金药方》，亦以救"急病"为旨。敦煌 S.9987《备急单

　　① （清）邵之棠辑：《皇朝经世文统编》卷九九《格物部五·医学·论养生》，光绪辛丑年上海宝善斋石印本，第 3 函第 7 册第 7 页。
　　② （晋）葛洪著，王明校释：《抱朴子内篇校释》，中华书局，1985 年，第 272 页。

验药方卷》亦有"备急"二字，且其中的一句话值得关注："求刊之岩石，传以救病，庶往来君子录之以备急用。"① 《太平广记》卷八六"抱龙道士"条引《野人闲话》："诸人皆以医卜为业，救人疾急，知人吉凶，亦近于道也。"② 孙思邈有如此总结："故有汤药焉，有针灸焉，有禁咒焉，有符印焉，有导引焉。斯之五法，皆救急之术也。"③ 此处所列举的是当时五种治疗手段，孙氏专以"救急之术"概括之，此五法适用于急性、慢性疾病，但是却总以"救急"为名，至于医籍中以"神效"、"速效"、"立效"为名的药方更是多到不胜枚举。可以说，在未受到西医冲击之前，古典医学对急性、慢性病并无刻意区别对待，而对疗效则是追求立竿见影。可是西医的进入使得原先一切以速效、神效为名的传统医疗手段相形见绌，故中医逐渐退出了急救领域。用"慢"与"急"来区别中西医，纯粹是近一百余年的事情。

"标"与"本"，"慢"与"急"，它们能成为中西医的区别标志，且被民众广泛接受，实际上蕴含着两方面的信息，一方面是对西医快速疗效的承认，一方面是对中医价值的重新阐释。但不论如何，此阶段内的中医已经历了一番洗礼，其形象已与古典医学时代有了明显区别。

另外还有所谓"西医辨病，中医辨证"的说法，逻辑与上述两个问题基本一致。兹事体大，请容以后再考。

---

① 中国社会科学院历史研究所、中国敦煌吐鲁番学会敦煌古文献编辑委员会、伦敦大学亚非学院合编：《英藏敦煌文献（汉文佛经以外部份）》第十三卷 S. 9987B₂V《〔备〕急单验药方卷并序》，四川人民出版社，1995年，第7页。
② （宋）李昉等编，汪绍楹点校：《太平广记》，中华书局，1961年，第561—562页。
③ （唐）孙思邈著，李景荣等校释：《千金翼方校释》，人民卫生出版社，1998年，第440页。

三、被遗忘的外科手术

近百余年来国人对于中国古代手术的重新审视，也可以反映本章所论述的问题。面对西学的侵迫，中医界不仅有迎合和回避，也有信心的重建，研究者们不自觉地将中医的成就与西医加以比对，尤其喜于发掘其中与现代医学理念相契合的个案，并以此作为中国传统医学成就的象征。外科手术问题即是个典型。关乎此，拙著《疾病如何改变我们的历史》中设有专章讨论[①]，为了叙述之完整，特将主要内容介绍如下：民国以来历次反对中医的浪潮中，都有人质疑华佗外科术的真实性，陈寅恪也曾怀疑华佗外科术是一个脱胎于印度神话故事的传说。[②] 但是考古发现证实中国远古时期就已经存在外科手术，目前在国内考古中已经发现开颅术案例三十多起，[③] 在山东广饶傅家村大汶口文化遗址392号墓发现的一个有明显手术痕迹的颅骨将我国开颅手术历史上推到5 000年前，而1991年在新疆鄯善县苏贝希村发掘距今约2 500年的古代墓葬时发现的一具男性干尸，则有腹腔外科手术的痕迹。[④] 这促使我们重新审视华佗外科手术的真实性，笔者相信华佗外科术是真实的存在。

---

① 于赓哲：《疾病如何改变我们的历史》第十章《神医的代表华佗和中医外科术》，中华书局，2021年，第231—266页。

② 陈寅恪：《三国志曹冲华佗传与佛教故事》，《寒柳堂集》，生活·读书·新知三联书店，2001年，第179页。

③ 韩康信、谭婧泽、何传坤：《中国远古开颅术》，复旦大学出版社，2007年，第65页。

④ 徐永庆、何惠琴：《中国古尸》，上海科技教育出版社，1996年，第23—24页。

　　怀疑论者的基本逻辑是这样的——古人解剖学不发达，焉敢对人体动刀？笔者认为，正是因为对人体结构和外科手术危险性的一无所知，才使得上古人类敢于对人体动刀，"初生牛犊不怕虎"之谓也。但也正是因为疗效有限并有极大风险，古人才逐渐放弃外科手术，转向更为保守的汤药针灸。这也解释了华佗外科术的历史命运——华佗健在的时候腹腔外科手术已然是医家另类。约定型于汉代的《黄帝内经》及成书于六朝的《八十一难经》虽然谈到了各种人体数据，但均未记载这种"刳破腹背，抽割积聚"[①] 的腹腔外科手术。华佗在外科手术方面取得的成就随着其身亡而失传。六朝就已开始对华佗外科术的否定，久而久之人们开始怀疑此事的真实性，宋叶梦得《玉涧杂书》认为人体不可"破裂断坏"，否则"气"（应指中医所谓"真气"）无所含，则"形"亦不复存在。[②]《灵枢·寿夭刚柔》："形与气相任则寿，不相任则夭。"[③] 叶氏或即以此为据，此可视为今世民众"动手术伤元气"观念之滥觞。

　　可以说从华佗身后一直到西学东渐之前，华佗外科术基本上已经躺在故纸堆中无人顾及。但是西医的外科成就令国人震惊之余恍然大悟：原来华佗外科术有存在的可能！而华佗外科术的历史显然比近代西医外科术为早，故国人立即指认西医外科术实出于华佗术，故华佗是外科鼻祖，例如郑观应《盛世危言》、王仁

　　① （南朝宋）范晔：《后汉书》卷八二《华佗传》，中华书局，1965 年，第 2736 页。

　　② （宋）叶梦得撰，徐时仪整理：《玉涧杂书》，载朱易安、傅璇琮等主编《全宋笔记》第二编第九卷，大象出版社，2006 年，第 368 页。

　　③ 河北医学院校释：《灵枢经校释》卷二《寿夭刚柔》，人民卫生出版社，2009 年，第 115 页。

俊《格致古微》、许克勤《中西医理孰长论》、邵之棠《皇朝经世文统编》卷九九《格物部·中西医学异同考》等均持此看法。时至今日，很多报章甚至专业论文、教材仍持相似观点，华佗外科术经历了被推崇——被怀疑、被遗忘——再度被推崇的马鞍型历程，而后面这个高峰，实际上是面对西方医学外科手术成就时，国人在华佗身上重新认识自己、重新建立自信的结果。相较而言，笔者认为那个马鞍型历程的中间部位更值得深思。假如没有弘扬传统医学的需求，就不会有近百年来对华佗外科术事迹的推崇，因为按照中国传统医学发展的脉络自然发展的话，华佗外科术将继续被视为神怪传说，永远尘封在故纸堆中。耐人寻味的是，国人近百年来对华佗的推崇，首先是因为西医外科成就使其重新确认了华佗外科术的真实性，其次是因为华佗外科诸要素与西医暗相契合，这等于是完成了一次小规模的建立在西学话语权基础上的民族自信重建。

古典医学好比是一片树林，热心保护"传统文化"者实际上在不自觉地接受西方文化的影响，以"彼有我亦有"的心态，对照着西学这面镜子，挥斧在古典医学这片树林里砍下了自己中意的树干，扎成了他们心目中的"传统医学"形象，其实背后那片更茂密的树林才能反映古典医学的真实面貌。

四、医学分科

　　医学分科的问题也有类似现象。由于分科是医学精细化、专业化的象征，所以历来被看作是医学进步之体现。面对西医分科之精密，国人往往强调中国医学分科之古老，例如《周礼·天官》中的"食医、疾医、疡医、兽医"划分法就经常被人所引用，由此滋生自豪感。其实，古典医学之分科并无一定之标准，或以疾病种类划分，或以治疗手段划分。[①] 笔者将历史上主要的医学分科排列成表：

中国古代医学分科择要表

序号	时代	出处	分　　科							
1	西周[②]	周礼·天官	食医、疾医、疡医、兽医							
2	隋	隋书	医、按摩博士、祝禁							
3	唐	天圣令复原唐令	医生					针生	按摩生	咒禁生
			体疗	疮肿	少小	耳目口齿	角法			
4	唐	千金翼方·针灸	针、灸、药、禁咒							

---

　　① 张哲嘉：《官方医学分科与医学发展：以北宋疾病分类与伤寒研究为线索》，"疾病的历史"会议论文，2006年6月，第1页。

　　② 有关《周礼》的作者和成书年代古来众说纷纭，司马光、张载、二程、洪迈、罗璧、康有为、廖平、顾颉刚以及近年来陈连庆、彭林等先生都有自己的看法，多数认为具体作者不可考，成书年代或认为在战国，或认为在秦，或认为在西汉，本章从彭林先生观点，即成书于西汉初年。（彭林：《〈周礼〉的主体思想与成书年代研究》，中国社会科学出版社，1991年。）

续表

序号	时代	出处	分科
5	唐	千金翼方·禁经	汤药、针灸、禁咒、符印、导引
6	唐	通典	医、针灸、按摩、咒禁
7	唐	六典	医（体疗、疮肿、少小、耳目口齿、角法）、针、按摩、咒禁
8	宋天圣年间	天圣令·宋医疾令	大小方脉、针科、灸科、眼科、风科、疮肿科、咽喉科、口齿科、产科、禁科、金镞科、伤折科
9	宋元丰年间	中书备对	大方脉、风科、小方脉、眼科、疮肿兼折伤、产科、口齿兼咽喉科、针兼灸科、金镞兼书禁科
10	宋崇宁年间	宋会要辑稿	方脉科（大方脉、小方脉、风、产）、针科（针灸、口齿、咽喉、眼、耳）、疡科（疮肿、伤折、金疮、书禁）
11	元太祖至元二十二年	元典章	大方脉杂医科、小方脉科、风科、产科兼妇人杂病、眼科、口齿兼咽喉科、正骨兼金镞科、疮肿科、针灸科、祝由书禁科
12	元惠宗至元年间	世医得效方	大方脉、小方脉、风科、产科兼妇人杂病科、眼科、口齿兼咽喉科、正骨兼金镞科、疮肿科
13	明初	明史	大方脉、小方脉、妇人、疮疡、针灸、眼、口齿、接骨、伤寒、咽喉、金镞、按摩、祝由
14	明隆庆年间	大明会典	大方脉、小方脉、妇人、外科、针灸、眼、口齿、正骨、伤寒、咽喉、痘疹
15	清初	太医院志	大方脉、小方脉、伤寒科、妇人科、疮疡科、针灸科、眼科、齿科、咽喉科、正骨科、痘疹科

续表

序号	时代	出处	分　科
16	清嘉庆二年	太医院志	大方脉、小方脉、伤寒科、妇人科、疮疡科、针灸科、眼科、咽喉口齿科、正骨科
17	清道光二年	太医院志	大方脉、小方脉、伤寒科、妇人科、疮疡科、眼科、咽喉口齿科、正骨科
18	清同治五年	太医院志	大方脉、小方脉、外科、眼科、口齿科

表格中完全按照诊疗手段进行划分的有第 2、4、5、6 项，兼有诊疗手段和疾病种类的有第 1、3、7、8、9、10、11、12、13、14、15、16、17、18 项。可以说在宋以前，分科并无一定标准。

上表所列，大多为历朝历代官方机构公布的分科标准，并不代表全部。国人（包括部分专业研究者）对官方机构情有独钟，这个现象估计有两个原因：第一，和中国历史上的大部分问题一样，古典医学的分科以官方记载最为详尽、系统，容易吸引视线；第二，在官本位社会里，容易产生"官方＝权威"、"官方＝代表"的观念。实则官方有官方体系，但是民间似乎并不买账，甚至事实上民间体系的影响可能更大，而与官方迥然不同。这在本书第二章将详细论述，此不赘言。

可以说，古典医学的发展与分科与否固然有关，但分科并非决定性的因素，而且古典医学的分科——尤其是民间的分科，似乎更能印证古典医学发展中的弊端，即医疗保密现象，很多医人的"专业"并非是出自技术专门化的需求，而是因为古典医学执业者行业保密现象严重，故难以按照普遍标准进行分科，且教育途径单一化（以师徒、父子相授为主，学校教育为辅），造成很多医人对其他技术的无知。有关这个问题，笔者《唐代疾病、医疗史初探》第三、四章进行过专门的讨论，此不赘言。

　　所以说，分科的问题之所以引起现代人的关注，实际上还是出于为古典医学正名的需求。摆脱来自官方机构的迷雾之后我们可以发现——古典医学分科始终没有定规，民间分科处于一种自发的状态，我们肯定其"早"的同时，也要看到这种断续化、碎片化的分科与中国历史上很多的发明创造一样，影响力不如想象的大。建议研究者应坚持"点、线、面结合"的原则，要明了古典医学曾经达到过的高度（所谓各个"点"），又要顾及古典医学"经验科学"的特色以及私相传授的教育模式（所谓"线"），还要考虑这项技术是否得到发扬光大，是否转化成公共技术或制度。

五、药典抑或百科全书

有关唐代《新修本草》^① 一书身份的问题，也是一个典型例证。打开中国期刊网，输入"药典"，我们会看到许许多多的文章将唐《新修本草》称为"世界上第一部药典"。这已经成为医史学界多数人的共识。但这其实又是受了西医的影响，因为西医有《佛罗伦萨处方集》（*Florence Formulaiton*，1498 年）以及《纽伦堡药典》（*Nurnberg pharmacopoeia*，1545 年）。前者是获得佛罗伦萨的大学与医学院许可出版的医药处方集。后者原名为《巫师制药法》 （*Pharmacorum Conficiendorum Ratio*，或称 *vuilqo vocant Dispensatorium*），于 1545 年出版于纽伦堡，由瓦列里乌斯·科德乌斯（Valerius Cordus）多方搜集资料编纂而成，而最主要的来源则是盖伦的行医经验。在纽伦堡暂住期间，他将自己的著作拿给了医学院以及医学会的医师们阅读。该书详细记录了各类药用样本的收集和保存、伪劣药、代用药、药物的重量和尺寸，以及大量的药物配方。纽伦堡市议会采纳了医师们的建议，使得这部书成为议会管辖范围内的权威用药指导。^② 这些药典大大促进了西医用药的规范化，提高了疗效，现代各国均有具备法定性质的药典。也正因为如此，药典成了西医的重要组成部分和象征。将《新修本草》称为"世界上第一部药

---

① （唐）苏敬等撰，尚志钧辑校：《唐·新修本草》，安徽科学技术出版社，1981 年。

② ［英］"The Evolution of the Pharmacopoeia," *the British Medical journal*，1898. p. 1827.

典"，毫无疑问是为了增加民族自豪感和中医的"科学规范化"色彩。

但是仔细审视《新修本草》，我们会发现它的药典身份完全是根基于西学概念的误判。《辞海》如此定义"药典"："记载药品标准的典籍。一般由政府主持编纂，颁布施行。我国药典收载疗效肯定的中西药品和制剂，并规定其标准规格和检验方法，作为药品生产、检验、供应、使用和管理的依据。我国最早的药典是唐代《新修本草》。"① 作为一部药典，需要具备三个特征：第一，政府、议会颁布制定（也可能是行业公会）；第二，规范化；第三，法定性。

但是我们考诸《新修本草》，发现这三项之中只有第一项吻合，其余均不吻合，《新修本草》不具备药典的基本要素。

第一，政府制定。《新修本草》是唐政府制定的，这一点毫无疑问。但是政府制定此书的目的并非给全社会提供用药规范，而是为了满足大一统帝国对于药材知识的渴望。《唐会要》卷八二《医术》："显庆二年，右监门府长史苏敬上言陶（宏）〔弘〕景所撰《本草》事多舛谬，请加删补。……至四年正月十七日撰成。及奏，上问曰：'《本草》行来自久，今之改修，何所异也？'于志宁对曰：'旧《本草》是陶弘景合《神农本经》及《名医别录》而注解之。弘景僻在江南，不能遍识药物，多有纰谬。其所误及《别录》不书四百有余种。今皆考而正之。本草之外，新药行用有效者复百余种，今附载之。此所以为胜也。'"②

---

① 舒新城主编：《辞海》，上海辞书出版社，1989 年，第 662 页。
② （宋）王溥：《唐会要》卷八二《医术》，中华书局，1955 年，第 1522—1523 页。按，"陶弘景"，此影印本作"陶宏景"，以下皆径改，不再一一出注。

　　唐政府修撰《新修本草》实在是为了弥补汉代以来《神农本草经》和六朝时期《本草经集注》的不足。从汉代一直到唐贞观时期，《神农本草经》还是药界权威，但其缺点也是显而易见的——此书编纂者缺乏官方背景，故游历、见识均有限，导致《神农本草》所载药物产地呈现出这样的特点——围绕洛阳和长安，药物产地呈放射形分布，司隶校尉部及其毗邻州郡所出药物已经接近《本草经》药物总数的三分之二。越是偏远地方，地名范围越大，而药物却越来越少。① 可见其作者大约是长年生活在两京一带。而南朝陶弘景《本草经集注》是在《神农本草》和《名医别录》基础上修撰而成，但由于时代背景和陶弘景阅历的关系，《本草经集注》问题多多，尤其是所搜集的药材偏于江南一隅，更是为人所诟病。唐代一统天下，故有编纂新本草以适应大帝国形势的需求。从于志宁的奏对可以看出来，唐人已经有了足够的知识储备，不但可以辨前人所失，更可以为编纂新本草奠定基础。从《新修本草》编纂者名单可以看出：编纂过程集中了很多医界才俊，② 收录药材大大多于前揭两书，且有二十六卷图画，绘有药材的标准图形。但是仅靠政府制定这个特征，就能说明它是药典吗？

---

　　① 参见王家葵等：《〈神农本草经〉药物产地研究》，《中华医史杂志》2000 年第 1 期，第 14—18 页。

　　② 有关编纂者可以看看程锦：《唐代医官选任制度探微》，载荣新江主编《唐研究》第 14 卷，北京大学出版社，2008 年，第 291—305 页。樊波：《新出唐〈陆敬道墓志〉疏证》，《碑林集刊》第 11 辑，陕西人民美术出版社，2005 年，第 109—113 页。陈昊：《读写之间的身体经验与身份认同——唐代至北宋医学文化史述论》，北京大学博士学位论文，2011 年。黄正建：《唐六尚长官补考——兼论李令问、井真成墓志》，载吕建中、胡戟主编《大唐西市博物馆藏墓志研究》，陕西师范大学出版社，2013 年，第 108—128 页。

　　第二，法定性。笔者认为《新修本草》不具备法定性。首先，《本草》这个名字说明唐政府是将其视为《神农本草经》、《本草经集注》的延续，与具备法律效应的令式均不同。其次，我们在《新修本草》里找不到任何具备强制性规定的字眼，一部并无强制性的药典有何意义？其三，唐代只有针对中央和地方各州官方医疗管理的制度，从无对全社会医药界进行管理的规定。《唐律疏议》中虽然有一系列有关医药的条文，但主要针对的是宫廷和合御药失误、民间以药物毒人或者医疗失误等行为，并无规范用药之标准，属于事后追责式管理。或有言：《唐律疏议》早于《新修本草》。但问题在于自《唐律疏议》开始唐政府就无规范全社会用药的意图，此后历次修法均沿袭这个思路。换言之，唐代民间医药界基本是自由的，《新修本草》即便对用药有所规定，也最多限于官方机构内部，而官方机构在唐代医药事业所占比重很小。① 欧洲除了政府之外，还有行业公会也会对医药事业进行管理与规范，但是显然中国缺乏这样的组织，尤其是中古时期。

　　第三，规范化问题。《新修本草》当然会对唐代医药事业有裨益。笔者理解的"规范化"，某种程度上来说就是标准化。但《新修本草》对于药材的阐释，最多被唐代医界看作是学理层面的问题，而非高高在上的标准；既然如此，就可以各抒己见。以《千金翼方》为例，《新修本草》撰成于显庆四年（659），而《千金翼方》按照传统说法是孙思邈晚年作品，孙氏卒于永淳元年

------

① 参看于赓哲：《唐代疾病、医疗史初探》第二章，中国社会科学出版社，2011年，第21—38页。

（682），故他看过《新修本草》应当是毫无疑问的，在《千金翼方》杂病部分有很多内容与《新修本草》吻合，可资明证。《千金翼方》卷二至卷四是本草部分，多抄自《本草经集注》等，却对《新修本草》的"谨案"之后文字多有忽视，而"谨案"之后的文字恰恰是唐人增补《本草经集注》的文字，也是《新修本草》精华所在，但是孙氏很明显有自己的选择。假如《新修本草》是"药典"，那么它何以对《千金翼方》的本草论述毫无"规范力"可言？

再例如人参，《新修本草》卷六云："今潞州、平州、泽州、易州、檀州、箕州、幽州、妫州并出。"[①] 然陆羽《茶经·一之源》："亦犹人参，上者生上党，中者生百济、新罗，下者生高丽。有生泽州、易州、幽州、檀州者，为药无效。"[②] 他的认识是否有误暂且不论，《新修本草》所云的泽州、易州、幽州、檀州之参在陆羽笔下皆"无效"，可见民间自有认识，并不受官方影响。

事实上，连官方自身，也没有将《新修本草》视为"规范"。例如时间晚于它的《大唐六典》、《通典》、《元和郡县图志》有关贡物药材产地的记录，均与《新修本草》有很多不同，拙著《唐代疾病、医疗史初探》第五章《唐代药材产地与市场》对此已有论述，兹不赘。由此可见，《新修本草》更准确地来说是一部官方修订的药材百科全书，它从制定之初就无为社会提供规范的意图，既然如此，也就不应该被称为"药典"。对此 Paul U.

---

① （唐）苏敬等撰，尚志钧辑校：《唐·新修本草》卷六《草部上品之上卷·人参》，安徽科学技术出版社，1981 年，第 161 页。
② （唐）陆羽著，宋一明译注：《茶经译注 外三种》，上海古籍出版社，2017 年，第 6 页。

Unschuld 就发表过类似的看法，他说：“中国历史学家曾多次断言，《新修本草》代表着中国的第一部药典，同时也是世界上最早的药典。他们指出，中国第一部药典的出现比西方领先了 800 年，后者是由纽伦堡城邦于 1547 年出版了第一部药典，这是他们所谓的优势。然而这种论断是毫无依据的，这也表现出他们对《纽伦堡药典》一无所知。而《纽伦堡药典》则是第一部由医师与药师共同要求，严格依照官方标准修订的药物使用指南。”① 此言近是。

　　本章所谈到的这几个问题综合起来，可以看出古典医学的真实面貌与清晚期以来国人的认识有很大不同。清晚期以来，无论是古典医学的卫护者还是西医的仰慕者，都无法回避这样一个事实——心境决定眼界，他们已经被西医所代表的“科学”光环所笼罩，无论是强调古典医学的价值，还是对古典医学进行否定，抑或强调古典医学某些领域是开辟先河并超越西医之上，发言者心目中都有一个镜子，即西医以及它所代表的“科学”。与西方不同，国人至今少有对科学本身的质疑与批判，科学在中国俨然是终极真理，新文化运动之后尤其如此。故卫护中医者在古典医学中寻找科学要素，对与科学不符者或者回避，或者阐释其内含的科学性。反对中医者自不待言，必然是以西医为标准衡量、批判中医，例如余云岫之《灵素商兑》。出于对科学的敬畏，在恽铁樵《群经见智录》出版之前，中医界竟无人可做有力之辩护，而恽铁樵的“聪明”就在于他超越了科学范畴之外，强调传统医

---

① ［德］Paul U. Unschuld, *Medecine in China: A History of Pharmaceutics*, California，University of California Press，1986：47.

学之脏腑不同于现代解剖学之脏腑，强调中医有关内脏的论述所重的是脏腑与功能活动、病理变化之间的整体联系，"故《内经》之五藏，非血肉之五藏，乃四时之五藏"①。恽的辩护"开启了一片空间，让后来的中医家们脱开'脏腑解剖是否有误'的纠缠，发展临床有用的'脏象（藏相）学说'"②。因此可以说，恽铁樵的策略就是与"科学"保持一定距离，强调并维护中医的世界观。但是他本人也曾经说："居今日而言医学改革，必须与西洋医学相周旋。所谓与西洋医学相周旋，初非舍己从人之谓。假使中医有演进之价值，必须吸收西医之长，与之化合，以产生新中医，是今日中医必循之轨道。"③ 这位卫护中医的主将也认为未来新中医是与西医"化合"的产物，此言非虚，但看"走中西医结合的道路"即可知。在这种背景下，对于古典医学历史的研究也在自觉不自觉之中受到了科学的压力，研究者在很多问题上是以西医为镜，对古典医学进行重新的阐释。须知古典医学发展之路在被西医打断之前，有自己的发展轨迹，若要认识其真实面貌，必须摆脱这种西医镜像思维模式，以"了解之同情"的心态重新审读古史。

本章所探讨的每一个问题几乎都可以做成大文章，而且还有很多问题没有谈到，这些绝非笔谈小小篇幅可以备述。正如开篇所说，本章只是个破题，希望可以引发学界共鸣，从而还古典医学一个真实面貌，一个也许有缺陷但却更真切的面貌。

---

① 恽铁樵：《群经见智录》，学苑出版社，2007年，第113页。
② 区结成：《当中医遇上西医：历史与省思》，生活·读书·新知三联书店，2005年，第78页。
③ 恽铁樵：《药盦医学丛书》，第二辑之二，第4页，第一辑之二，第2页，章巨膺医家发行，1948年。

第二章

由《天圣令》
复原唐《医疾令》
看唐代官民医学分层

2006 年，中华书局出版《天一阁藏明钞本天圣令校证　附唐令复原研究》① 一书。《天圣令》是宋天圣年间（1023—1031）官方整理颁布的法令文献，其中复原了唐代的《医疾令》，由此，学界得以对唐代的医疗制度展开进一步研究，此书出版对于唐史学界的意义无庸赘言。目前关于各项唐令的研究已经成果颇丰，本章欲就其中《医疾令》若干有待发覆的问题发表管见，并尝试对唐代官方与民间医学分层与融合进行剖析。

本章所说的唐代"官方医学"，是指以尚药局、药藏局、太医署等为主的中央医疗机构和地方医疗机构（含医疗及医学教育两大事务）为主导的医学事务。官方机构的组成、使命、行政需求是决定相关法令内容的首要因素。由于官方医疗机构有特定的旨趣，故在所关心的医学问题上有所侧重，与民间稍有不同。另外，官方掌握着更多的医疗资源，故其行事手段与民间亦有区别（详见后文）。所谓"民间医学"，指的是官方医学之外的其他医疗、医学教育事务，这里不仅包括了基层民间的事务，也包括士大夫阶层涉医事务。士大夫阶层虽然具有官方色彩，但其所涉足的医学仍然与民间医学没有什么区别。在唐前期，士大夫秉承魏晋遗风，热衷服食，对医学则比较冷淡。至唐中后期，随着服食之风的衰落，养生医学逐渐兴起，士大夫阶层流行撰写、交换

---

① 天一阁博物馆、中国社会科学院历史研究所《天圣令》整理课题组校证：《天一阁藏明钞本天圣令校证　附唐令复原研究》，中华书局，2006 年。以下引用《天圣令》复原唐《医疾令》诸条均出自本书。

"信方"，这些信方绝大多数来自民间生活中的医学经验积累。[①]
在交流过程中，大量涉及士大夫的医学信息保留于史料，从而在
历史记忆中保持强势；但很难由此认为存在一个游离于民间与官
方之间的"士大夫医学"。纵观中国医学史，唐代医学还是以经
验积累为主，理论相对较为薄弱，具有较高文化水准的士大夫阶
层此时还是以吸收基层民间医学经验为主，全面介入医学理论研
究是宋代以后的事情，至金元时期医学理论突飞猛进的发展，就
与儒医阶层密切相关。[②] 而唐代士大夫在医学思想和实践方面并
未自成一统，因此可以说，唐代并不存在真正意义上的士大夫医
学。故本章所说的"民间"，包含基层民众和士大夫阶层。当然，
与民众相比，士大夫阶层能更多地从官方医学受惠，更方便地获
得官方医疗资源。

　　20 世纪以来的内史研究，过于注重官方医学，多数医学史
论文、教材等谈到医学组织、医疗从业人员时均以官方为重点，
这其实是受到了史料话语权的影响，史籍中有关官方医学的记载
相对比较完备，民间医学史料则相对零乱和寡少。而且中国古代
是官本位社会，在人们的意识中，"官方"似乎不言而喻地意味
着权威和"代表性"，但实际上，唐代官方医学无力也无意代表
社会医学全貌。《天圣令·医疾令》的整理出版意味着官方医学
增添了更多、更完整的史料，借此增强对于医事制度的研究是必
要的，《唐研究》第 14 卷集中发表的三篇相关文章（陈登武《从

---

　　① 参见于赓哲：《唐代的医学教育及医人地位》，《魏晋南北朝隋唐史资料》第
20 辑，武汉大学出版社，2003 年，第 155—165 页。
　　② 贾得道：《试论中国医学史的分期问题》，《中华医史杂志》1980 年第 1 期，
第 58 页。

〈天圣·医疾令〉看唐宋医疗照护与医事法规》、张耐冬《唐代太医署医学生选取标准》、程锦《唐代医官选任制度探微》）均属此类。其中程锦是《医疾令》的整理者，更以此为核心写成硕士学位论文《唐代医疗制度研究》。令与制度的关系自然是最紧密的，但是对于医疗社会史研究者来说，令文不仅仅是纸面制度，背后所透露出来的各种医疗社会史信息更值得注意。正因为官方医学有着与民间医学不同的旨趣，故在技术、结构诸多方面和民间医学保持着有联系又有所区别的状态，自成一统。故而本章试图在讨论某些医事制度之余，就唐代社会疾病观、时代主流医疗技术对于令文的影响等问题展开论述，并由此论证唐代官方医学能否代表社会医学全貌，希冀以此为《天圣令·医疾令》的研究增添更加丰富的内容，也由此提请学界更加注重民间医疗史的研究。

一、官方医学教育体系内博士、学生出身问题

《天圣令·医疾令》反映出，唐代中央官方医学教育机构内的学生包括医生、针生、按摩生、咒禁生、药园生、女医。前四者大致上是按照所学医疗技术的不同划分的，且均有入流机会；药园生则仅是药园师的助手和后备力量，看起来没有入流的机会，与前四者有区别；女医主要是服务于宫廷，程锦有专文探讨[①]，兹不赘。

---

① 程锦：《唐代女医制度考释——以唐〈医疾令〉"女医"条为中心》，载荣新江主编《唐研究》第 12 卷，北京大学出版社，2006 年，第 53—71 页。

除《天圣令》记载的各种学生之外，东宫系统内大概也有自己的医学生。《唐代墓志汇编》万岁通天 017 号《大周故珍州荣德县丞梁君墓志铭并序》记载墓主是"左春坊别教医生"①，左春坊属东宫系统，为太子服务的药藏局就归其统辖②，内中既然有比拟尚药局和太医署的药藏局，那么出现比拟太医署医学生的"医生"也不奇怪，只是"别教"的具体状态尚不清楚。

本章欲就官方医学机构中学生身份所反映出来的唐代医学"官学—家学"问题发表管见。下面罗列《天圣令》中复原唐《医疾令》（简称"复原唐令"）相关各条加以分析。

复原唐令第 1 条："诸医生、针生、按摩生、咒禁生，先取家传其业，次取庶人攻习其术者为之。"此条宗旨在于规范医学各科学生取舍范围，诸生皆先取有家学渊源者，这是官方医学教育机构"服从"于医界惯例之反映。古代医学属于方伎，世代从业为其行业惯例，《礼记·曲礼下》："医不三世，不服其药。"唐孔颖达注云："择其父子相承至三世也，是慎物调齐也。"③ 晋葛洪《抱朴子内篇》："医多承袭世业。"④ 唐孙思邈《千金翼方》："方今医者……各承家技。"⑤ 可以说中国古代医家绝大多数为家

① 周绍良主编，赵超副主编：《唐代墓志汇编》，上海古籍出版社，1992 年，第 900 页。
② （宋）欧阳修、宋祁：《新唐书》卷四九《百官志》，中华书局，1975 年，第 1293 页。
③ （清）阮元校刻：《十三经注疏·礼记正义》卷五《曲礼下》，中华书局，2009 年，第 2745 页。
④ （晋）葛洪著，王明校释：《抱朴子内篇校释》卷一五《杂应》，中华书局，1985 年，第 272 页。
⑤ （唐）孙思邈著，李景荣等校释：《千金翼方校释》，人民卫生出版社，1998 年，第 440 页。

学传世或者师徒相授，唐代有名之医者很多出身于医学世家。[1]
唐代官方医学虽然是中国古代医学史之亮点，但对其作用不宜高
估，其规模、办学指向均较为狭窄。此条唐令反映出唐太医署在
选拔学生方面首选有家学渊源者，可见学校教育模式并未对全社
会医学教育模式产生冲击，相反还要首先服从于中国传统医学传
统教育模式。

　　复原唐令第 9 条："诸有私自学习、解医疗者，召赴太医署，
试验堪者，听准医、针生例考试。"此条反映出唐代官方医疗机
构的开放性，它在自己的教育体系之外，注意从社会上吸纳有私
学、家学功底者，准许他们直接超越学校教育阶段，与医、针生
共同参加遴选，补充医疗机构之不足。不仅学生如此，负责教育
的博士人选亦有此种现象。

　　复原唐令第 11 条："诸教习《素问》、《黄帝针经》、《甲乙》
博士，皆案文讲说，如讲五经之法。私有精达此三部者，皆送尚
书省，于流内比校。"可见博士之选亦重视社会人群，尤重精于
医学理论书籍者。地方医官的来源在唐令中屡有体现。

　　复原唐令第 29 条："诸州医生，有业术优长、效验无失，情
愿入仕者，本州具述以闻。凡名医子弟试疗病，长官莅覆三年，
有验者以名闻。"第 30 条："诸州医博士、助教，于所管户内及
停家职资内，取医术优长者为之。军内者仍令出军。若管内无

　　① 参见范家伟：《六朝隋唐医学之传承与整合》，香港中文大学出版社，2004
年；廖育群：《中国古代科学技术史纲·医学卷》，辽宁教育出版社，1996 年；于赓
哲：《唐代的医学教育及医人地位》，《魏晋南北朝隋唐史资料》第 20 辑，武汉大学出
版社，2003 年，第 155—165 页；陈昊：《晚唐翰林医官家族的社会生活与知识传
递——兼谈墓志对翰林世医的书写》，《中华文史论丛》2008 年第 3 期。

人，次比近州有处兼取。皆州司试练，知其必堪，然后铨补，补
讫申省。其学生取人，依太医署。若州在边远及管夷獠之处，无
人堪习业者，不在置限。"有关这两条令文反映出唐代地方医官
的选拔制度，程锦《唐代医疗制度研究》已有论述，此不赘。值
得注意的是，在第 29 条中，令文除了医生入仕的规定之外，还
特别强调"名医子弟"可以直接参加遴选，"有验者以名闻"，这
还是在官方体系之外强调注意吸纳有家学功底者。第 30 条则强
调各州医博士、助教的选拔也要注意辖地百姓、前职前官、军中
医术高超者，可以看到官方医疗体系对于当时医者世代从业、重
视家学的行业规则的尊重与服从。事实上，唐代有名的医人基本
无出身官方医学教育机构者，《旧唐书·方伎传》记载有医人甄
权、甄立言、宋侠、许胤宗、孙思邈、张文仲、李虔纵、韦慈
藏、孟诜①，《新唐书·方技传》记载的医人有甄权、许胤宗、
张文仲、宋侠、李虔纵、韦慈藏（孙思邈、孟诜入《隐逸
传》）②，以上诸人无一人有明确证据证明其出身于官方医学
教育。

从官方医学生人数之有限亦能看出其对社会不可能产生重大
影响，《新唐书》卷四五《选举志》记载：

> 方其盛时，著于令者，纳课品子万人，诸馆及州县学六
> 万三千七十人，……太医药童、针咒诸生二百一十

---

① （后晋）刘昫等：《旧唐书》卷一九一《方伎传》，中华书局，1975 年，第
5089—6012 页。
② （宋）欧阳修、宋祁：《新唐书》卷二〇四《方技传》，中华书局，1975 年，
第 5799—5800 页；卷一九六《隐逸传》，第 5596、5599 页。

人，……凡此者，皆入官之门户。①

所谓"盛时"，当距《医疾令》时代不远，中央太医署医学生人数约相当于诸馆及州县学生人数三百分之一。纵使加上地方医学生人数，总数亦相当有限。《玉海》卷一一二《唐医学》中关于有关于地方医博士、医学博士、医学生设废重建过程，比两《唐书》更为详细精当：

> 贞观三年置医药博士及学生。开元元年改医药博士为医学博士，诸州置助教，写《本草》《百一集验方》藏之。未几，博士学士皆省，僻州少药者如故。二十七年复置医学博士，掌州境处疗。永泰元年复置医学博士，三都学生三十人，都督府、上中州各有助教一人、三人，都督府、上州二十人，中下州十人。②

医学生人数的寡少，决定其作用只是满足官方医疗任务，对于全社会医学教育的影响必然有限。即便是有限的人数，其中也不乏另有打算者。如前引《唐代墓志汇编》万岁通天 017 号《大周故珍州荣德县丞梁君墓志铭并序》可做例证：

> 起家任唐朝左春坊别教医生……究农皇之草经，研葛洪

① （宋）欧阳修、宋祁：《新唐书》卷四五《选举志下》，中华书局，1975 年，第 1180 页。

② （宋）王应麟：《玉海》卷一一二《唐医学》，江苏古籍出版社、上海书店，1990 年，第 2069 页。

之药录。术兼元化，可以涤疲痾；学该仲景，因而升上第。属龙庭月满，鹿塞尘惊。命将出师，千金之费愈广；飞刍挽粟，万里之粮宜继。君户庭不出，鞍甲匪疲，遥同转输之勤，遂获茂公之赏。永隆二年，以运粮勋蒙授上柱国……别敕放选，释褐调补隐陵署丞……秩满，俄而上延朝遣，授珍州荣德县丞。①

"左春坊别教医生"属东宫系统，具体规制不明，是否与太医署医学生享有同样权益尚不可知，观此志铭，似乎墓主医学生身份无助于其入流，故其必须以转输军粮和赞修乾陵为手段"释褐"。墓主一生似未以医为业，或者是成绩不足，或者是当年成为医学生的初衷就是博得出身而已，史料缺乏，无可再考。

需要提及的是，中央的选拔与委派始终是地方医官的重要来源之一，这一点在令文复原过程中有涉及，但未说透。根据《唐会要》卷八二《医术》的记载，贞观三年、开元十一年及二十七年均曾下达关于设置地方医博士（医学博士）、助教的敕文，该卷所载贞元十二年三月十五日敕清楚表明部分医博士来自地方选拔，有司补拟："贞观初，诸州各置医博士。开元中兼置助教，简试医术之士，申明巡疗之法。比来有司补拟，虽存职员，艺非专精，少堪施用。……宜令长史各自访求选试，取艺业优长、堪效用者，具以名闻。"② 同时亦有中央直接委派医人到地方上任职的例证，唐宣宗曾欲给医人刘集授予"场官"，柳仲郢对此表

① 周绍良主编，赵超副主编：《唐代墓志汇编》，上海古籍出版社，1992年，第900页。
② （宋）王溥：《唐会要》卷八二《医术》，中华书局，1955年，第1525页。

示异议："刘集之艺若精，可用为翰林医官，其次授州府医博士。"① 似乎透露出当时唐代官方体系内医学人才的任命原则——医术高超者，可用为"翰林医官"（唐后期之翰林医官地位相当于唐前期之尚药局医官），水平稍次者，委派为地方医博士。北宋制度，医学生考试合格后按照成绩高下依次授官，"为尚药局医师以下职，余各以等补官，为本学博士、正、录及外州医学教授"②。宋袭唐制颇多，此条医官"级差授职"的规定大概也可反映唐制。至于这样重要的问题为什么在《天圣令》中没有明确的表现，估计还是因为宋人修令时的取舍所致。

　　可以看到，唐代无论是中央还是地方，医学学生及博士人选均高度重视有家学渊源和世代从业者，这是两种医学教育体系互动关系的体现。在这种关系中，官方学校教育体系对具有悠久传统的民间医学教育体系（家学、师徒相授为其主要表现方式）表示服从与尊重，并以开放的姿态试图在自己的体系内对其进行吸纳与整合。这其实涉及一个更重要的问题——古代官方医学的发展能"代表"或者"左右"民间医学的发展吗？这是不是一个只有在中国这个传统的官本位社会里才能出现的史学问题？在后文中将继续涉及这一话题。

---

① （宋）王谠：《唐语林》卷二，上海古籍出版社，1978 年，第 36 页。
② （元）脱脱等：《宋史》卷一五七《选举志》，中华书局，1985 年，第 3689 页。

二、医学分科问题

如何看待唐代官方医学"分科"？官方医学分科能否"代表"民间医学分科并"反映时代的进步"？

治内史者往往认为官方医学代表着当时医学的先进水平，若谈分科则必谈《周礼·天官·冢宰》之"食医"、"疾医"、"疡医"、"兽医"①，以此为"西周医学"水准之象征。至于《周礼》此类分科究竟是理想制度还是切实举措等问题，却少有认真的分析。《史记·扁鹊仓公列传》有扁鹊"过邯郸，闻贵妇人，即为带下医。过雒阳，闻周人爱老人，即为耳目痹医。来入咸阳，闻秦人爱小儿，即为小儿医。随俗为变"②的记载。可见即使如扁鹊这样的虽医术精湛且通晓"全科"的名医，仍需因医治对象不同而有所侧重。唐代医人亦多有偏重一科者，《千金翼方》："且夫当今医者，各承一业……或有偏功针刺，或有偏解灸方，或有惟行药饵，或有专于禁咒。"③ 此为按疗法分科，亦有按照疾病种类分科的，例如杜牧《樊川文集》卷一六《上宰相求湖州第二启》记载同州有著名眼医石公集、周师达；④ 还有专恃一方专治一病者，《唐国史补》卷上："白岑尝遇异人传发背方，其验十全。岑卖弄以求利。后为淮

① （清）阮元校刻：《十三经注疏·周礼注疏》，中华书局，2009年，第1377—1378页。
② （汉）司马迁：《史记》卷一〇五《扁鹊仓公列传》，中华书局，1959年，第2794页。
③ （唐）孙思邈著，李景荣等校释：《千金翼方校释》卷二六《针灸上》，人民卫生出版社，1998年，第397页。
④ （唐）杜牧：《樊川文集》，上海古籍出版社，1978年，第245页。

南小将，节度使高适胁取其方，然终不甚效。岑至九江，为虎所食，驿吏收其囊中，乃得真本。太原王升之写以传布。"① 此人可能无深厚医学功底，专恃秘方治"发背"一病以牟利。实际上"全科"也好，偏科也好，民间医学完全以市场需求马首是瞻，并没有受到官方医学分科的影响。张哲嘉指出："现代医史家一般的论述，假定科数多寡反映了医学及世运的隆替。如唐代国力抬头，太医署的医学就开始分为四'科'；宋代皇帝特别重视医学，且颁行医方、校正医书流通天下，医学进步，于是就一跃至九科；元代医生地位最高，甚至远在儒生之上，所以就又进化成十三科；后来'封建势力'开始走下坡，医学也随之衰落，所以也逐渐削减科数，一直到同治五年（1866）最后只剩下五科，如此云云。医学进步与世运攸关，是一个很自然会产生的命题，从中西医相对地位的变迁来看也似乎成立，很容易为人不假思索就接受。然而如何考其现实，医学进步如何与科数的进退相关，因果关系又如何等，应该是前述命题成立前需要澄清的要件，却尚少见有具体的研究。"②

　　唐代医学其实并无"科"这个名词。《唐六典》及《天圣令》复原唐令条文中确实涉及分科问题，但很难说这种分科能够代表唐代医学分科状况的全貌。实际上唐代民间医学的分科并未受到官方医学的影响，通过复原唐令第 1 条、第 5 条与《千金翼方》

　　① （唐）李肇：《唐国史补》，上海古籍出版社，1979 年，第 18 页。
　　② 张哲嘉：《官方医学分科与医学发展：以北宋疾病分类与伤寒研究为线索》，"疾病的历史"会议论文，2000 年 6 月。

的对比可以看出这一点。①

复原唐《医疾令》、《千金翼方·针灸》、
《千金翼方·禁经》医学分科比较

《天圣令》复原唐令								《千金翼方·针灸》					《千金翼方·禁经》			
医生					针生	按摩生	咒禁生	针法	灸法	药饵	禁咒	汤药	针灸	禁咒	符印	导引
体疗	疮肿	少小	耳目口齿	角法												

从上表可见，唐代官方医学分科与民间医学分科并不相似，表格中的双方存在共同点，但这应该说是时代医学特点决定的。例如都有"禁咒"，这是唐代医疗活动中多巫术疗法的体现；都没有"外科"，这是外科手术疗法在唐代衰落的体现。② 同时双方的差异点很明显，《千金翼方》的分科以疗法为标准，而官方分科则兼而有之——在一级划分上应该说是以疗法为标准的，在第二级划分上，将"医生"划分为"体疗"等五种，则基本上是以疾病种类为标准，但是所谓"角法"（拔火罐的前身）则又是按照疗法分类的。

即便是与唐令同时期编纂的《外台秘要》中，也看不到官方

---

① 《唐六典》在分科问题上的记载是不够清晰的，在卷一四"太医署令条"正文中说："医博士掌以医术教授诸生习《本草》、《甲乙脉经》，分而为业：一曰体疗，二曰疮肿，三曰少小，四曰耳目口齿，五曰角法。"似乎体疗、疮肿、少小、耳目口齿、角法是"诸生"分科，但实际上这是省文的结果，因为紧接着注文中说："诸医生既读诸经，乃分业教习，率二十人以十一人学体疗，三人学疮肿，三人学少小，二人学耳目口齿，一人学角法。体疗者，七年成；少小及疮肿，五年；耳目口齿之疾并角法，二年成。"〔（唐）李林甫等撰，陈仲夫点校：《唐六典》，中华书局，1992年，第410页。〕可见这种分科指的是"医生"，与《天圣令》复原唐令相吻合。

② 有关外科手术的兴衰，参见于赓哲：《被怀疑的华佗——中国古代外科手术的历史轨迹》，《清华大学学报（哲学社会科学版）》2009年第1期，第82—95页。

医学分科的影响，例如所谓"体疗"的称呼在该书中没有出现，"角法"仅出现一次。《外台秘要》和其他唐代医书一样重视"疮肿"，但是"疮肿"在本书中不是作为医学分科名词，而是作为一种病症的描述散见于各个篇章中。"少小"、"耳目口齿"两科的情况也与此类似。总之，在唐代民间医书中很难找到受官方医学分科影响的证据。整个社会似乎并没有一个统一的医学分科标准。这并非唐代独有的现象，张哲嘉通过对北宋时期官方医疗机构中"产科"的沉浮得出结论："国家设科与否自以行政需求考虑为优先，与医学进步与否未必需要扯上关系。""风科最后走向衰亡，以及妇人门不受政府分科的约制，自行在民间发展至妇科，所彰显的是当前一般的论述，亦即所谓政府的分科多寡如何反映了全国的医学进展相关，是没有证据的，民间医学的进展并不受政府的制约。……彼此是各走各路。""分科以后的官方与民间医学各自发展，要说彼此间有什么增益或彼此促进的作用，并没有充分的证据。"①

笔者对以上论点深表赞成。可以这么说——认为官方医学必然"代表"社会医学全貌，这是基于官本位思想才会"油然而生"的假设。正如本章第一部分所述，唐代官方医学是"服从"、尊重民间医学的，若要论两者之间的影响，后者对前者的影响似乎更大一些。唐令中的医学分科，既不对民间医学产生重大影响，也未能对后世官方医学产生影响，《天圣令·医疾令》原令文第 1 条提到宋代医学分科为"大小方脉、针科、灸科、眼科、

---

① 张哲嘉：《官方医学分科与医学发展：以北宋疾病分类与伤寒研究为线索》，"疾病的历史"会议论文，2000 年 6 月，第 5—9 页。

风科、疮肿科、咽喉科、口齿科、产科、禁科、金镞科、伤折科"①，明代官方医学号称"医术十三科"："太医院掌医疗之法。凡医术十三科，医官、医生、医士，专科肄业：曰大方脉，曰小方脉，曰妇人，曰疮疡，曰针灸，曰眼，曰口齿，曰接骨，曰伤寒，曰咽喉，曰金镞，曰按摩，曰祝由。"②宋、明两代分科无论数目、名称均与唐令迥异。可以说，从横向、纵向两个角度来衡量，唐代官方医学分科影响力均不显著。

作为唐代民间医学对于官方医政产生影响的又一例证，还有一个问题需要阐明——自古"针灸"连称，在唐代官方医学机构中有"针博士"和"针生"，如**复原唐令第2条："诸在京医、针博士、助教，选医人内法术优长者为之，按摩、咒禁博士亦准此。"**③有关针生的记载见复原唐令第1、3、4、6、7、8、9、10、13、15条，《唐六典》、《通典》等也有针博士、针生的记载，兹不赘举。但我们却找不到"灸博士"或者"灸生"的记载，何故？此盖因灸法在魏晋隋唐时期属于大众疗法，技术简单粗犷，甚至可以不循经脉。相比之下针刺疗法对技术要求甚高，

① 天一阁博物馆、中国社会科学院历史研究所天圣令整理课题组校证：《天一阁藏明钞本天圣令校证 附唐令复原研究》卷二六《医疾令》，中华书局，2006年，第315页。
② （清）张廷玉等：《明史》卷七四《职官志》，中华书局，1974年，第1812页。
③ 程锦：《唐代医疗制度研究》将此令文修正为"诸太医署医博士、助教，选医人内法术优长者为之。按摩、咒禁博士亦准此"。并认为："其实这是在《唐令》和《养老令》中都存在的一种令文的省文现象，也可以说，是令文的一种叙述方式——对同类事物仅列其中一项或几项，在意思上已经包括了没有列出的部分。了解了这种叙述方式，就可以确定，不管是养老《医疾令》还是唐《医疾令》，在该条令文规定的内容中，一定包括针博士（助教），但在令文的表述上，可能并不出现'针（博士、助教）'字。"（中国社会科学院研究生院硕士学位论文，2008年，第34页。）

且带有一定的风险，故须具备专业技能才可施行。《医心方》卷二《灸例法》引《陈延之》云：

> 夫针术，须师乃行，其灸则凡人便施。为师解经者，针灸随手而行；非师，所解文者，但依图详文则可灸。野间无图，不解文者，但逐病所在便灸之，皆良法。①

由此可见灸疗之特点：1. 对施行者的要求比较低。施行针疗法非医师不可，而灸疗法则是"凡人便施"；2. 手法粗犷。识字者可根据孔穴图施行灸法，无图或者连识字者也没有，可直接在痛处以艾炷烧灼之。这与后世循穴位施灸的做法形成强烈对比。灸疗法自先秦诞生以来一直如此，唐代亦不例外，唐代人人接受灸疗"洗礼"，不问孔穴，《外台秘要》引苏恭治疗脚气病法云："随痛处急宜灸三五炷即差，不必要在孔穴也……纵《明堂》无正文，但随所苦，火艾彻处，痛便消散，此不可不知也。"② 这里明言纵使医书中无明文处亦可随痛处而灸。民间类似做法之普遍甚至导致一个奇特的、可随意对应痛处的穴位的诞生——"阿是穴"③，与此相对应的是，民间针刺疗法并不流行，盖因针刺疗法需要有精深的取穴能力和手法，技术含量较高，超出民众能力

---

① ［日］丹波康赖：《医心方》，学苑出版社，2001 年，第 243 页。
② （唐）王焘：《外台秘要》卷一八《脚气上》，人民卫生出版社，1955 年，第 493 页。
③ （唐）孙思邈：《备急千金要方》卷二九《针灸上》："吴蜀多行灸法。有'阿是'之法，言人有病痛，即令捏其上，若里当其处，不问孔穴，即得便快，成痛处即云'阿是'，灸刺皆验，故曰'阿是穴'也。"（人民卫生出版社，1955 年，第 519 页。）

范围，王焘《外台秘要》甚至为此专门"不录针法"①。直到北宋，随着民间医学教育手段进步，民间针刺疗法才开始普及，笔者对此曾撰专文论述，兹不赘。② 唐代医学的这种特点影响到官方医政，官方医学与民间不同，有充足的资源保证孔穴取位教学的进行，故设置针博士，负责教授针学生，而对于"技术含量"相对较低的灸疗法则仅在实践中稍加涉及。**复原唐令第 6 条："诸医、针生，各从所习，钞古方诵之。其上手医，有疗疾之处，令其随从，习合和、针灸之法。"**制度上不立"灸"科，唯独在实践中令学生向"上手医"学习。所谓"上手医"，据《唐六典》记载出自晋代："晋代以上手医子弟代习者，令助教部教之。"③ 指的是有经验医人，唐代官制中无此专称，似沿用其原始含义，为"有经验高手医师"之泛称。医学生、针学生在教学过程中未有专职"灸博士"或者"灸师"指导，仅在"上手医"巡疗过程中跟随学习灸法，此处亦提到针法，但值得注意的是，针法是经过针博士、助教理论教习，然后参与临床实习的，而灸法学习仅在令文中出现这一次，未经理论阶段直接进入临床实习，反映出制定令文者看待针、灸学习繁复程度之轻重差异。

研究者若对这一点不加辨明，仅从令文出现频次上加以判断，就会得出"唐代针法流行、灸法不流行"的印象，如前所述，真实情况恰恰相反。唐代官方医学由于可以集中民间医学所

① （唐）王焘：《外台秘要》卷三九《明堂序》，人民卫生出版社，1955 年，第1077 页。
② 于赓哲：《唐宋民间医疗活动中灸疗法的浮沉——一项技术抉择的时代背景分析》，《清华大学学报（哲学社会科学版）》2006 年第 1 期，第 62—73 页。
③ （唐）李林甫等撰，陈仲夫点校：《唐六典》卷一四"太常寺太医署令"条，中华书局，1992 年，第 410 页。

缺乏的资源，故在针法教学上特别用力，而灸法由于简单粗犷，故虽然在民间盛行，但是在官方教学中则未加特别留意，这是官方医学不同于民间医学的例证之一。

宋代以后，随着灸疗法与针法一样开始注意经络孔穴取位，灸疗逐渐被纳入官方医学的范围内。元代官方医学中有针灸科①，明代"医术十三科"里也有"针灸"②。从这个历程来看，灸疗法是否被纳入官方医学范畴（尤其是理论教学范畴），是灸疗法自身技术发展过程所决定的。而这个发展过程，又并不完全取决于医疗技术本身，很大程度上还受到社会医疗资源分配状况的影响。有关这个问题，请参看笔者前揭文，兹不赘。

综上，可以看到官方与民间的医学分科并无统一标准，唐令中的分科仅可看作是官方医学的行政需求，如果说它能"代表"整个社会医学的发展形态，还需要更多的证据。看待古代医学分科的历史意义，是否分科以及如何分科固然重要，但更重要的是这种分科是否影响到了社会整体医学以及医学历史的发展。官方医学分科之所以给研究者留下深刻印象，无非是源自史料话语权导致的偏差。故对《医疾令》中的医学分科不可给予过高评价。

---

① 《大元圣政国朝典章》卷三二《礼部五》，中华书局，1958年，第7页。
② （清）张廷玉等：《明史》卷七四《职官志》，中华书局，1974年，第1812页。

三、民间、官方视野中的主要疾病

由于自然环境、生活风俗、人口密度和交通方式、医学思想等影响人类健康的诸多因素处在不断变化中，故各个时代都有自己的主要疾病种类，正因为存在着时代的差异，对各个时代主要疾病种类的研究才有了意义，日本早期医史专家富士川游曾将"国民常见病"的研究列为医史研究的三大任务之一。[1] 就本章所要探讨的唐代而言，各种医书是最易引起研究者关注的，当时医家较为关心的疾病，是否即为对社会危害很大的疾病？对于某些疾病来说确实如此（例如瘟疫）。但笔者亦曾指出，六朝隋唐医家的著述，主要对象是士大夫阶层，因此对士大夫阶层的常见病高度重视，这就会对我们产生一定程度的误导。[2] 所以不能完全依靠医书的记载。那么，是否可以依靠两《唐书》的《五行志》或者《册府元龟》等大型官修类书对各种疾疫进行统计呢？这样做易导致以偏概全，因为瘟疫之外的非传染性疾病很少被实录、正史记载，我们不能把"主要疾病研究"简化为"瘟疫研究"。

要研究这样的问题，目前主要途径有三：

第一种途径，根据传世文献、墓志进行统计分析。李燕捷《唐人年寿研究》第八章《唐代人口死亡统计与分析》做过这样的尝试，该书根据传世文献和墓志等出土文献广泛统计后认为，

---

[1] 这三个任务包括：1. 医学知识的历史；2. 医学家在社会中的地位；3. 疾病的历史，尤其是国民常见病的历史。参见［日］富士川游：《日本医学史》，东京日新书院，1941年，第4页。

[2] 参看于赓哲：《"然非有力，不能尽写"——中古医籍受众浅论》，《陕西师范大学学报（哲学社会科学版）》2008年第1期，第78—87页。

唐人五种主要死亡原因是人为死亡（43.95%）、脑血管疾病（17.49%）、传染病（10.31%）、疮疡（6.73%）、服长生药（6.28%）。① 但必须看到，这个结论不可避免地受到史料来源的限制。正史和其他传世文献中有载者，多半是社会精英。正如李燕捷先生自己所说："在死因分类统计中，脑血管疾病是自然死亡中死亡率最高的一种死亡原因……在唐代，脑血管病是官僚阶层，尤其是上层社会的高死亡率疾病，但就整个唐代人口而言，脑血管病作为一种高死亡率疾病还缺乏证据。"② 脑血管病一般与优越生活带来的营养过剩相联系，在传世文献中它处于突出的位置，显然与传世文献本身的"阶层性"有关。

至于墓志，作为一种"自我书写"，确实能反映比传世文献更宽泛的人群状况，但是问题依然存在——很多基层民众可能无力操办墓志。例如，我们在唐人墓志中很少能发现普通农民，有大量以"处士"为名者，观其生平，多半也是家境较好者，盖因一方墓志大约耗费不菲，且要与文人阶层有一定的关联。严耀中在谈到墓志能否反映唐代妇女信仰整体状况时说："社会下层的女子死了，一般无足够的财力来隆重丧礼，立碑刻石，更加不可能以重金礼请名家来撰写墓铭。……因此本文所分析的唐代妇女信佛状况，基本上只是唐代士族妇女的信佛状况。"③ 笔者认为这个结论适用于对唐代墓志的整体评价。由此可以说，唐代墓志也不能完全、彻底反映民间基层状况。因此，靠传世文献和墓志

---

① 李燕捷：《唐人年寿研究》表23，文津出版社，1994年，第255页。
② 同上书，第257页。
③ 严耀中：《墓志祭文中的唐代妇女佛教信仰》，载邓小南主编《唐宋女性与社会》，上海辞书出版社，2003年，第470、475页。

碑刻统计唐人疾病的做法有一定的缺陷。

第二条途径，根据唐人心理进行研究。笔者曾经就此进行过尝试①，敦煌文书中的《新菩萨经》、《劝善经》可以帮助解决这个问题。这两部佛经属于本土伪经类，自武则天时期开始出现雏形，一直传抄至宋初，数量众多。两部经书名异实同，一般结构是这样的：第一部分，劝人念佛行善；第二部分，预言今年将有很多疾病，会导致许多人死亡，以至于谷物成熟而无人收割，只有抄写经文才能免除斯厄；第三部分，以神话传说烘托经文的神秘性。这两部经书最大的特点就是体现了时人对于某些种类疾病的恐惧，而且随着时代的进展，人们还对这些疾病种类进行过"微调"，体现出传抄者对于这些疾病有着切实的恐惧，并非人云亦云、照猫画虎。笔者将两经疾病列表如下：

《新菩萨经》、《劝善经》所列疾病一览表

经名 内容	《新菩萨经》			《劝善经》
	甲本	乙本	丙 本	
病名	第一患死 第二卒死 第三产生死 第四不持斋死 第五肚肠热死 第六自绞死	第一病死 第二卒死 第三赤眼死 第四肿死 第五产（生）死 第六患腹死	第一疟病死 第二天行病死 第三卒病死 第四肿病死 第五产生死 第六患腹死 第七血痛死 第八风黄病死 第九水痢死 第十患眼死	第一疟病死 第二天行病死 第三赤白痢死 第四赤眼病死 第五女人产生死 第六水痢（病死） 第七风病死

① 参见于赓哲：《〈新菩萨经〉、〈劝善经〉背后的疾病恐慌——试论唐五代主要疾病种类》，《南开大学学报（哲学社会科学版）》2006年第5期，第61—70页。

续表

经名 内容	《新菩萨经》			《劝善经》
	甲本	乙本	丙　本	
写本 编号	S. 622	S. 3091、 S. 3442、 北 8286、 Φ215、	S. 407、S. 414、S. 470、 S. 521、S. 1066、S. 1592、 S. 1689、S. 2320、 S. 2649、S. 3126、 S. 3417、S. 3790、 S. 4479、S. 4747、 S. 5020、S. 5060、 S. 5256、S. 5303、 S. 5654、S. 5929、 北 8282、北 8283、 北 8284、北 8285、 P. 2668、P. 2953、 P. 3117、P. 3857、 Дх00299、 Дх01251＋01464、 Дх01609＋02035、 Дх01708＋02399、 Дх02057、Дх02586A、 Дх02774＋02796B、 Дх10339	S. 417、S. 912、 S. 1185、S. 1349、 S. 2853、S. 2882、 S. 3485、S. 3792、 S. 3687、S. 3871、 S. 4739、S. 4923、 S. 5113、S. 6265、 北 8287、北 8288、 北 8289、P. 2608、 P. 2650、P. 3036、 P. 3624、P. 3498、 Дх00327＋00360＋ 01452＋0297 Дх01246、Дх01786、 Дх05463

　　笔者前揭文对这些病名进行过分析和解读，认为唐人心目中威胁最大的疾病有：1. 传染病（其中威胁最大的是疟疾）；2. 心脑血管疾病；3. 消化系统疾病；4. 泌尿系统疾病；5. 难产及其他围产期疾病；6. 皮肤化脓性疾病；7. 新陈代谢疾病。以上大约就是对普通唐人构成最大威胁的疾病种类。①

---

　　① 两经出土于敦煌石室，故其是否能代表敦煌以外的中原地区状况值得分析。两经写本中，标注"贞元十九年"题记的很多，其余无题记写本，除了 S. 622 之外，结构、内容均与"贞元十九年"写本类似，可推断为其变种，也就是说两经大流行是贞元十九年以后的事情，而此时的敦煌已经陷于吐蕃之手，吐蕃推行吐蕃纪年法，故两经的原作者应该不是敦煌本地人，而是中原内地人士（他是在武则天时期写本基础上改编的），敦煌石室保留的两经写本，是辗转自内地传入的，其中涉及的病名亦可从侧面证实这一点。以上参见于赓哲：《〈新菩萨经〉、〈劝善经〉背后的疾病恐慌——试论唐五代主要疾病种类》，《南开大学学报（哲学社会科学版）》2006 年第 5 期，第 62—70 页。

第三条途径，根据政府法令进行估计。《医疾令》、《唐六典》等均记载了唐代中央及地方医疗机构常备药物，反映当时政府对这些疾病的重视程度。

复原唐令第 25 条："诸太医署，每岁常合伤寒、时气、疟痢、伤中、金疮诸药，以备人之疾病者。"

复原唐令第 33 条："诸州于当土所出，有药草堪疗疾者，量差杂职、防人，随时收采，豫合伤寒、时气、疟痢、疮肿等药，部内有疾患者，随须给之。"

复原唐令第 34 条："诸镇戍、防人以上有疾患者，州量遣医师救疗。若医师不足，军人百姓内有解医术者，随便遣疗。每年申省，下太常寺，量给伤寒、时气、疟痢、疮肿等药，贮库安置。若当镇土地所出者，并自采充。"

《唐六典》中也有类似规定，由此可证此项政策之一脉相承。《唐六典》卷一四"太医署令"条注："（太医署）每岁常合伤寒、时气、疟、痢、伤中、金疮之药，以备人之疾病者。"同书卷三〇"三府、都护、州县官吏功曹、司功参军"条："凡诸州每年任土所出药物可用者，随时收采，以给人之疾患。皆预合伤寒、时气、疟、痢等药，部内有疾患者，随须给之。"①

所谓伤寒，乃自汉代以来人们最重视的疾病之一，包含多种"外感伤寒"传染病。所谓"时气"病，大约与《新菩萨经》、《劝善经》中"时行"病相同，具体含义笔者已作探讨，此不赘。②至

---

① （唐）李林甫等撰，陈仲夫点校：《唐六典》，中华书局，1992 年，第 409、748 页。
② 笔者认为："'天行'又名'时行'，所谓'天行温疫'实际上是多种急性传染病的统称，与传统医学广义的'伤寒'定义（一切外感热病）近似。"参见于赓哲：《〈新菩萨经〉、〈劝善经〉背后的疾病恐慌——试论唐五代主要疾病种类》，《南开大学学报（哲学社会科学版）》2006 年第 5 期，第 66—67 页。

于"疟痢",金、元、明、清以来医书常有此称呼,《天圣令》复原者的句读可能受其影响,但实际上唐代医书中"疟痢"连读极其罕见,估计应句读为"疟、痢",即疟疾和痢疾。① 这两种病在传世唐代文献和《新菩萨经》、《劝善经》中常有体现。所谓"伤中",《素问·诊要经终论篇》云:"中膈者,皆为伤中,其病虽愈,不过一岁必死。"② 此似指内脏重大疾病。另外,传统医学有"三焦"之说,也不排除"伤中"指的是饮食不节,或过食膏粱厚味、嗜酒无度导致的中焦运化失职,有类于今天的消化系统疾病。有急性者,例如《外台秘要》有"酒客热伤中,吐血不止"的记载③,颇似饮酒过度导致的胃部疾病。亦有慢性者,例如《外台秘要》"深师疗伤中方"记载伤中症状为"咳嗽短气,肠中痛。流饮厥逆,宿食不消化"④。总之,"伤中"涵盖疾病种类颇多,但一般与胸腹腔内脏器官有关。

尤其值得玩味的是复原唐令中提到"金疮"与"疮肿"药物。其中"金疮"类(指战伤)似非基层民众所常需,"疮肿"则多指一般外伤及皮肤疾病,此为基层劳动者常见疾病,但是既然与金疮类药物并列为政府常储药物,则可能特有所指。前引复原唐令第25、33、34条证明中央及地方官医对于行军或服徭役之人负有医疗职责,故药物之设亦有较强针对性,盖以"金疮"对应"行军",以"疮肿"对应"作役",因此可以说《医疾令》涉及的药物储备制度的出发点仍然是官方需求:伤寒、时气、疟

---

① (唐)李林甫等撰,陈仲夫点校:《唐六典》卷一四"太医署令条"亦出现此二字,陈仲夫正确地将其点读为"疟、痢"。(中华书局,1992年,第409页。)
② 郭霭春主编:《黄帝内经素问校注》,人民卫生出版社,1992年,第210页。
③ (唐)王焘:《外台秘要》卷二,人民卫生出版社,1955年,第86页。
④ 同上书卷九,第266页。

疾、痢疾、伤中等疾病是唐代常见疾病，且多数为传染病，有发病广、影响大、后果严重的特点，对于政府来说需要预案设防；而"金疮"受到高度重视，则更是官方医疗机构的职责所在。

总之，《医疾令》、《唐六典》中有关官方医疗机构预备药物的规定，可以在一定程度上看作是对于时代主要疾病的应对措施（当然也有其官方医疗的特定指向）。与《新菩萨经》、《劝善经》里的病名相比对，可以看到双方颇有类似点，但也有明显区别，其中的意义值得进一步分析比对。两相结合，笔者相信有助于"唐代主要疾病种类"的探讨。

四、医学教材中的《新修本草》

《新修本草》在复原唐令所载教材中具有特殊地位，笔者认为这体现出官方医学对于民间医学的资源优势。

复原唐令第 3 条："诸医、针生，各分经受业，医生习《甲乙》、《脉经》、《本草》，兼习《张仲景》、《小品》、《集验》等方。针生习《素问》、《黄帝针经》、《明堂》、《脉诀》，兼习《流注》、《偃侧》等图，《赤乌神针》等经。"

复原唐令第 4 条："诸医、针生，初入学者，先读《本草》、《脉诀》、《明堂》。读《本草》者，即令识药形、知药性；读《明堂》者，即令验图识其孔穴；读《脉诀》者，即令递相诊候，使知四时浮、沉、涩、滑之状。次读《素问》、《黄帝针经》、《甲乙》、《脉经》，皆使精熟。其兼习之业，各令通利。"

这些教材的具体指向，笔者同意程锦《唐医疾令复原研究》及《唐代医疗制度研究》中的大部分观点——《甲乙》指晋皇甫谧《针灸甲乙经》，《脉经》指晋王叔和《脉经》，《本草》指《新修本草》（又名《唐本草》），《小品》指南朝陈延之《小品方》，《集验方》指姚僧垣《集验方》，《明堂》、《流注》、《偃侧》等应该是一些图文并茂的人体结构图、脉络穴位图。《赤乌神针》按两唐书志记载为张子存撰，其人行迹不详，但可肯定是唐以前人。但笔者不同意程锦将《张仲景》认定为《伤寒论》或者《伤寒杂病论》的观点[①]；至于《脉诀》，程锦将其认定为"后世人

---

① 《伤寒杂病论》是张仲景著作原名，在唐以前其"伤寒"部分和"杂病"部分已经分开，各自独立传世，唐代无《伤寒杂病论》全帙，必不能以此为教（转下页）

托王叔和之名而作",笔者对此亦有异议。①

———————————

（接上页）材。同时"张仲景"亦不会指《伤寒论》，令文云"兼习《张仲景》、《小品》、《集验》等方"，据此可知，此"张仲景"应指医方，而非《伤寒论》那样的医理著作。此令文中医学生教材的安排实际上是很有层次的，首先是医理著作《针灸甲乙经》和《脉经》，以明脏腑脉络，其次是药学著作《本草》，以明药理，在此基础上才能开始临床治疗药方的学习。既然《张仲景》与《小品》、《集验》等方书并列，那么必属于医方类，而《伤寒论》内容多偏重医理，显然不适合放在这里。张仲景《伤寒杂病论》中"杂病"部分属于医方类，其主要内容在宋代被整理成《金匮要略方》，唐代无此书名，不过其内容却早有流传，笔者认为令文中的"张仲景"极可能指的是《隋书·经籍志》、《旧唐书·经籍志》所记载的经过王叔和整理的 15 卷本《张仲景药方》，令文中"张仲景"是其简称。至于程锦据以为论的宋人林亿所称唐代为医者皆习张仲景《伤寒》以及唐代王淑所建议的选拔医人时考张仲景《伤寒论》二道，笔者认为，林亿供职于宋校正医书局，在他的观念里，张仲景著作的"杂病"部分早已经失传，张仲景著作的临床药方部分（即"杂病"部分）是本朝翰林学士王洙检览蠹简时偶然发现的，在此之前并没有流传（见林亿等：《金匮要略方·序》，张仲景：《金匮要略方》，中国医药科技出版社，1998 年，第 1 页），那么当他看到唐令中"（医学生）兼习《张仲景》"字样的时候，会想当然地认为这个"张仲景"是指唐代可见的《伤寒论》，故有是语。至于王淑所云医术选人考"张仲景《伤寒论》二道"云云，指的是面向全社会遴选医人入仕，并非专门指的是太医署医学生习业，故不合以此为据。

　　① 程文所说的伪作，应指医学史上有名的"高阳生"《脉诀》，该书伪托王叔和名，影响很大，然而唐代似无此书。《隋书·经籍志》、《旧唐书·经籍志》、《新唐书·艺文志》未见高氏《脉诀》之名，隋唐传世医书《诸病源候论》、《千金方》、《千金翼方》、《外台秘要》亦未见引用此书者。宋代熙宁（1068—1077）以后，高阳生《脉诀》才屡屡见于记载，由于浅显易懂，颇受民间医人欢迎，"宋元之间流传甚广"（《中国大百科全书·传统医学卷》，中国大百科全书出版社，1992 年，第 274 页）。元代谢缙翁认为："今称《王叔和脉诀》者，不知起于何时。……宋熙宁初，林亿校正《脉经》，序中于《脉诀》未尝见称。陈孔硕序始言'《脉诀》出而《脉经》隐'，愚疑《脉诀》或熙宁（1068—1077）以后人所作。"（载〔日〕冈西为人：《宋以前医籍考》，人民卫生出版社，1958 年，第 133 页）此言近是。敦煌文书中有《青乌子脉诀》（P.3655），全篇为七字韵文。马继兴等认为："此书内容即传世《王叔和脉诀》中《左右手诊脉歌》全文，两书似有一定的瓜葛关系，或即系《王叔和脉诀》的另一种早期传本。"（马继兴等辑校：《敦煌医药文献辑校》，江苏古籍出版社，1998 年，第 138 页。）另外，丹波康赖《医心方》中出现过另一种版本的《脉诀》："《产经》云：《脉决》曰：凡小儿变蒸之时，汗出、不用食，食则吐呃而脉乱，无所苦也。"（载〔日〕丹波康赖：《医心方》卷二五《小儿变蒸》，学苑出版社，2001 年，第 1504 页）《医心方》所引《脉决（诀）》是转引自《产经》，《产经》作者不详，见录于《隋书·经籍志》，应为唐以前著作。从《医心方》引文来看，这部《脉诀》文风与高阳生《脉诀》的七字韵文迥异，故可肯定不是高氏《脉诀》。由于其内容与王叔和《脉经》卷九《平小儿杂病证》文字类似，故可能是一种王叔和《脉经》的简本、摘本。故唐令中"脉诀"可能是《青乌子脉诀》，也可能指《医心方》所载《脉决》。

　　唐代医家重古方，令文中的教材多为前代作品，只有《新修本草》是当世作品，原因何在？唐代名医甄权云："且事不师古，远涉必泥。"① 笔者曾撰文指出——唐医家特重古书，加上印刷术普及前书籍传播速度、范围有限，使得唐代当代医籍对唐人的影响远不如古医书。② 这一点在唐令中也有反映，**复原唐令第 6 条："诸医、针生，各从所习，钞古方诵之。"**唐玄宗开元十一年（723）《诸州置医学博士敕》："神农尝草，以疗人疾，岐伯品药，以辅人命。朕铨览古方，永念黎庶。"③ 亦特以古方为辞。而且前引复原唐令第 3、4 条中的教材的确绝大多数是古书，那么《新修本草》为何能够超越其他先唐药书成为官方教材？原因就在于药书本身的特殊性和先唐药书的重大缺陷。

　　唐时可见的药学（本草）类书籍影响最大者有三：一为东汉成书的《神农本草经》，二为南朝陶弘景所撰《本草经集注》，三为唐高宗时编纂的《新修本草》。

　　《神农本草经》自成书以来地位崇高，《千金翼方》卷二六《针灸》引唐初名医李袭誉语："夫欲行针者，必准轩辕正经，用药者须依《神农本草》。"④ 可见到贞观时期，《神农本草经》仍是药界权威，但其缺点也是显而易见的——此书编纂者缺乏官方背景，故游历、见识均有限，导致《神农本草》所载药物产地呈现出这样的特点——围绕洛阳和长安，药物产地呈放射形分布，

---

　　① （唐）孙思邈著，李景荣等校释：《千金翼方校释》卷二六《针灸上》，人民卫生出版社，1998 年，第 396 页。

　　② 于赓哲："然非有力，不能尽写"——中古医籍受众浅论，《陕西师范大学学报（哲学社会科学版）》2008 年第 1 期，第 78—87 页。

　　③ （宋）宋敏求：《唐大诏令集》卷一一四，中华书局，2008 年，第 595 页。

　　④ （唐）孙思邈著，李景荣等校释：《千金翼方校释》卷二六《针灸上》，人民卫生出版社，1998 年，第 396 页。

司隶校尉部及其毗邻州郡所出药物已经接近《本草经》药物总数三分之二。越是偏远地方，地名范围越大，而药物却越少。[①] 可见其作者大约是长年生活在两京一带。

而陶弘景《本草经集注》是在《神农本草》和《名医别录》的基础上修撰而成，但是由于时代背景和作者阅历的关系，《本草经集注》问题多多，尤其是所搜集的药材则偏于江南一隅，更是为人所诟病。《唐会要》卷八二《医术》：

> 显庆二年，右监门府长史苏敬上言陶弘景所撰《本草》事多舛谬，请加删补……至四年正月十七日撰成。及奏，上问曰："《本草》行来自久，今之改修，何所异也？"于志宁对曰："旧《本草》是陶弘景合《神农本经》及《名医别录》而注解之。弘景僻在江南，不能遍识药物，多有纰谬。其所误及《别录》不书四百有余种。今皆考而正之。《本草》之外，新药行用有效者复百余种，今附载之。此所以为胜也。"[②]

概言之，《新修本草》胜于陶弘景书之处：一是修改了陶书谬误；二是所收录的药材遍布大江南北，比陶书更为丰富；三是有图。《新修本草》共有图 26 卷之多（含目录 1 卷）。今已佚。以上三点中，"有图"一项最为重要。印刷术尚未普及前，书籍最容易佚失的部分就是图画，**复原唐令第 4 条："读《本草》者，即令**

① 参见王家葵等：《〈神农本草经〉药物产地研究》，《中华医史杂志》2000 年第 1 期，第 14—17 页。
② （宋）王溥：《唐会要》卷八二《医术》，中华书局，1955 年，第 1522—1523 页。

识药形、知药性。"可见教学中图画必不可少（当然也应包括实物教学）。但无论是《神农本草》还是陶弘景《本草经集注》均未有图画留存的记载，因此《新修本草》在这一点上优势明显。《新修本草》在敦煌出土医书中有五件抄本[①]，为敦煌出土医书中唐代当世作品传播最力者，其影响力可见一斑。敦煌文书反映民间状况，《天圣令》反映官方状况，两相印证，可以证明《新修本草》在当时无可替代的地位。

　　唐高宗以前流行的《神农本草经》和《本草经集注》，分别是东汉及六朝私撰药书，而药书若非总结全国状况、大范围采集辨析实物，则难称全面，因此这样的药书已经不能满足天下一统之唐帝国的需求。唐政府组织修撰《新修本草》，天下州县皆有参与，历经多年而成书，凭借强有力的行政资源，一举超过了以前影响巨大的私修药书《神农本草经》和《本草经集注》，成为官学中罕有的当世教材。有关《新修本草》的问题，日本学者岩本笃志近年研究颇丰，他在《唐朝の医事政策と〈新修本草〉》[②] 一文中注意到了唐代官方土贡名单中以两京为中心的特点，认为药物等贡纳物的陈列更具有礼仪上的功能，在礼仪秩序空间中凸现皇帝地位，如此则赋予了《新修本草》礼仪上的重要意义，令人耳目一新。但是，笔者认为，土贡名录那种近密远疏的状态的确容易让人联想起类似《尚书·禹贡》中那种同心圆的五服观念，但是这应该是时代地理认知能力局限所致，官方蓄意为之的色彩不浓厚。东汉《神农本草经》中药材产地的记载已经

---

　　① 分别为 S.4534、P.3714、P.3822、李盛铎藏本、S.9434，录文参见马继兴：《敦煌医药文献辑校》，江苏古籍出版社，1998 年，第 613—665 页。

　　② 《史学杂志》114 编 6 号，2005 年 6 月，第 36—60 页。

有了和唐朝类似的特点，即药物
产地围绕两京呈放射形分布，近
密远疏，而《神农本草经》缺乏
官方背景，这是汉代地理认知能
力局限的体现，唐代应该也不例
外。另外，假如是凸现礼仪功
能，那么岭南这个地处要荒的地
区贡物应该不多于其他同等地
区，但是《新修本草》及《新唐
书》、《通典》中广州所贡药材较
为丰富，且多为贵重香药。益州
也存在类似现象，说明唐代官方
无法忽视广州外贸在药材方面带
来的益处，也无法忽视四川盆地
丰富的药材物产，从这个角度来
说，土贡名录的实用性很明显①。

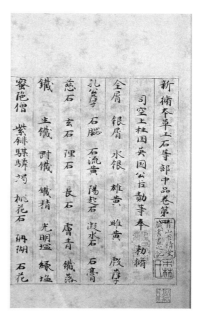

图 2-1 《新修本草》的影响力
甚至远及海外，图为
日本森立之旧藏《新
修本草》传抄本。

　　如前所述，不仅是官方，民间对于《新修本草》也很热衷。
这是官方医学特有的优势，民间医学亦从此受惠，从敦煌文书中
《新修本草》抄本之盛行即可见一斑。

---

　　① 岩本笃志有关《新修本草》的研究，除了上述文章之外，还有《〈敦煌本新
修本草〉校注》（《资料学研究》第 4 号，2007 年 3 月，第 99—125 页）、《文字と纸背
から見た敦煌における〈新修本草〉—コンピュータによる用字整理を通して》（《唐
代史研究》第 9 号，2006 年 7 月，第 56—72 页）、《唐〈新修本草〉編纂と"土
贡"—中国国家图书馆藏断片考》（《东洋学报》第 90 卷第 2 号，2008 年 9 月，第
113—143 页）。相关问题还可参见［日］石野智大《唐令中にみえる藥材の採取・納
入過程について——天聖醫疾令所收唐令の檢討》（《法史学研究会会报》第 12 号，
2007 年，第 15—28 页）。

五、小结

通过对医学教育体系内博士、学生出身，官方医学分科，官方及民间医学所关心的疾病种类，《新修本草》地位的分析可以看到，官方医学能否代表时代医学，或者是否可以满足社会医疗、教育需求等问题均是"现代命题"。限于史料话语权的影响，同时也受到官本位社会思想潜移默化的影响，现代研究者对于官方机构往往预设"社会总代表"的身份，然而就医学问题而言则不尽然：官方医学不能完全代表社会医学。

官方医学教育体系从来没有试图改变中国传统医学千百年来"师徒相授"的教育模式，学校教育虽然在一定程度上实现了医学知识的点对面传播，但无论是教员还是学生，唐代官方都首先拣选已经过民间医学训练的人员，反映官方医学教育体制对于社会医学教育模式的认可。同时由于官方医学教育机构规模有限，所以并不能对社会产生重大影响。

就医学分科问题而言，若现代研究者以《天圣令》中的医学分科为全社会医学分科的代表，就会失于偏颇。就横向而言，唐代官方医学分科对民间医学分科没有影响（当然，民间也没有一个公认的分科标准）；就纵向而言，唐代官方医学分科对后世官方医学分科也没有产生明显影响。《天圣令》中的医学分科，实际上创设目的只在于医政实施通畅、教育体系条理化，与民间医学科互不影响。而"灸"疗法在官方医学里的缺位，则充分说明了社会医学思想对于唐代律令的影响。

关于民间和官方各自关注的主要疾病，笔者列举了目前主要的研究途径，指出通过总结分析《天圣令》、《唐六典》中所关注的疾病有助于"唐代主要疾病种类"的研究，但是同时也要充分审视法令的"行政"色彩，官方医学根据自己的职责所在，除关心一些常见病之外，还对金疮、疟疾、痢病等疾病特别关注，这就与民间医学观念产生一些差异，如此则相关研究应该侧重哪一方面的史料就不言而喻了。

《新修本草》"突围"成为唐代官方医学教材中唯一的"当世"作品，从某种角度来说可以看作是唐代官方医学对于汉晋六朝民间医学的一种修正，在药书这个问题上，民间医学能力有限，不大可能修撰出全面反映全国药材状况的著作来，在这个领域内官方医学优势明显。

由此可见，如果比较官方、民间医学"轻重"的话，民间医学始终是主流，官方医学体系之种种，主要还是为满足医政需求，它不可能成为全社会医学的代表。医疗社会史的研究，还应该以民间为主要着眼点。

《天圣令》的被发现意味着唐史研究获得了新的动力，但是正如本章开篇所说，由令文到制度的研究是最"理所当然"的开局，但是对唐史学界而言，由令文延伸到政治、社会、经济、科技等各领域的研究也是势在必行的，本章就此作出了一点尝试。应该说这些问题既含有制度方面的话题，也含有医学思想、医疗习惯、社会教育体系、社会观念等方面的话题，《医疾令》中蕴含的宝藏还远不止这些，应该对其进一步展开全方位研究。

第三章

医家、病家与史家
对医者形象的分层模塑

　　中国自古缺乏一神论之基壤，泛神崇拜十分普遍，而且信仰的功利性和实用性很强，故凡人被神化现象屡见不鲜，且来源和塑成形态多样化。具体到医学人物问题上，中古时期医学人物被神化的现象与当时医人行为特征、医学和医学从业者社会地位、医学技术难点密切相关。这是一扇窗口，可以管窥医学和医学从业者的历史地位、技术发展历史。

　　传统医学自古以来就是神秘文化的一部分。上古时期医巫不分，对此胡厚宣《殷人疾病考》已着先鞭，张荫麟指出殷周时期"疾病的原因都推到鬼神，他们的欢心胜过医药，巫祝就是医生"[①]，金仕起亦指春秋以前"不仅占问病因、病情，连治疗、逐除疾病，此时期的医者大概都还不是不可或缺的角色"[②]。故而医学始终不脱神秘文化之影响。进入宗教时代，宗教又对医学产生巨大影响，医学从理论思想到具体的诊疗手段都受到了宗教的深刻影响（以道、佛为主），甚至可以说无宗教则无中国传统医学，相关问题研究者众多，相关成果汗牛充栋，兹不赘言。

　　在功利性思想作用下，许多原来与医药毫无关联的人物也被赋予了某种高超的医术，或与医药加以千丝万缕的联系，这就造就了人们心中名目繁多的治病疗疾之神。本章之"医学人物"主要是指那些原本就具有一定医术和医药知识的现实人物，而不包括因人附会而具有此能力者。当然，这其中既包括那些明确为医

---

　　① 张荫麟：《中国史纲》，中华书局，2009 年，第 45 页。
　　② 金仕起：《古代医者的角色——兼论其身分与地位》，《新史学》1995 年第 6 卷第 1 期，第 1—48 页。

人者，也包括那些不以医为业，但是又具备相当医疗知识和技术水平者。

一、寂寥的医家

所谓被神化者，一般首先具备一定的知名度，才会被时人或后人不断模塑，层累造成其"神迹"。唐代与疾病、医学有关的神话多得不胜枚举，但是被神化者多为先唐人物，而且事迹多涉及佛道、巫觋，当世医人被神化者并不多，著名者唯孙思邈、韦善俊、韦慈藏等，其余神化人物均散见笔记小说中，事迹零散而不著名。唐人所推崇的医学人物多半来自前代，原因何在？

众所周知儒家重古，《尚书·说命》："事不师古，以克永世，匪说攸闻。"① 医家虽出自道家，然思想早已被儒家所渗透，故唐代特重古方，唐代名医甄权云："且事不师古，远涉必泥。"② 这一点在唐令中也有反映，复原唐《天圣令·医疾令》第 6 条："诸医、针生，各从所习，钞古方诵之。"

第 3 条："诸医、针生，各分经受业，医生习《甲乙》、《脉经》、《本草》，兼习《张仲景》、《小品》、《集验》等方。针生习《素问》、《黄帝针经》、《明堂》、《脉诀》，兼习《流注》、《偃侧》等图，《赤乌神针》等经。"

第 4 条："诸医、针生，初入学者，先读《本草》、《脉诀》、《明堂》。读《本草》者，即令识药形、知药性；读《明堂》者，

① （清）阮元校刻：《十三经注疏·尚书正义》，中华书局，2009 年，第 372 页。
② （唐）孙思邈著，李景荣等校释：《千金翼方校释》卷二六《针灸上》，人民卫生出版社，1998 年，第 396 页。

即令验图识其孔穴；读《脉诀》者，即令递相诊候，使知四时浮、沉、涩、滑之状。次读《素问》、《黄帝针经》、《甲乙》、《脉经》，皆使精熟。其兼习之业，各令通利。"[1]

《千金翼方》卷二六《针灸》引唐初名医甄权语："夫欲行针者，必准轩辕正经（按指《黄帝内经》），用药者须依《神农本草》。"[2]

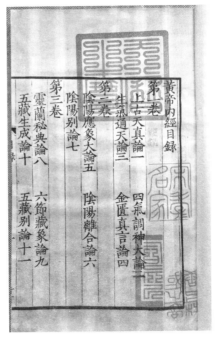

图3-1　上海中医药大学博物馆藏
《黄帝内经》书影

① 天一阁博物馆、中国社会科学院历史研究所天圣令整理课题组校证：《天一阁藏明钞本天圣令校证 附唐令复原研究》，中华书局，2006年，第578页。
② （唐）孙思邈著，李景荣等校释：《千金翼方校释》卷二六《针灸上》，人民卫生出版社，1998年，第396页。

唐玄宗开元十一年（723）《诸州置医学博士敕》："神农尝草，以疗人疾，岐伯品药，以辅人命。朕铨览古方，永念黎庶。"① 亦特以古方为辞。

除了重古思想之外，笔者曾撰文指出：印刷术普及之前，书籍传播的速度、范围有限，使得当代医籍对唐人的影响远不如古医书。② 敦煌文书中的医药文书有一个现象耐人寻味——在大量的唐代医药写本中，能确定祖本年代者多数是先唐作品。以搜集敦煌医药文书较全的马继兴等主编《敦煌医药文献辑校》为例，内中搜集八十种医药文献，其中能明确为唐代医学经典名著写本的，只有五件《新修本草》（S. 4534、P. 3714、P. 3822、李盛铎藏本、S. 9434）和一件孟诜《食疗本草》（S. 76），至于孙思邈和王焘的著作则踪迹罕见，而《黄帝针经》、《素问》、《伤寒杂病论》、《王叔和脉经》、《本草经集注》等先唐医学名著则都"榜上有名"，其余皆为简单的方书，这个现象说明唐代民间社会对于本朝的方书可能并不很熟悉，后人耳熟能详的《千金方》、《千金翼方》、《外台秘要》等书在唐代民间的影响力有限。同时也说明唐人对今医并不特别推崇。

《旧唐书·方伎传》列有医人甄权、甄立言、宋侠、许胤宗、孙思邈、张文仲、（李）虔纵、（韦）慈藏、孟诜，《方伎传》同时列有袁天罡等术士，语多玄怪，但涉及医人则转为谨慎严肃，所记多为技艺之高妙，有神化事迹者唯有孙思邈一人。是卷曰："（思邈）永淳元年卒。遗令薄葬，不藏冥器，祭祀无牲牢。经月

① （宋）宋敏求：《唐大诏令集》卷一一四，中华书局，2008年，第595页。
② 于赓哲：《"然非有力，不能尽写"——中古医籍受众浅论》，《陕西师范大学学报（哲学社会科学版）》2008年第1期，第78—87页。

余，颜貌不改，举尸就木，犹若空衣，时人异之。"[1]《新唐书·方技传》列有医人甄权、甄立言、许胤宗、张文仲、宋侠、李虔纵、韦慈藏，语亦基本不涉及神怪，而孙思邈和孟诜二人被移入《隐逸传》，其中孙思邈事迹中去掉了"尸解"，可见宋儒的态度又与五季不同。尤其孙思邈谈医道，最终涉及天人合一和治国之道，反映出宋儒取舍的态度以及由此带来的对医学人物形象的理想化模塑（详见后文）。

总而言之，唐代医学人物被神化者数量较少，虽然有关医药的神话史不绝书，但其中唐人崇拜者仍以古人为主。究其原因，首先反映出人物神化的一般规律，即人物被神化往往有滞后性，且事迹会有层累造成的现象。其次这一现象背后还有另一个原因，即唐代医家对社会的影响力并不很大，以至于失去了神化的基壤。

不过，孙思邈等少数人乍看起来是一个例外。孙思邈在世时即拥有较高的声誉，身后更被唐人不断模塑、神化，最终在北宋崇宁二年被敕封为真人。但是实际上这背后另有玄机——孙思邈本身是兼有宗教和医药属性的人物，唐人对他的神化出发点是宗教属性而非医药属性，在孙思邈被神化和不断模塑的过程中有一个医药属性后来居上逐渐爬坡的过程，从侧面反映出"医者贱业"这一现象的转变轨迹。

---

① （后晋）刘昫等：《旧唐书》卷一九一《方伎传》，中华书局，1975 年，第 5096 页。

二、宗教属性与医药属性的博弈
——以孙思邈的神化为中心

孙思邈的神化自唐代已经开始，尤以唐后期为甚，《大唐新语》卷一〇云："（思邈）月余颜色不变，举尸入棺，如空焉。时人疑其尸解矣。"[1] 此为目前可见孙思邈"尸解"最早的记录。所谓"尸解"，是指通过各种途径遗其形骸，得道仙去。但在道教系统内，"尸解"乃仙品之下者，《云笈七签》卷八五《尸解》引《太极真人飞仙宝剑上经叙》："夫尸解者，尸形之化也，本真之炼蜕也，躯质遁变也，五属之隐适也。虽是仙品之下第，而其禀受所承，未必轻也。"[2] 孙氏何以归于下品呢？对此张读《宣室志》解释道：

> 又尝有神仙降，谓思邈曰："尔所著《千金方》，济人之功，亦已广矣。而以物命为药，害物亦多，必为尸解之仙，不得白日轻举矣。"[3]

孙氏因害物太多，而成了尸解之仙。那"害物"一词又该作何解释？

《千金翼方》卷一《药录纂要·药名第二》："论曰：有天竺

① （唐）刘肃：《大唐新语》卷一〇，中华书局，1984 年，第 156 页。
② （宋）张君房：《云笈七签》卷八五，中华书局，2003 年，第 1901 页。
③ （唐）张读撰，张永钦、侯志明点校：《宣室志》辑佚，中华书局，1983 年，第 156 页。

大医耆婆云：'天下物类，皆是灵药。'"① 受印度医学的影响，孙思邈认为万物皆灵药，在他所列的药材中，除植物、矿物外，亦有动物药材加入。因此即便是治病救人，孙氏此举亦被视为"害物"，而直接影响其成仙之品级。有趣的是有关孙氏"害物"的论述正是出于孙思邈自己，《备急千金要方·序例》：

> 自古名贤治病，多用生命以济危急。虽曰贱畜贵人，至于爱命，人畜一也。损彼益己，物情同患，况于人乎？夫杀生求生，去生更远。吾今此方所以不用生命为药者，良由此也。其虻虫水蛭之属，市有先死者，则市而用之，不在此例。只如鸡卵一物，以其混沌未分，必有大段要急之处，不得已隐忍而用之，能不用者，斯为大哲，亦所不及也。②

孙思邈这段表述被人所利用成了"尸解"之背书，张读紧接着指出"昔真人桓闿谓陶贞白，事亦如之"③。桓闿事目前可见较为完整的记录是杜光庭《神仙感遇传》：

> 桓闿者，不知何许人也，事华阳陶先生为执役之士，辛

---

①　(唐) 孙思邈：《千金翼方》卷一，人民卫生出版社，1955 年，第 2 页。

②　(唐) 孙思邈著，高文柱，沈澍农校注《备急千金要方》，华夏出版社，2008 年，第 13 页。

③　(唐) 张读撰，张永钦、侯志明点校：《宣室志》辑佚，中华书局，1983 年，第 156 页。

勤十余年。性常谨默沉静，奉役之外，无所营为。一旦，有二青童白鹤自空而下，集隐居庭中。隐居欣然临轩接之。青童曰："太上命求桓先生耳。"隐居默然，心计门人无姓桓者，命求之，乃执役桓君耳。问其所修何道而致此。桓君曰："修默朝之道积年，亲朝太帝九年矣，乃有今日之召。"将升天。陶君欲师之。桓固执谦卑，不获请。陶君曰："某行教修道，勤亦至矣，得非有过，而淹延在世乎？愿为访之，他日相告。"于是桓君服天衣，驾白鹤，升天而去。三日，密降陶君之室，言曰："君子阴功著矣，所修《本草》，以虻虫水蛭辈为药，功虽及人，而害于物命。以此一纪之后，当解形去世，署蓬莱都水监耳。"言讫乃去。陶君复以草木之药可代物命者，著别行《本草》三卷，以赎其过焉。后果解形得道。①

陶弘景与孙思邈俱为医家＋道家身份，故此故事含有医药属性与宗教属性博弈的意义。故事自然出于杜撰，但可注意者是编写者的思维动机：作为医家来说，使用动物性药材必不可免，然编写者以害物为名，将陶弘景、孙思邈列入仙之下品，反映出一方面承认两人道教地位，一方面又借机宣扬道教戒律思想的动机，在这个书写过程中，宗教属性毫无疑问凌驾于医药属性之上。《大唐新语》成书于 9 世纪早期，而《宣室志》为 9 世纪中晚期作品，作者张读为"文化道教徒"，这个故事有强烈的道教系统内

① （宋）李昉等编，汪绍楹点校：《太平广记》卷一五"桓闿"条引《神仙感遇传》，中华书局，1961 年，第 106 页。

部不断模塑的过程，即先有《大唐新语》中有关尸解的描述，有人以陶弘景故事为依托，结合孙思邈本人带有忏悔性质的"害物"描述，对"尸解"说进行了追加解释。这个过程中医药属性毫无疑问是附属于宗教属性的，即暗含着以升仙为人生终极目的，而医药既是手段（济人之功，亦已广矣），又是拖累（物命为药，害物亦多）。

　　这又涉及了中古时期传统医学的一个尴尬境地——传统医学与道教结合紧密，故有医家＋道家双重身份者多多，但无论从自视、他视角度来看，被看重的往往是宗教属性，医药常被看作是附属物而已。以葛洪为例，氏著《抱朴子内篇》卷四《金丹》："既览金丹之道，则使人不欲复视小小方书。然大药难卒得办，当须且将御小者以自支持耳。然服他药万斛，为能有小益，而终不能使人遂长生也。"后面有云："然小丹之下者，犹自远胜草木之上者也。"① 同书卷一三《极言》："或问曰：'世有服食药物，行气导引，不免死者，何也？'抱朴子答曰：'不得金丹，但服草木之药及修小术者，可以延年迟死耳，不得仙也。或但知服草药，而不知还年之要术，则终无久生之理也。"② 葛洪心目中，宗教属性与医药属性孰轻孰重，一目了然。

　　或有问：如果跳出道教系统，对于医药和宗教属性有无其他的衡量呢？神化现象与宗教是很难截然分开的，即便是一般性的唐代神话传说中，孙思邈虽然被赋予各种奇能，总的来说也是首先被看作一个道教人物，而非医学人物。试归纳唐代有

---

　　① （晋）葛洪著，王明校释：《抱朴子内篇校释》，中华书局，1985 年，第71—72 页。
　　② 同上书，第243 页。

关孙思邈神化的史料如下：

1. 预言能力。《大唐新语》卷一〇记载孙思邈在周宣帝时就尝谓人曰："过是五十年，当有圣人出，吾方助之，以济生人。"① 《太平广记》卷二二二引《定命录》："孙思邈年百余岁，善医术，谓高仲舒曰：'君有贵相，当数政刺史。若为齐州刺史，邈有一儿作尉。事使君，虽合得杖，君当忆老人言，愿放之。'后果如其言，已剥其衣讫，忽记忆，遂放。"② 预测能力似乎是仙人必备的技艺。此项与医道无关。

2. 向玄宗乞雄黄。《酉阳杂俎》载：

> 玄宗幸蜀，梦思邈乞武都雄黄，乃命中使赍雄黄十斤，送于峨嵋顶上。中使上山未半，见一人幅巾披褐，须翼皓白，二童青衣丸髻，夹侍立屏风侧，以手指大磐石曰："可致药于此，上有表录上皇帝。"中使视石上朱书百余字，遂录之，随写随灭。写毕，石上无复字矣。须臾，白气漫起，因忽不见。③

唐玄宗统治时期极力推崇道教，此传说描述孙氏向其"乞武都雄黄"，似乎也极力拉近二者之距离。雄黄固是药材，然在中古时期，雄黄、乳石、石英之属常与服食、炼丹相关，此处更看重的毫无疑问是雄黄背后的丹鼎派宗教属性。

---

① （唐）刘肃：《大唐新语》卷一〇，中华书局，1984年，第155页。
② （宋）李昉等编，汪绍楹点校：《太平广记》，中华书局，1961年，第1703页。
③ （唐）段成式撰，方南生点校：《酉阳杂俎》前集卷二，中华书局，1981年，第19页。

3. 祈雨升天。《酉阳杂俎》载：

> 孙思邈尝隐终南山，与宣律和尚相接，每来往互参宗旨。时大旱，西域僧请于昆明池结坛祈雨，诏有司备香灯，凡七日，缩水数尺。忽有老人夜诣宣律和尚求救，曰："弟子昆明池龙也。无雨久，匪由弟子。胡僧利弟子脑，将为药，欺天子言祈雨。命在旦夕，乞和尚法力加护。"宣公辞曰："贫道持律而已，可求孙先生。"老人因至思邈石室求救。孙谓曰："我知昆明龙宫有仙方三十首，尔传与予，予将救汝。"老人曰："此方上帝不许妄传，今急矣，固无所吝。"有顷，捧方而至。孙曰："尔第还，无虑胡僧也。"自是池水忽涨，数日溢岸，胡僧羞恚而死。孙复著《千金方》三十卷，每卷入一方，人不得晓。及卒后，时有人见之。①

"仙方"说何来？这大约与孙氏《千金翼方》中"武德中，龙赍此一卷《服水经》授余"②之言有关。此"龙"当然绝非"龙神"，朱伟常认为其应指"龙象"，即"具有勇力、猛于修行的人"③。冯汉镛认为此龙宫方"实际乃佛教龙树菩萨有关的医方"④，然而唐人对此误解并演绎为龙宫赐方，遂以讹传讹。《宣

---

① （唐）段成式撰，方南生点校：《酉阳杂俎》前集卷二，中华书局，1981年，第19页。
② （唐）孙思邈著，李景荣等校释：《千金翼方校释》卷一三，人民卫生出版社，1998年，第214页。
③ 见朱伟常：《孙思邈与龙宫方——〈千金方〉中的佛教医学》，《上海中医药大学学报》1999年第1期，第8—10页。
④ 见冯汉镛：《孙思邈龙宫方新解》，《中医药信息杂志》，1985年第4期，第1—2页。

室志》①、《独异志》②、《神仙感遇传》③、《云笈七签》④ 记载略同。祈雨本与医道无关，因此与之相关的医方被放到了宗教框架内进行重新阐释，而且是位移的阐释，来源于佛教的医学知识被赋予了道教的色彩，隐约折射出当时佛道之争的大背景。

4. 度人为仙。孙氏不仅自己位列仙班，后来还可以度人为仙了。《太平广记》引《仙传拾遗》及《宣室志》载：

> 咸通末，山下民家有儿十余岁，不食荤血。父母以其好善，使于白水僧院为童子。忽有游客称孙处士，周游院中讫，袖中出汤末以授童子，曰：'为我如茶法煎来。'处士呷少许，以余汤与之。觉汤极美，愿赐一碗。处士曰：'此汤为汝来耳。'即以末方寸匙，更令煎吃。因与同侣话之，出门，处士已去矣。童子亦乘空而飞。众方惊异，故视煎汤铫子，已成金矣。其后亦时有人见思邈者。⑤

童子因食孙氏余汤，"乘空而飞"，已被度为仙人。就连孙氏曾经使用过的"煎汤铫子"也已成金。此故事似受到了《淮南子》

① （唐）张读撰，张永钦、侯志明点校：《宣室志·辑佚》，中华书局，1983年，第155—156页。
② （唐）李冗撰，张永钦、侯志明点校：《独异志》卷上，中华书局，1983年，第11—12页。
③ （宋）李昉等编，汪绍楹点校：《太平广记》卷四二〇"释玄照"条引《神仙感遇传》，中华书局，1961年，第3419—3420页。
④ （宋）张君房：《云笈七签》卷一一三"孙思邈"条，中华书局，2003年，第2496—2499页。
⑤ （宋）李昉等编，汪绍楹点校：《太平广记》卷二一，中华书局，1961年，第143页。

"鸡犬升天"故事的影响。

5. 为仙人所称道。《太平广记》卷四〇引《逸史》："章仇兼琼尚书镇西川，常令左右搜访道术士。有一鬻酒者，酒胜其党，又不急于利，赊贷甚众。每有纱帽藜杖四人来饮酒，皆至数斗，积债十余石，即并还之。谈谐笑谑，酣畅而去。其话言爱说孙思邈，……章仇公遂潜驾往诣，从者三四人，公服至前，跃出载拜。公自称姓名，相顾徐起，唯柴烬四枚在于坐前，不复见矣。时玄宗好道，章仇公遂奏其事，诏召孙公问之，公曰：'此太白酒星耳，仙格绝高，每游人间饮酒，处处皆至，尤乐蜀中。'自后更令寻访，绝无踪迹。"[1] 此与医道无关。

以上五条之中，可以说均与医道无关或者医道其次、道法为主，为何会出现宗教属性高于医药属性的现象？笔者认为这与时代背景息息相关，清徐大椿《医学源流论·自序》："医，小道也，精义也，重任也，贱工也。"[2] 日本山本德子《中国中世につじて》（《中国中古医人地位》）[3] 分析了魏晋隋唐时期医人地位之低下与士大夫的"讳医"，刘理想《我国古代医生社会地位变化及对医学发展的影响》[4] 对上古至明清的医人地位变化进行了全景描述。西汉武帝时，董仲舒曾提出"诸不在六艺之科、孔

---

① （宋）李昉等编，汪绍楹点校：《太平广记》卷四〇，"章仇兼琼"条，中华书局，1961 年，第 251 页。
② （清）徐大椿撰，万芳整理：《医学源流论》，人民卫生出版社，2007 年，第 9 页。
③ ［日］山本德子：《中国中世につじて》，《日本医史学杂志》1976 年第 1 号，第 28—38 页。
④ 刘理想：《我国古代医生社会地位变化及对医学发展的影响》，《中华医史杂志》2003 年第 2 期，第 82—85 页。

子之术者，皆绝其道，勿使并进"① 的主张。丞相卫绾亦赞同董
仲舒的意见，上书于皇帝说："所举贤良，或治申、商、韩非、
苏秦、张仪之言，乱国政，请皆罢。"② 武帝准其奏，开始推行
"罢黜百家，独尊儒术"的文化专制政策，儒家思想成为此后我
国封建社会的统治思想。相对于儒学来说，医学亦属于六艺之外
的"小道"、"方技"之列。人们羞于行医，甚至以行医为耻，许
多知识分子在有可能从事医学活动时，鉴于社会压力及心理影
响，往往望而却步。《汉书》卷九二《楼护传》：

> 楼护字君卿，齐人。父世医也，护少随父为医长安，出
> 入贵戚家。护诵医经、本草、方术数十万言，长者咸爱重
> 之，共谓曰："以君卿之材，何不宦学乎？"繇是辞其父，学
> 经传，为京兆吏数年，甚得名誉。③

楼护有精湛的医学知识，时人器重之余，却皆为其从医感到
遗憾，故楼护弃医改学经传，终于出仕为官。时人之轻重由此可
见一斑。又如东汉名医华佗，以身为士人而行医感到后悔："然
本作士人，以医见业，意常自悔。"故惹怒曹操，操杀害华佗之
时更是声称："不忧，天下当无此鼠辈耶！"④ 华佗—曹操，本为
医患关系，而两人关系之恶化，竟基于他们对于医学共同的轻
视。魏晋时期，在养生服食之风与长久以来形成的对医学鄙视的

---

① （汉）班固：《汉书》卷五六《董仲舒传》，中华书局，1962 年，第 2523 页。
② 同上书卷六《武帝纪》，第 156 页。
③ 同上书卷九二《楼护传》，第 3706—3707 页。
④ （晋）陈寿：《三国志》卷二九《华佗传》，中华书局，1982 年，第 802—803 页。

心态影响下，士大夫阶层远离医学的情况异常突出，一些自学医术的士大夫隐藏自己会医术的事实。《世说新语下》卷上《术解第二十》中记载了殷浩焚烧医方的故事："殷中军（浩）妙解经脉。中年都废，有常所给使忽叩头流血，浩问其故，云：'有死事，终不可说。'诘问良久，乃云：'小人母年垂百岁，抱疾来久，若蒙官一脉，便有活理。讫就屠戮无恨。'浩感其至性，遂令昇来为诊脉处方，始服一剂汤便愈。于是悉焚经方。"① 殷浩是当时清谈领袖，精内典，善经方。但他却在医好病人后，将自己的经方烧掉，这充分说明当时医人社会地位低下。这一点已在山本德子《中国中世につじて》一文中予以阐明，她据此并结合《颜氏家训·风操》中"父母疾笃，医虽贱虽少，则涕泣而拜之"，以及《陔余丛考》卷八所举之姚僧垣家"讳医"事例，指出了魏晋南北朝时期医人地位之低下。② 陈元朋《宋代的儒医》③一文对宋代"儒医"这一特殊的医生角色进行了深入的探讨；庄佳华《试论北宋医者的社会地位之转变》④ 认为北宋时期，由于皇帝的重视，在"以医药施行行政"与"抑巫扬医"的治国政策下，士大夫求医观念改变，医人的社会地位相对提高。宋代以后这一现象得以改变。陈元朋《两宋的"尚医士人"与"儒医"》分析了宋儒"不为良相便为良医"的理念，认为"利泽生民"是

---

① （南朝宋）刘义庆撰，（南朝梁）刘孝标注：《世说新语》，中华书局，1999年，第215页。

② ［日］山本德子：《中国中世につじて》，《日本医史学杂志》，1976年第1号，第28—38页。

③ 陈元朋：《宋代的儒医—兼评 Robert P. Hymes 有关宋元医者地位的论点》，《新史学》1995年第6卷第1期，第185—203页。

④ 庄佳华：《试论北宋医者的社会地位之转变》，台北师范学院社会科教育学系94级历史组专题研究论文，2005年。

核心思想，"救人利物之心"是"大丈夫"应有的抱负，而能够实现这个抱负的途径可以是为"良相"，而成为"良医"也是一条可行之路。① 范氏的思想代表了宋代大多数的士大夫，余新忠《"良医良相"说源流考论——兼论宋至清医生的社会地位》② 则认为"不为良相便为良医"可能并非出自范仲淹之口，同时指出了宋元时期医人社会地位的抬升到了明清时期则陷入停滞。

总之，医者贱业的形象在汉唐时代一直持续，唐后期在士大夫阶层中出现些许变化，到了宋元时期才得以部分改观，尤其是宋代儒医阶层的崛起，更给医家在史料中争得了一定的话语权。与此相对应的就是孙思邈的神化过程。唐代以道教为国教，北宋皇室也很推崇道教，宋徽宗就是一个狂热的道教信徒，陕西耀县药王山《感德军五台山静应庙额敕并加号妙应真人告祠碑》（宋崇宁三年，1104）记载崇宁二年徽宗敕赐孙真人祠"静应庙"额、三年"特封妙应真人"事，这也是孙思邈宗教形象的高峰。所以"孙思邈"这个符号身上更多地展现的是道教属性。

也正是自宋代开始，孙思邈神化过程中医药属性开始逐渐抬头，如前所述，孙思邈《千金方》自唐后期就已传说有仙方加入，及至五代、宋时，世人对它的崇拜和神化热情亦进一步提高。例如黄休复《茅亭客话》卷四：

① 陈元朋：《两宋的"尚医士人"与"儒医"》，台湾大学出版社，1997年，第105页。
② 余新忠：《"良医良相"说源流考论——兼论宋至清医生的社会地位》，《天津社会科学》2011年第4期，第121—131页。

伪蜀眉州下方坝民姓家氏，名居泰，夫妻皆中年，唯一男，既冠，忽患经年羸瘠。日加医药，无复瘳减。父母遂虔诚置《千金方》一部，于所居阁上，日夜焚香，望峨眉山告孙真人祷乞救护。经旬余，一夕，夫妇同梦白衣老翁云："汝男是当生时授父母气数较少，吾今教汝，每旦父母各呵气，令汝男开口而咽之。如此三日，汝男当愈。"夫妇觉而皆说，符协如一。遂冥心依梦中所教，初则骨木强壮，次乃能食而行。积年诸苦顿愈。①

此时《千金方》也成为世人顶礼膜拜的对象，而且只要信徒虔诚奉祀就可得痊愈。耐人寻味的是，黄休复所在的 10 世纪末11 世纪初，孙思邈的《千金方》的内容可能并不为世人所熟知，甚至一度接近失传，经高若讷校考才获得新生："孙思邈《方书》及《外台秘要》久不传，悉考校讹谬行之，世始知有是书。"②那么如何看待《茅亭客话》对《千金方》的神化？在我看来，《茅亭客话》借重的仍是《千金方》的宗教属性，此时的《千金方》可以被看作是孙思邈的一个符号，符号是本体的延伸，至于符号内部的形态反倒可以忽略不计。也正是因为如此，该夫妇诵念《千金方》的举动才和习见的中古诵念《金刚经》消灾免难的故事如此相似，可以说这个故事里推崇的仍然是《千金方》的宗教属性，是《金刚经》故事模本的仿造。不过与前几条神化史料不同的是——《千金方》这部医书总算是被抬升到了较高的地

① （宋）黄休复：《茅亭客话》卷四，中华书局，1991 年，第 21 页。
② （元）脱脱等：《宋史》卷二八八《高若讷传》，中华书局，1985 年，第9686 页。

位，这说明随着医者贱业思想的逐步改观，孙思邈的医名又有所抬升，虽然这种抬升依旧处于道教框架内，但变化还是值得瞩目的。再例如《茅亭客话》卷八"好画虎"条："灵池县洛带村民郝二者，不记名，尝说其祖父以医卜为业。……画一孙真人，从以赤虎，悬于县市卜肆中。"① 按"医卜"并称乃是"医巫不分"的体现②，"从以赤虎"一句则反映出孙思邈神化过程中神化符号的移植。赤虎可能出自董奉，《太平广记》卷一二引《神仙传》："奉居山不种田，日为人治病，亦不取钱。重病愈者，使栽杏五株，轻者一株。如此数年，计得十万余株……示时人曰：'欲买杏者，不须报奉，但将谷一器置仓中，即自往取一器杏去。'常有人置谷来少，而取杏去多者，林中群虎出吼逐之，大怖，急掣杏走，路傍倾覆，至家量杏，一如谷多少。或有人偷杏者，虎逐之到家，啮至死。家人知其偷杏，乃送还奉，叩头谢过，乃却使活。"③ 董奉与孙思邈颇有几分相似，均是道教人物＋医者，董奉亦是所谓"尸解"之仙。世人语涉董奉一般是两个符号——杏林与虎，至唐宋以后董奉之名逐渐不显，而孙思邈名誉日隆，身份、事迹与之类似的董奉身上的符号也就逐渐转移到了孙思邈身上。孙思邈生前不见有任何与虎有关的事迹，但此时开始"从以赤虎"，孙、董两人的符号逐渐合一，体现出民间信仰体系内医药人物神化符号的整合过程。

　　与之类似的还有"药王"身份的移植。药王者梵名

---

① （宋）黄休复：《茅亭客话》卷八，中华书局，1991年，第50页。
② 于赓哲：《唐代医疗活动中咒禁术的退缩与保留》，《华中师范大学学报（人文社会科学版）》2008年第2期，61—68页。
③ （宋）李昉等编，汪绍楹点校：《太平广记》，中华书局，1961年，第85页。

Bhaiṣajya-rāja，可治众生身、心疾病，为菩萨之一，及至宋代，我国民间已经把医术高超、医德高尚的名医和有关传说人物誉为"药王"。宋代韩元吉《桐阴旧话》：

> 忠献公……年六、七岁，病甚，令公与夫人守视之。忽若张口饮药状，曰："有道士牵犬，以药饲我。"俄汗而愈，后因画像以祀。按《列仙传》：韦善俊，唐武后朝京兆人，长斋奉道法。尝携黑犬，名乌龙。世俗谓为药王云。[1]

唐玄宗御撰《故金紫光禄大夫鸿胪卿越国公景龙观主赠越州都督叶尊师碑铭并序》曾经提及韦善俊，据传曾给叶法善传授"八史云跷之道"。[2] 韦善俊的神化事迹早在宋以前就已出现。王松年《仙苑编珠》：

> 韦善俊亦卖药愈疾于人间，常将以黑犬相随。以则天如意年中过嵩岳少林寺，请斋饭喂犬，僧怒。善俊乃含水一噀，化为黑龙，乘以冲天。[3]

《太平广记》卷四七引《仙传拾遗》描述更为生动：

> 韦善俊者，京兆杜陵人也。访道周游，遍寻名岳。遇神

---

① （宋）韩元吉：《桐阴旧话》，商务印书馆，1939年，第1页。
② （清）董诰等编：《全唐文》卷四一，中华书局，1983年，第456页。
③ （唐）王松年：《仙苑编珠》卷下《娄庆云举韦俊龙跃》，文物出版社、上海书店、天津古籍出版社，1988年影印明正统《道藏》本，第11册，第43—44页。

仙，授三皇檄召之文，得神化之道。或静栖林野，或醉卧道
途。常携一犬，号之曰乌龙。所至之处，必分己食以饲之。
犬复病疥，毛尽秃落，无不嫌恶之。其兄为僧，久居嵩寺，
最为长老。善俊将欲升天，忽谓人曰："我有少债未偿耳。"
遂入山见兄。众僧以师长之弟，多年忽归，弥加敬奉。每升
堂斋食，即牵犬于其侧，分食与之。众既恶之，白于长老。
长老怒，召而责之，笞击十数，遣出寺。善俊礼谢曰："某
宿债已还，此去不复来矣。更乞一浴，然后乃去。"许之。
及浴移时，牵犬而去。犬已长六七尺，行至殿前，犬化为
龙，长数十丈，善俊乘龙升天。拿其殿角，踪迹犹在。①

陈葆光《三洞群仙录》引《高道传》②、《太平广记》引《惊
听录》记载略同③。道教徒将韦善俊塑造为"药王"无疑受到了
佛教影响，而有趣的是上揭记载却内含着佛道之争的意味，前揭
孙思邈祈雨故事也有这种意味。中古时期佛道均深度涉入医药事
业，故亦有冲突、竞争，兹事体大，非本章可以备述，请容以后
再考。那么，宋时是否仅有韦善俊一人被誉为药王呢？熊宗立
《名方类证医书大全》引《医学源流·药王韦慈藏》载：

> 药王姓韦氏，名讯，德号慈藏，医中之圣，药中之王。
> 灵应如神，人皆仰之，今医家皆图绘其像而祀之。

---

① （宋）李昉等编，汪绍楹点校：《太平广记》卷四七，中华书局，1961年，第
295—296页。
② （宋）陈葆光：《三洞群仙录》卷五，明《正统道藏》本。
③ （宋）李昉等编，汪绍楹点校：《太平广记》卷三九"韦老师"条，中华书局，
1961年，第247—248页。

　　《名医图》赞曰："大唐药王，德号慈藏，老师韦讯，万古名扬。"①

　　上文所指《名医图》是许慎斋《历代名医探源报本之图》的简称。但这是否就意味着宋代已有药王韦慈藏之说呢？郑金生认为："熊宗立云：'宋代许慎斋又录唐及五季、宋、金数代之人，如通真子刘元宾、洁古老人张素元等'，又云'按历代名医图，……金有何公务、侯德和、马宗素、杨从政、袁景安'，若许慎斋果为宋代人，他又如何得知金国的医家呢？宋、金、元对峙之时，医学交流隔阻，南宋医家未见引用或谈及金元医家者。……直到元蒙灭南宋，才陆续在少数南宋遗老之书中窥见一二。……因此，对许慎斋是否是宋人，总是心存疑惑。……当然，许氏有可能是宋末或元初之人，如周密即为南宋遗老，今一般都称其为宋人。若果如此，是药王韦慈藏之说当以此书为早。"②

　　元代《历世真仙体道通鉴》又记载唐代有"韦古"被唐玄宗尊为"药王"事，明代以后韦慈藏作为三皇配角得以配享，而韦善俊、韦古之名逐渐不显，而明清时期，这些称号又逐渐转移到孙思邈身上，有关这个问题郑金生《中国历代药王及药王庙探源》③已有论述，兹不赘。要之，神化的过程中各种符号是可

---

　　①　（明）熊宗立：《名方类证医书大全》，上海科学技术出版社，1988 年，第11 页。

　　②　郑金生：《药王与药王庙的历史研究还有待深入进行》，《中华医史杂志》，1998 年第 3 期，第 67 页。

　　③　郑金生：《中国历代药王及药王庙探源》，《中华医史杂志》1996 年第 2 期，第 65—72 页。

以被人为转移的，而且佛道之间有借鉴。随着医者身份的逐渐抬升，孙思邈也好，其他医学人物也好，他们的医药属性在唐后期至宋元阶段亦都有较明显的抬升，这是历史大背景的折射。

三、神乎其技

在对医学人物的神化过程中，有人被整体神化，即被视作仙人或者其他神明。也有另一种情况——医学人物的某项技艺被神化，这可以看作是局部神化。被局部神化者神化重点在于其医疗技艺，而这些技艺都有一个共同的特点——越是被视为难点的技术，其擅长使用者越容易被蒙上神秘的面纱。试举数例：

（一）外科手术

《抱朴子内篇》卷五："越人救虢太子于既殒，胡医活绝气之苏武，淳于能解颅以理脑，元化能刳腹以浣胃，文挚恣期以瘳危困，仲景穿胸以纳赤饼。"不妨尝试揣摩葛洪写下这些文字时候的心态：他是以这些医术为医道高妙之象征，以上六条医家奇能中涉及外科术的有四条，足可见葛洪心目中医家以外科为神奇。外科之神奇来源于其神秘和高难度，在六朝隋唐时期，外科术已经变得体表化、小型化，并且被排除在主流医道之外，但是上古时期并非如此。有关外科手术的发展历史，李建民《华佗隐藏的手术——外科的中国医学史》[1] 及笔者《被怀疑的华佗——中国古代外科手术的历史轨迹》[2] 已经有所阐述。2001 年在山东广饶傅家村大汶口文化遗址 392 号墓发现的一个颅骨，证明 5 000 年

---

① 李建民：《华佗隐藏的手术——外科的中国医学史》，东大图书股份有限公司，2011 年。

② 于赓哲：《被怀疑的华佗——中国古代外科手术的历史轨迹》，《清华大学学报（哲学社会科学版）》2009 年第 1 期，第 82—95 页。

前我国已有开颅手术①；在新疆鄯善县苏贝希村曾出土 2 500 年前男性干尸，腹部有刀口，以粗毛线缝合，② 很有可能是腹腔手术；至于华佗外科术，更是家喻户晓。然而耐人寻味的是——解剖学的极度不发达和初期阶段外科手术的高风险性，导致外科手术逐渐被中国主流医学所抛弃，至少自南朝开始，医界就开始将华佗外科术排除在"正道"之外。陶弘景云："春秋以前及和缓之书蔑闻，道经略载扁鹊数法，其用药犹是本草家意，至汉淳于意及华佗等方，今之所存者，亦皆备药性，张仲景一部，最为众方之祖宗，又悉依本草，但其善诊脉，明气候以（意）消息之耳。至于刳肠剖臆，刮骨续筋之法，乃别术所得，非神农家事。"③

陶弘景之语耐人寻味，"非神农家事"一句将华佗以及传说中的扁鹊等人外科术排除于医道之外，"别术所得"似暗指此乃巫觋之术，占卜施法常被称作"方术"，医药往往也在其中，但是陶弘景将两者并列，故可排除医道，似专指巫觋，亦即非人力所能致。此后古医家对待华佗的态度基本上是承认其医药神效，但基本不承认其外科术真实性。例如唐代孙思邈对于华佗外科术采取的态度是不置一词，《千金方》中虽然大量引用华佗方，但是却不涉及外科术，《千金方·序》中如此概括华佗："汉有仲景仓公，魏有华佗，并皆探赜索隐，穷幽洞微，用药不过二三，灸

① 韩康信等：《山东大汶口文化开颅手术鉴定意见》，《中国远古开颅术》，复旦大学出版社，2007 年，第 1 页。
② 徐永庆、何惠琴：《中国古尸》，上海科技教育出版社，1996 年，第 23—24 页。
③ 敦煌文书龙 530 号《本草经集注甲本残卷》第 165—171 列；录文参马继兴等辑校：《敦煌医药文献辑校》，江苏古籍出版社，1998 年，第 548—549 页。

炷不逾七八，而疾无不愈者。"① 此话有意回避了外科术，但是由此博得了北宋校正医书局馆臣们的一致好评，校正《备急千金要方》序言："我道纯正，不述刳腹易心之异；世务径省，我书浩博，不可道听途说而知。"② 孙思邈在这个问题上的价值观代表了隋唐医学家，观此时医书引用华佗及其弟子医方者甚多，但是却均对外科术失声，可见在医家心目中此事近乎荒谬。但是这并不妨碍唐代民间对华佗的崇拜，张雷指出："大约在唐开元中，亳州就已经建造了祭祀华佗的庙宇，神小而庙微，又以尼姑主持，故名'华祖庵'。宋代，地方开始有华佗庙的修建。"③ 这种崇拜当属于民间淫祀，但却依托于佛教框架内，是中国本土信仰功利性和多元化的体现。

对华佗的怀疑，除了不信之外还有神化。例如梁萧绎《金楼子》卷五《志怪篇》："夫耳目之外，无有怪者，余以为不然也。水至寒而有温泉之热，火至热而有萧丘之寒。重者应沉而有浮石之山，轻者当浮而有沉羽之水。淳于能剖胪以理脑，元化能刳腹以浣胃。"④ 明宋濂《赠医师贾某序》："（华）佗之熊经鸱顾，固亦导引家之一术，至于刳腹背、湔肠胃而去疾，则涉于神怪矣。"⑤ 亦有将华佗技能看作是天赋异禀者，元末明初吕复云："华元化

---

① （唐）孙思邈著，高文柱、沈澍农校注：《备急千金要方·序》，华夏出版社，2008年，第15页。

② 同上书，第10页。

③ 张雷：《乡土医神：明清时期淮河流域的华佗信仰研究》，《史学月刊》2008年第4期，第40页。

④ （南朝梁）萧绎著，许逸民校笺：《金楼子校笺》卷五《志怪篇》，中华书局，2011年，第1131页。

⑤ （明）宋濂：《宋濂全集·潜溪前集》卷五，浙江古籍出版社，2014年，第172页。

医如庖丁解牛，挥刀而肯綮无碍，其造诣自当有神，虽欲师之而不可得。"① 明孙一奎《医旨绪余》卷上："世传华佗神目，置人裸形于日中，洞见其脏腑，是以象图，俾后人准之，为论治规范。"② 华佗何以能"刳肠剖臆"？因为华佗"造诣自当有神"或有"神目"——这就是二文对于华佗的"能"与后世的"不能"之原因的解释。应该说对华佗外科手术的"神化"过程本身是一个"去人化"的过程，即将曾经实际存在的腹腔外科手术看作是非人力所能致，将华佗这个实际存在的人物涂抹上神异色彩，究其根本，这是对胸腹腔外科手术的另一种怀疑。

对外科术的神化就是这样，它出自对外科术的惊奇，夹杂着主流医家的否定和民间的崇拜，但归根结底是外科术没落的体现。

（二）针法

针法乃是国医特色，然而针法之发展有低开高走的历史轨迹。"针""灸"自古联称，但是就民间普及程度而言，针法长期处于灸法之下，北宋以后才逐渐后来居上。有关这个历程，笔者在第二章中做过分析，认为原因在于宋以前灸法简单粗犷，易于操作，且原材料廉价易得，相比而言针法对穴位和手法有较高要求，曲高和寡，正如《外台秘要》卷三九《明堂序》所言："其

---

① （明）吕复：《九灵山房集》卷二七《沧州翁传》，《四部丛刊初编》本，商务印书馆，1929 年，第 17 页。
② （明）孙一奎：《医旨绪余》卷上，明万历刻本。

针法，古来以为深奥，今人卒不可解。"[①] 而且在印刷术不普及的情况下，获得准确的穴位图十分困难，故针法难以普及，不如灸法灵活方便，如《医心方》卷二《灸例法》引《陈延之》（即《小品方》）所云："夫针术，须师乃行，其灸则凡人便施。为师解经者，针灸随手而行；非师，所解文者，但依图详文则可灸。野间无图，不解文者，但逐病所在便灸之，皆良法。"[②] 针法由于教学不力，所以危险性大大高于灸法。这也增加了其难度和神秘性。[③]

也正是由于这个缘故，针法往往成为医人神化的符号，例如扁鹊。扁鹊在中国大概是最早被神化的医人之一。汉代举凡谈名医必称扁鹊。[④] 亦有学者认为扁鹊之部分神奇故事实出自古代印度耆婆大医的神话[⑤]。对扁鹊的神化崇拜由来已久，河北内丘扁鹊庙历史悠久，规模庞大，早在 20 世纪 50 年代，马堪温等就曾对此做过调查，认为该庙的历史至少可追溯到唐朝[⑥]。

山东微山两城山出土东汉画像石中的扁鹊形象（图 3-1）耐人寻味，刻画人头鸟身可能是要迎合其名中的"鹊"字，而扁鹊医术的象征恰恰就是施针。中古时期，针法常常被赋予神化色

---

① （唐）王焘：《外台秘要》卷三九《明堂序》，人民卫生出版社，1955 年，第 1077 页。

② ［日］丹波康赖撰，赵明山等注释：《医心方》，辽宁科学技术出版社，1996 年，第 105 页。

③ 于赓哲：《唐宋民间医疗活动中灸疗法的浮沉——一项技术抉择的时代背景分析》，《清华大学学报（哲学社会科学版）》2006 年第 1 期，第 62—73 页。

④ 刘敦愿：《汉画像石上的针灸图》，《文物》1972 年第 6 期，47—51 页。

⑤ 刘铭恕、杨天宇：《扁鹊与印度古代名医耆婆》，《郑州大学学报（哲学社会科学版）》1996 年第 5 期，第 100—101 页。

⑥ 中医研究院医史研究室调查，马堪温执笔：《内丘县神头村扁鹊庙调查记》，《中华医史杂志》1955 年第 2 期，第 100—103 页。

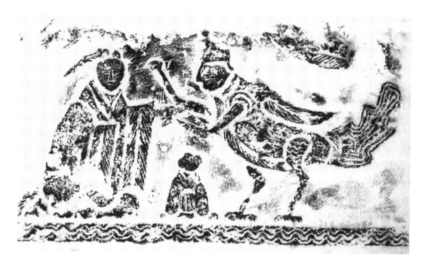

图3-2　扁鹊施针图拓片（山东微山两城山出土
　　　　东汉画像石，现存曲阜孔庙博物馆）

彩，甚至可以成为人神交际之工具。《南史》卷三二《徐文伯
传》："（徐熙）生子秋夫，弥工其术，仕至射阳令。尝夜有鬼呻
吟，声甚凄怆，秋夫问何须，答言姓某，家在东阳，患腰痛死。
虽为鬼，痛犹难忍，请疗之。秋夫曰：'云何厝法?'鬼请为刍
人，案孔穴针之。秋夫如言，为灸四处，又针肩井三处，设祭埋
之。明日见一人谢恩，忽然不见。当世伏其通灵。"[1] 以草偶为
鬼治病当属于交感巫术（sympathetic magic），而为鬼治病依靠
的正是针法，足可见编纂者以针法为通灵之术。无独有偶，《太
平广记》卷二一八引《齐谐录》："有范光禄者得病，两脚并肿，
不能饮食。忽有一人，不自通名，径入斋中，坐于光禄之侧。光

---

① ［唐］李延寿：《南史》卷三二《徐文伯传》，中华书局，1975年，第838页。

禄谓曰：'先不识君，那得见诣？'答云：'佛使我来理君病也。'光禄遂废衣示之。因出针针肿上。俄忽之间，顿针两脚及膀胱百余下，出黄脓水三升许而去。至明日，并无针伤而患渐愈。"①这与上一个故事相反，是神明以针术治人。唐代有更高"规格"的传说，《酉阳杂俎》记载："复州医人王超善用针，病无不差。于午，忽无病死，经宿而苏。言始梦至一处，城壁台殿如王者居，见一人卧，召前袒视，左膊有肿，大如杯，令超治之，即为针，出脓升余。顾黄衣吏曰：'可领毕也。'超随入一门，门署曰毕院，庭中有人眼数千聚成山，视内迭瞬明灭。黄衣曰：'此即毕也。'俄有二人，形甚奇伟，分处左右，鼓巨簸，吹激眼聚，扇而起，或飞或走，或为人者，顷刻而尽。超访其故，黄衣吏曰：'有生之类，先死而毕。'言次忽活。"②贾二强认为"王超诊治的这位患者极可能就是阎罗王本人"③。阎罗王治病需要凡人帮助，而此凡人依仗的正是针法。

即便在非神化层面上，针法的功效也往往被极度夸大，例如《世说新语笺疏》卷下引《晋书》："（于）法开善医术，尝行，暮投主人，妻产，而儿积日不堕。法开曰：'此易治耳。'杀一肥羊，食十余脔而针之。须臾儿下，羊脊裹儿出。其精妙如此。'"④此事违背科学自不待言，以羊肠脂肪裹胎而下，似乎属于"互渗律"思维，概取其"滑"耳。此事中神奇之处除了羊

---

① （宋）李昉等编，汪绍楹点校：《太平广记》卷二一八，中华书局，1961 年，第 1666 页。

② （唐）段成式撰，方南生点校：《酉阳杂俎》续集卷一，中华书局，1981 年，第 201 页。

③ 贾二强：《唐宋民间信仰》，福建人民出版社，2002 年，第 214 页。

④ （南朝宋）刘义庆著，（南朝梁）刘孝标注，余嘉锡笺疏，周祖谟、余淑宜、周士琦整理：《世说新语笺疏》，中华书局，2007 年，第 834 页。

肠脂肪之外就是针法，针法治疗难产在《千金方》等医书中的确有记载，但与互渗律同在，可以看作是此段记载"神奇"之焦点。再例如唐代《集异记》云："狄梁公性闲医药，尤妙针术。……有富室儿年可十四五，卧牌下，鼻端生赘，大如拳石，根蒂缀鼻，才如食箸，或触之，酸痛刻骨，于是两眼为赘所缀，目睛翻白，痛楚危亟，顷刻将绝。恻然久之，乃曰：'吾能为也。'……即于脑后下针寸许，仍询病者曰：'针气已达病处乎？'病人颔之，公遽抽针，而疣赘应手而落，双目登亦如初，曾无病痛。"① 按两唐书及其他史料均不载狄仁杰善针药事，此事应为杜撰，而夸张的焦点就在于针法，硕大赘肉应针而落，完全违背医道，却足以见记载者对针法之迷信。

我们可用宋代周密《齐东野语》中的一段话对此进行小结："古者针砭之妙，真有起死之功。盖脉络之会，汤液所不及者，中其俞穴，其效如神。"②

与此相对应的是唐代部分医家对针法的消极态度，例如王焘《外台秘要》卷三九："经云：'针能杀生人，不能起死人。'若欲录之，恐伤性命，今并不录，针经唯取灸法。"③ 两者态度为何差距如此之大？我认为原因有二：首先，北宋以后印刷术普及，明堂图等人体穴位图流传力度大大高于前代，并且医家普遍采用人体模型教学法，故宋代针法水平亦大大高于前代，因此宋人比六朝隋唐人更信赖针法，易于对针法发出赞美。其次，《齐东野语》语多玄怪，周密所云可以看作是小说家言，而王焘之言则是

---

① （唐）薛用若：《集异记》卷二"狄梁公"，中华书局，1980 年，第 15 页。
② （宋）周密：《齐东野语》卷一四《针砭》，中华书局，1983 年，第 250 页。
③ （唐）王焘：《外台秘要》卷三九，人民卫生出版社，1955 年，第 1077 页。

医家严肃之语，至少代表了部分唐代医家对针法的态度。可见在针法问题上，各家可从不同层面取其所需，而小说家言借重的正是针法的神奇玄妙，而这种玄妙至少部分来自其难度。

（三）难产

古代妇女生产时的高风险引人瞩目，《汉书》卷九七《外戚传》："妇人免乳大故，十死一生。"颜师古注曰："免乳，谓产子也。大故，大事也。"① 南朝刘宋人陈延之《小品方》云："夫（生产）死生皆有三日也。古时妇人产，下地坐草，法如就死也；既得生产，谓之免难也；亲属将猪肝来庆之，以猪肝补养五内伤绝也，非庆其儿也。"②

也正因为如此，妇女生产始终是医学关注的焦点，禁忌颇多，从受孕一直到婴幼儿护养都始终笼罩在神秘色彩之下，关乎此李贞德已有论述③。与生产有关的神话事迹车载斗量，全面论述绝非本章篇幅可以容纳，谨以唐宋时期"针刺难产"为例，述其万一。

横生逆产是生产过程中最危险的事情之一。由于解剖学的不发达，古人关于胎位的认识有模糊之处。范行准认为：一直到 11 世纪沈括指出之前，国人一直以为母腹中的胎儿是头向上、脚向

① （汉）班固：《汉书》，中华书局，1962 年，第 3966—3967 页。
② ［日］丹波康赖撰，高文柱校注：《医心方》卷二三《妇人产后禁忌》引，华夏出版社，2011 年，第 471 页。
③ 李贞德：《汉唐之间医书中的生产之道》，李建民主编《生命与医疗》，中国大百科全书出版社，2005 年，第 56—161 页；李贞德：《汉唐之间医方中的忌见妇人与女体为药》，《新史学》2002 年第 13 卷第 4 期，2002 年 12 月；李贞德：《唐代的性别与医疗》，邓小南主编《唐宋女性与社会》，上海辞书出版社，2003 年，第 415—446 页。

下，一直到临产时才转为头向下，不过沈括仍然没有使旧观念得以彻底改观。① 拯救逆产由此成为医家神奇之道，《宋史》卷四六二《方技·庞安时传》："尝诣舒之桐城，有民家妇孕将产，七日而子不下，百术无所效。安时之弟子李百全适在旁舍，邀安时往视之。才见，即连呼不死，令其家人以汤温其腰腹，自为上下拊摩。孕者觉肠胃微痛，呻吟间生一男子。其家惊喜，而不知所以然。安时曰：'儿已出胞，而一手误执母肠不复能脱，故非符药所能为。吾隔腹扪儿手所在，针其虎口，既痛即缩手，所以遽生，无他术也。'取儿视之，右手虎口针痕存焉。其妙如此。"② 按此事违背人体解剖学常识，故医家多不以为然，将其视为神化，但李琳对此有自己的看法："胎儿异常包括胎先露、胎位及胎儿发育异常，本案胎儿发育正常，故以理推之，本案产妇应初为横产或为头位头手复合先露，尤以第二种情况可能性为最大。分娩过程中，儿手先出，胎不能下，必得将儿手推上送回胞中，行外倒转或内倒转术，使胎位成头位乃有可能娩出。然七日不能下者，疑稳婆在转胎过程中误将儿手推至胞外，此时儿一手在胞外则不能转位而出，也只有在这样的情况下，庞安时才有可能从产妇腹壁外扪及儿手所在，针其虎口（即合谷穴），'儿既痛，即缩手'，使胎儿手缩回胞中，儿即下。故取儿视之，右手虎口针痕存焉。"③ 产道与消化系统不相连的常识，即便在缺乏解剖学的时代也应为医家所知，何况是庞安时这样的名医？针刺救难或

① 范行准：《中国病史新义》，中医古籍出版社，1989 年，第 636 页。
② （元）脱脱等：《宋史》，中华书局，1985 年，第 13521 页。
③ 李琳：《庞安时针刺治疗难产案考辨》，《中华医史杂志》1998 年第 3 期，第 135—136 页。

许为真，但表述应非出自庞安时之口。此故事以《夷坚志》记载最为详备，《齐东野语》等书记载略同，此二书有共同特点，即以野老村语相标榜，语多怪力乱神。他们对庞氏事如此关注，正是取其"神奇"，故庞安时针刺胎儿事确切与否在此处并不重要，重要的是记述者的心态，针刺＋拯救产难是他们关注的焦点，也是最容易被夸大的地方。

　　针刺救难有其发展轨迹，《医心方》卷二三《治产难方》收录的魏晋南北朝医家有关难产的各种因素总结，没有所谓儿手执母肠（母心）的说法。与庞安时故事最为接近的是唐王焘《外台秘要》卷三三《〈小品〉疗横产及侧或手足先出方》："可持粗针刺儿手足入二分许，儿得痛惊转即缩，自当回顺。"[①]《备急千金要方》卷二《妇人方》照录此方。值得注意的是此处并未提到"儿持母肠"，可见"儿持母肠"是书写者追加的想象与"解释"，虽然违背医道，但是却以神秘化吸引了观者的眼球。

　　前揭宋代周密《齐东野语》卷一四《针砭》在对针砭之神妙大加渲染之后，紧跟着叙述了一个唐代故事："若唐长孙后怀高宗，将产，数日不能分娩。诏医博士李洞玄候脉，奏云：'缘子以手执母心，所以不产。'太宗问：'当何如？'洞玄曰：'留子母不全，母全子必死。'后曰：'留子，帝业永昌。'遂隔腹针之，透心至手，后崩，太子即诞。后至天阴，手中有瘢。"[②]按此事纯属杜撰，宋张淏《云谷杂纪》卷二已经予以驳斥，此不赘。此处之渲染比起庞安时故事又有不同，即胎儿手持乃是母心而非母

---

①　（唐）王焘：《外台秘要》，人民卫生出版社，1955 年，第 935 页。

②　（宋）周密：《齐东野语》，中华书局，1983 年，第 250 页。

肠。所谓手执母心的说法，或许和妇女生产时引发心率过速及其他心脏疾病有关，《诸病源候论》卷四三和《医心方》卷二三中均提到"子上迫心"的症候。可能由此被医道不精者渲染成为"儿持母心"。此处记载的医博士李洞玄医道玄妙（笔者检阅史料未发现唐代有此人），长孙皇后更具有预言能力！历史上，真实的唐高宗李治一直到贞观十七年才被太宗看中立为太子，在此之前朝廷经历过太子李承乾和魏王李泰之争，李治纯属于"黑马"意外中选，长孙皇后在其未诞之时，如何能预言"留子，帝业永昌"？此故事神化渲染色彩可见一斑。

李洞玄故事很可能是庞安时故事的翻版（《夷坚志》补卷记载有"屠光远"故事，与庞故事类似，亦为"手执母肠"①），算得上是针刺救难故事的发展"巅峰"，由医理出发逐步渲染增加其神化色彩，由真实人物出发杜撰出虚构人事，凭空为唐史增加了这么一段奇事，符合神化"层累造成"的一般规律。

由以上三个事例可以看到，医学人物神化中有整体神化也有局部神化，而局部神化的焦点就是医疗技术，越是被视为难点的医疗技术越有被神化的可能。这是当时医学发展大背景使然，同时反映了神化模式的运行规律。

四、史家、医家、病家的分层塑造

中古时期对医学人物的神化是多层面、多角度的，呈现出零散和自发性的特点，左右它们的是社会历史大背景。零散是由于这种崇拜依附于宗教和巫觋体系下，但是却无法上升到主神层面；而自发性则是元代三皇庙出现之前医学人物神化的普遍特点，各个层面人士均按照自己的需求和价值观模塑医人形象。后一个问题是本节重点讨论的问题。下面就史家、医家、病家在其中所起到的作用加以论述。

请准许本章使用一个较为宽泛的史家概念：史家当然首先指史官，但是也包括有话语权的士大夫，传世文献中的医家形象多半转出于他们的笔下。在这个过程中，士大夫阶层的价值观时刻在发挥着作用，有对"子不语怪力乱神"思想的秉承，有以儒道提升医家的希冀，也有借助宗教模式对医学知识的神化。下面我们将从新旧《唐书》对待孙思邈问题的微妙变化、卢照邻对孙思邈的记述、王勃塑造的医统三方面举例加以论述。

两唐书对于孙思邈态度的差异主要体现在"尸解"问题上。如前所述，尸解之说或出自刘肃《大唐新语》卷一〇："（思邈）月余颜色不变，举尸入棺，如空焉。时人疑其尸解矣。"① 此为目前可见孙思邈"尸解"最早的记录。《旧唐书·孙思邈传》则云："（思邈）永淳元年卒……经月余，颜貌不改，举尸就木，犹

---

① （唐）刘肃：《大唐新语》卷一〇，中华书局，1984年，第156页。

若空衣，时人异之。"① 两书文字极其接近，《新语》当是《旧唐书》的史料来源，但是史官毕竟是儒家，须谨慎对待怪力乱神，大概因此《旧唐书》去掉了"疑其尸解"一句，但却留下了想象的空间。而《新唐书·孙思邈传》对待这个问题做法更加彻底，它是如此记述的："永淳初，卒，年百余岁，遗令薄葬，不藏明器，祭去牲牢。"② 完全摒弃了尸解的残余，由此也去除了其道教色彩，究其原因，大概与宋代知识分子反对道教符箓派的思想有关。北宋皇帝崇道是众所周知的，道教被抬升到了极高的地位，但是危机也在此时酝酿，道观广占田产，靡费民力，度牒制度又使得大批无赖之徒涌入道士队伍，严重败坏社会风气，因此道教符箓派遭到了很多士大夫的反对，其中就包括《新唐书》作者之一宋祁。宋祁曾经向仁宗上书痛陈道教之弊，而士大夫们的反对也间接导致了北宋以后符箓派的政治和信仰危机。有关这个问题请参看朱越利《太上感应篇与北宋末南宋初的道教改革》③，孙思邈是不是道士尚是个疑问，但从其著作来看兼有符箓派和丹鼎派要素，干祖望《孙思邈评传》就持这样的观点。大概也正是因为这个原因，《新唐书》将孙思邈"尸解"的说法完全摒弃，并且将其传记收入《隐逸传》，而非医人惯常归入的《方技传》。虽然在孙思邈传记后面附有孙思邈预言未来事，但是要知道，儒家由于曾有谶纬传统，故对于卜问预言之事历来是网开一面的。

---

① （后晋）刘昫等：《旧唐书》卷一九一《方伎传》，中华书局，1975 年，第5096 页。

② （宋）欧阳修、宋祁：《新唐书》卷一九六，中华书局，1975 年，第 5598 页。

③ 朱越利：《太上感应篇与北宋末南宋初的道教改革》，《世界宗教研究》1983年第 4 期，第 81—94 页。

　　孙思邈在世时就是当时硕学大儒们的朋友，大约也正因为如此，两唐书的作者对孙思邈都颇有好感，孙思邈传记中占据显著篇幅的并不是行医之事，而是孙氏由医道上升到儒家修身治国之道的长篇论述（占总篇幅三分之二）。卢照邻问："名医愈疾，其道何如？"而孙思邈则以天地人为开端："吾闻善言天者，必质之于人；善言人者，亦本之于天。"紧接着孙思邈将天地万物比附为人体，最后得出结论："良医导之以药石，救之以针剂，圣人和之以至德，辅之以人事，故形体有可愈之疾，天地有可消之灾。"①《新唐书》与《旧唐书》记载略同，且在后面又补充了一段"养性之要"，孙思邈说："天有盈虚，人有屯危，不自慎，不能济也。故养性必先知自慎也。慎以畏为本，故士无畏则简仁义，农无畏则堕稼穑，工无畏则慢规矩，商无畏则货不殖，子无畏则忘孝，父无畏则废慈，臣无畏则勋不立，君无畏则乱不治。是以太上畏道，其次畏天，其次畏物，其次畏人，其次畏身。忧于身者不拘于人，畏于己者不制于彼，慎于小者不惧于大，戒于近者不侮于远。知此则人事毕矣。"② 这段话完全是儒家掺杂以道家伦理的背书。卢照邻由"高医愈疾"问到"人事奈何"，再问到"养性之要"，完全是儒家之问。这里面值得玩味的是他和两唐书作者们的心态。卢照邻久病痛苦不堪，甚至曾自制墓圹，③ 他与孙思邈的交往首先就是为了求医。但是在他本人所写

　　① （后晋）刘昫等：《旧唐书》卷一九一《孙思邈传》，中华书局，1975 年，第5095—5096 页。
　　② （宋）欧阳修、宋祁：《新唐书》卷一九六《孙思邈传》，中华书局，1975 年，第 5597—5598 页。
　　③ （元）辛文房著，傅璇琮主编：《唐才子传校笺》卷一《卢照邻》，中华书局，1995 年，第 51 页。

的《病梨树赋》中，对求医过程并未多着笔墨，而是将孙思邈比喻为庄子、维摩诘、扁鹊再世，似乎在有意烘托孙思邈的地位而回避具体的技术细节。而两唐书收录的卢孙对话则又是另一番描述（应该是另有所本），孙思邈所论完全是大儒风范，民间传说中的仙化则被摒弃。这一方面显示了卢照邻、两唐书史官对于玄怪之事的否定，另一方面显示出他们希冀以儒家色彩的言论烘托抬升孙思邈的地位，使其摆脱"伎术"之名。孙思邈就在这样的反复拉扯中展现出其多样化的形象——民间传说中的仙者、正统儒家笔下的高士，这是社会不同价值观在孙氏形象上的投射。

如果说两唐书有意为孙思邈"去神化"的话，那么也有士大夫在有意为医家进行神化。以王勃为例，他为《黄帝八十一难经》的传授编造了一个"医统"：岐伯——黄帝——（历九师）伊尹——汤——（历六师）太公——文王——（历九师）医和——（历六师）秦越人，秦越人（扁鹊）"始定立章句"——（历九师）华佗——（历六师）黄公——曹夫子，曹夫子名元，字真道，"自云京兆人也"，能望气，"彻视腑脏，洗肠刳胸之术，往往行焉"。龙朔元年冬天，王勃遇到曹元，然后学习《周易》、《黄帝素问》、《难经》，后来曹元与王勃道别时还叮嘱："阴阳之道，不可妄宣也。针石之道，不可妄传也。"[①] 这个医统涉及岐伯、黄帝等多位传说人物，而曹夫子本人看起来也颇有灵异。

中国学术史上，道统问题是个公案。钱穆先生认为儒家道统观念首由韩愈《原道》提出，来自禅宗；陈寅恪先生《论韩愈》

---

① （唐）王勃著，（清）蒋清翊注，汪贤度集注：《王子安集注》卷九《黄帝八十一难经序》，上海古籍出版社，1995年，第266—268页。

认为韩愈建立道统实际乃受新禅宗传灯说所造成；但饶宗颐、陈
荣捷等均持否定态度。[①] 以王勃所处时间来看，这种医家道统的
出现显然比禅宗定型时间还要早，更不要说六朝葛巢甫及其后继
者在造作道教《灵宝经》时已经构建出一个上自元始天尊，下至
葛玄的道统体系。笔者怀疑王勃的医统思想与道教思想有关。以
神化人物和郑重其事的禁方传授仪式来烘托医书地位是屡见不鲜
的做法，别的不论，国医基础《黄帝内经》、《神农本草经》均是
托名之作。医书传授方式的神秘也是医家自我抬高地位之举，范
家伟指出："古代医学，秘传性质甚重，非其人不传，才德兼备
及具天分的子弟才获传授。"[②] 李建民也指出古代医籍和医学知
识的传授往往搞得高深莫测：第一，慎重其事；第二，藏之"灵
室"、"灵兰之室"、"金柜"之类郑重之地；第三，高度强调非其
人不传。[③] 两《唐书》对孙思邈的"去神化"和王勃对《黄帝八
十一难经》的"神化"看似截然相反，其思想动机却是相似
的——医家小术贱业，医家要么以儒家身份出现，要么笼罩上神
秘色彩，不如此不足以摆脱低贱形象。总而言之都是抬高其地位
的做法。

　　医家和病家是一对共同体。医家出于烘托地位、增加收益
等目的有意将自己和诊疗技术神秘化乃至神化，而病者出于对

---

　　① 以上学术史回顾参看葛兆光：《道统、系谱与历史——关于中国思想史脉络
的来源与确立》，《文史哲》2006 年第 3 期，第 48—60 页；罗义俊：《儒家道统观发
微》，《与孔子对话——新世纪全球文明中的儒学》，《上海文庙第二届儒学研讨会论文
集》，2004 年，第 224—236 页。
　　② 范家伟：《六朝隋唐医学之传承与整合》，香港中文大学出版社，2004 年，第
92 页。
　　③ 李建民：《中国古代〈禁方〉考论》，《"中央研究院"历史语言研究所集刊》
1997 年第 68 本第 1 分，第 117—166 页。

医者的敬仰、迷信或者寻求心理安慰的目的，也往往有意无意神化医者，再加上彼时医巫并行，很多医者原本就带有神秘色彩，故在医学人物神化方面，这个共同体发挥着巨大的作用。

先秦至隋唐时期，医者的知识来源总是被加以渲染，或传自隐世高人，或传自神明。《史记·扁鹊仓公列传》中二位名医，前者知识来源于长桑君，是一位仙人，后者来源于公乘阳庆，这是一位隐士，直接秉承了黄帝、扁鹊的医术。南朝著名的徐氏家族医术来源与二子类似，带有很强的神化色彩，《南史》卷三二《徐文伯传》："（徐）熙好黄老，隐于秦望山。有道士过，求饮。留一瓠瓝与之，曰：'君子孙宜以道术救世，当得二千石。'熙开之，乃《扁鹊镜经》一卷，因精心学之，遂名震海内。"① 王冰《素问六气元珠密语序》对禁方来历的渲染，蔺道人书又称《仙授理伤续断秘方》，敦煌文书中预言死疾的疑伪经《新菩萨经》、《劝善经》以大蛇授经为烘托等，皆是典型例证，这类传说甚多，举不胜举。

医者神化的另一个途径就是预测病情。医家对预后的推测应该属于主动免责行为，如《史记·扁鹊仓公列传》中"淳于意医案"的显著特点就是对病者预后进行估测，无治愈希望则不采取治疗。② 后世著名医家也多有类似举动，北京中医药大学黄玉燕博士学位论文《〈黄帝内经〉预测死亡时间的理论研究》已经对历史上相关问题进行了爬梳分析，此不赘。有经验者对病情的预

---

① （唐）李延寿：《南史》，中华书局，1975年，第838页。
② 于赓哲：《从古人求医心态看古代民间医人水平》，《学术研究》2005年第9期，第93—100页。

测是有一定科学基础的，但是由于这种预测难度较大，而且又笼罩在谶纬文化和医巫不分的时代背景之下，故容易被赋予神化色彩。

　　唐代对药材的神秘化典型例证就是时人观念中的"买药不可争价"，孙思邈《千金翼方》卷二〇《杂病》曾这样阐释一系列救急药方：

> 　　此等多是上古仙圣愍苦厄人，遂造此方以救之，皆云买药不可争价，当知其深意云尔。①

揣摩其语气，"买药不可争价"前面的"皆云"似乎是说这在当时已成为世人所认可的普遍现象。这种现象的产生原因值得研讨。历史上卖药"口不二价"的著名故事有两个，一是韩伯休故事，《后汉书》卷八三《逸民·韩康传》：

> 　　韩康字伯休，一名恬休，京兆霸陵人。家世著姓。常采药名山，卖于长安市，口不二价，三十余年。时有女子从康买药，康守价不移。女子怒曰："公是韩伯休那？乃不二价乎？"康叹曰："我本欲避名，今小女子皆知有我，何用药为？"乃遁入霸陵山中。②

　　二是壶公故事，《太平广记》卷一二引《神仙传》：

---

① （唐）孙思邈：《千金翼方》卷一，人民卫生出版社，1955 年，第 236 页。
② （南朝宋）范晔：《后汉书》，中华书局，1965 年，第 2770—2771 页。

　　壶公者，不知其姓名也。今世所有召军符、召鬼神治病玉府符，凡二十余卷，皆出自公，故总名"壶公符"。时汝南有费长房者，为市掾，忽见公从远方来，入市卖药。人莫识之，卖药口不二价，治病皆愈。语买人曰："服此药必吐某物，某日当愈。"事无不效。其钱日收数万，便施与市中贫乏饥冻者，唯留三五十。常悬一空壶于屋上，日入之后，公跳入壶中。人莫能见。[1]

　　笔者认为后者对唐人的影响可能更大，因为韩伯休是隐士，而《神仙传》中的壶公已经是仙人，药材总是与有关神仙圣贤的传说相涉，而轻财是中国神话体系内多数仙人的特征，因此唐人可能认为"争价"这种市井行为会破坏药材的神秘特性进而影响药性。

　　病者对医家的神化也往往起着推波助澜的作用，余云岫曾云："对于某医有信仰心者、有好感者，则其批评之言，往往有溢实过量之誉；有不信任心者、有恶感者，则必有溢实过量之毁。"[2] 而这种"溢实过量之誉"发展下去的结果往往就是神化，充斥乡野的各种淫祀中，许多涉及医药人物，这一点毋庸多言。《抱朴子内篇》记载的一个故事能充分体现出病家与医家"联手"造神的过程，该书卷九《道意》：

　　又兴古太守马氏在官，有亲故人投之求恤焉，马乃令此

---

①　（宋）李昉等编，汪绍楹点校：《太平广记》，中华书局，1961年，第80页。
②　余云岫：《我国医学革命之破坏与建设》，载余岩原著，祖述宪编著《余云岫中医研究与批判》，安徽大学出版社，2006年，第11页。

> 人出外住，诈云是神人道士，治病无不手下立愈。又令辨士
> 游行，为之虚声，云能令盲者登视，躄者即行。于是四方云
> 集，趋之如市，而钱帛固已山积矣。又敕诸求治病者，虽不
> 便愈，当告人言愈也，如此则必愈；若告人未愈者，则后终
> 不愈也。道法正尔，不可不信。于是后人问前来者，前来辄
> 告之云已愈，无敢言未愈者也。旬日之间，乃致巨富焉。①

这是一个典型的医骗，而手段则是自我神化，"诈云是神人道
士"，又有大批"医托"为其造势，而最耐人寻味的是患者们的
态度，医骗利用患者的迷信，以"告人未愈者则后终不愈"的所
谓"道法"将患者群体分割开来，以运势阻挡其信息的交流，患
者们竟然"无敢言未愈者"。这个案例稍微极端，但是没有对医
者的迷信，没有对医疗过程中神秘要素的敬畏这种时代大背景，
患者们必不至如此。

　　史家、医家、病患在医药人物历史形象的塑造方面起着不同
的作用，他们各有所需，从自己的层面出发模塑医人形象。士大
夫本身就是个复杂的团体，一方面我们能看到两唐书对待孙思邈
等人不同程度的去神化，另一方面也能看到唐人所撰《南史》等
对徐氏家族神化的记述，以及王勃等人积极的神化"医统"行
为。而医家也是个复杂的团体，其中类似孙思邈这样的高士通过
自己的笔触和他人的描述在史料中保有话语权，他们有对前人进
行神化，自身往往也是被神化的对象。而神化的目的或出自信

---

　　①　（晋）葛洪著，王明校释：《抱朴子内篇校释》，中华书局，1985 年，第
176 页。

仰，或出自对技术的敬畏，或出自经济利益，其中的手段更是多种多样。而这一切最后的受众就是病者，病者对医者的信赖乃至信仰归根结底是自我的心理安慰，而医者的形象也就由此不断膨化。尤其在汉唐之际，在"医者贱业"历史大背景下，只有膨化的医人形象才可以抬高医者地位，并由此增强患者的信心。唐代正处于一个承上启下的时代，因此有关医者神化的问题也呈现出多元化的形态，这种神化当然是弥漫古代社会神秘文化的组成部分，但也时刻反映着历史大背景。医者贱业观念的悄然转变、宗教属性与医药属性的博弈、医学技术发展的瓶颈在其中都有折射。我们阅读史料中纷纭复杂的医药人物形象，实际上是在阅读书写者的心态。

疾病与医疗是每个阶层、每个时代永恒的问题，法国哲学家孔德总结人类认识历经三个历史阶段，即神学阶段、形而上学阶段、实证科学阶段。中古时期正是形而上学阶段，人们正在摆脱神意不可测的窠臼，用阴阳五行理论解释自然界规律，并将凡人神化，这与三代时期高不可攀的祖先崇拜、上天崇拜形成强烈对比——凡人的神化意味着人们已经认为凡人可以介入鬼神世界，只要他们有足够的品行、技能，或满足其他神化的必要条件即可。换句话说，人们认为人的力量已经能够干预自然规律，虽然这种人力还要借助神学的外衣，但其实已经将人类认知水平向科学而非神学进一步拉近，这是人类认识水平提高的结果，也是医学发展带来的自信心增强的体现。

第四章

游离与主动

——唐代医患关系

　　目前医疗领域内对于医患关系的抨击不绝于耳，批评者认为目前的体系中医疗机构处于绝对优势和主动地位，以至于当医德、制度、司法出现瑕疵的时候，多数后果由患者承受，患者始终处于被动不利状态。在这种情况下，中国古代那种医患制衡甚至患者居于主动地位的医患关系、辨证施治的诊疗模式就引起了很多的关注，有人设想是否可以借助传统医学医患关系模式来改良现代医患关系。罗伊·波特（Roy Porter）在《剑桥医学史》序言中说："从 20 世纪 60 年代以来……对西方医学的批评声音也日渐增强，并以某种方式谴责西方医学体系太技术化取向、太非人格化、太体制化……谴责它考虑更多的是医学职业的发展而不是病人的利益。在过去 20 年里，西方已有越来越多的声音要求回到西方医学传统的起源，同时也开始从上面所提及的东方医学传统中寻求另一种医学的智慧。"① 所谓另一种医学的智慧就包括中医。席文（Nathan Sivin）也认为中医可以为现代医学的未来发展提供丰富的思想资源，而他所最为赞赏的就是中医的医患关系模式：医生在病人家中诊疗，能全面了解患者的社会关系和生活条件，倾听病人的叙述，与病人充分交流，从而提供心理的支持。② 美国主流医学界主张在"另类医学"（包括中医）现代化的过程中要保存其传统的医患关系，即对病人赋能授权

---

　　① ［美］罗伊·波特（Roy Porter）等编著，张大庆等译：《剑桥医学史》，吉林人民出版社，2000 年，第 4—5 页。

　　② ［美］Nathan Sivin, *Traditional Medicine in Contemporary China*, Vol. 2, *Science*, *Technology*, *and Medicine in East China*（Ann Arbor: Center for Chinese Studies, The University of Michigan, 1987），p. 14.

（empowerment），维持参与式的医疗过程，对病人投入更多的关注与时间。①

但是，传统医患关系模式是否可以医治现代医患关系模式的痼疾？以古代的医患关系模式解决现代问题是"以古为鉴"还是"缘木求鱼"？本章将以汉宋之间医患关系为重点加以论述。选择这个时段原因有二：首先，中国医学和医患关系模式定型于此阶段，医学基础《黄帝内经》和药学基础《神农本草经》约出现于汉代，这是中国医学和药学的基石。医人的思维模式和医患关系基本样态也在此时逐步成型，因此可以说这一阶段涉及中国医学之根本。其次，虽然现代医学普遍被认为是 16 世纪以后的产物，与古代西方医学无关，但是这主要指医学思想和技术而言，而医患关系模式（以医院模式为主）却早其一步出现于中世纪前、中期的修道院，② 那么选取与此大致相当的时期加以论述就显得尤为必要。

一、病患必然导出医患吗

这个问题在今天的答案是简单明了的——医药体系是应对疾病的主要甚至是唯一手段，但是在古代并非如此，病与患的关系并不必然导出患与医的关系，患者的选择多种多样，医只是手段之一。这应该作为研究古代医患关系的出发点。正是这种现象导

---

① ［美］P. B. Fontanarosa and G. D. Lundberg, "Alternative Medicine Meet Science," *Journal of American Medical Association*，280（1998）：1618 - 1619.
② ［美］施密特著，汪晓丹、赵巍译：《基督教对文明的影响》，北京大学出版社，2004 年，第 144 页。

致了医者在个体疗效和效率医疗两方面热衷程度的差异，也极大影响了医患关系的样态。

如果将"医"看作是当时人认可的应对疾病的手段的话，那么古代"医"的范围十分宽泛，人员包括传统意义上的"医人"，也包括僧道、巫觋（手段包括宗教、巫术和物理化学疗法），他们也是医疗团体的重要组成，而本章所探讨的医患关系只是其中一部分。那么为什么要在开篇探讨这个问题？因为这些现象无不对医患关系产生牵力，影响着医患双方的思维和目标设定。例如医巫并行的状态影响着医人的医学思想和诊疗手段，甚至塑造了传统医学的指导思想；患者穿梭往返于医、巫、寺观之间，不同的医疗团体对于患者也有争夺；而当时的社会思想又使得部分患者摒弃医药，从而完全游离于医患关系之外。

笔者总结此阶段内的人群面对疾病的应对手段，除了求医外还包括以下数端。

（一）宗教与巫术手段

陈寅恪曾云："自来宗教之传播，多假医药天算之学以为工具。"[1] 魏晋隋唐时期恰恰又是中国佛、道二教大发展的时期以及景教、祆教、摩尼教、伊斯兰教进入中国的时期，故宗教在当时成了生活中重要的方面。医学从理论思想到具体的诊疗手段都受到宗教的深刻影响，甚至可以说无宗教则无中国传统医学，相

---

　　① 陈寅恪：《崔浩与寇谦之》，载氏著《金明馆丛稿初编》，生活·读书·新知三联书店，2001年，第127页。

关问题研究者众多，相关成果汗牛充栋，[①] 兹不赘言。

巫术也是民众重要的医疗手段，考古资料证实了殷商时代医巫不分的状态，胡厚宣《殷人疾病考》[②]、李宗焜《从甲骨文看

① 例如季羡林：《从中印文化关系谈到中国梵文的研究》，载氏著《季羡林全集》第 13 卷，外语教学与研究出版社，2010 年；陈垣：《陈垣早年文集》，"中研院"中国文哲研究所，1992 年；陈邦贤：《中国医学史》，商务印书馆，1936 年，1998 年影印；林富士主编《宗教与医疗》，联经出版事业股份有限公司，2011 年；陈明：《印度梵文医典〈医理精华〉研究》，中华书局，2002 年；陈明：《汉唐时期于阗的对外医药交流》，《历史研究》2008 年第 4 期，第 18—39、190 页；陈明：《丝绸之路的医药：传播与转化研讨会简述》，载郝春文主编《2006 敦煌学国际联络委员会通讯》，上海古籍出版社，2006 年，第 81—85 页；中国大百科全书编辑委员会：《中国大百科全书·中国传统医学卷》，中国大百科全书出版社，1992 年；赵璞珊：《中国古代医学》，中华书局，1997 年；廖育群：《阿输吠陀——印度的传统医学》，辽宁教育出版社，2002 年；廖育群：《中国古代科学技术史纲·医学卷》，辽宁教育出版社，1996 年；陈寅恪：《三国志曹冲华佗传与佛教故事》，载氏著《寒柳堂集》，生活·读书·新知三联书店，2001 年；干祖望：《孙思邈评传》，南京大学出版社，1995 年；汤用彤：《针灸·印度古医书》，载汤一介编选《汤用彤选集》，天津人民出版社，1995 年；〔日〕道端良秀：《中国的佛教医学》，《宗教研究》1965 年第 7 期；〔日〕道端良秀著，关世谦译：《中国佛教与社会福利事业》，佛光出版社，1981 年；刘淑芬：《慈悲喜舍——中古时期佛教徒的社会福利事业》，《北县文化》1994 年第 40 期，第 17—20 页；刘淑芬：《戒律与养生之间——唐宋寺院中的丸药、乳药和药酒》，《"中央研究院"历史语言研究所集刊》2006 年第 77 本第 3 分，第 357—400 页；刘淑芬：《唐、宋寺院中的茶与汤药》，《燕京学报》2005 年第 19 期，第 67—97 页；刘淑芬：《唐、宋时期僧人、国家和医疗的关系：从药方到惠民局》，载李建民主编《从医疗看中国史》，联经出版事业股份有限公司，2008 年，第 145—202 页；〔日〕冈本天晴、樱庭和典：《医疗与中国佛教》，《医学与哲学》1994 年第 2 期，第 15—16 页；李经纬、傅芳：《隋唐时期中外医学之交流》，《中华医史杂志》1985 年第 4 期；曹仕邦：《两晋南北朝时期沙门的医药知识》，《食货》复刊第 5 卷第 8 期，1975 年；盖建民：《道教医学》，宗教文化出版社，2001 年；范家伟：《六朝隋唐医学之传承与整合》，香港中文大学出版社，2004 年；范家伟：《晋隋佛教疾疫观》，《佛学研究》1997 年，第 263—268 页；范家伟：《大医精诚——唐代国家、信仰与医学》，东大图书股份有限公司，2007 年；薛克翘：《印度佛教与中国古代汉地医药学》，《佛学研究》1997 年，第 252—262 页；李金菊：《汉传佛教养生的历史研究》，中国中医科学院博士学位论文，2007 年。
② 胡厚宣：《殷人疾病考》，载氏著《甲骨学商史论丛·初集》下册，成都齐鲁大学国学研究所专刊，1944 年，第 437—440 页。

商代的疾病与医疗》①、宋镇豪《商代的疾患医疗与卫生保健》②对此有详尽论述。殷商这种医巫一体的风气延续很久，金仕起先生指出春秋晚期以前巫一直是医疗的主角。③ 关于这一点，还可参看文镛盛《中国古代社会的巫觋》④。日本山田庆儿《夜鸣之鸟》通过对长沙马王堆出土的《五十二病方》中咒术疗法的研究，展现了汉代民间巫术疗法的盛行⑤，林富士《中国六朝时期的巫觋与医疗》向我们揭示出至六朝时巫师仍然是医疗活动的主要参与者，向其求助者包括各阶层人士，所治疗的疾病也不局限于特定种类，而且其"治疗"手段"大多承袭汉代巫者及巫术疗法的传统"⑥。笔者亦曾专门撰文论述隋唐时期中国医巫并行的状态。⑦ 另外要说明的是，中古时期由于地域发展水平差距较大，所以南方地区以及其他偏远落后地区信巫不信医的风气比中原地区更为浓厚，甚至可以说是民众的普遍行为，相关问题参看前揭笔者《唐代医疗活动中咒禁术的退缩与保留》，兹不赘言。

---

① 李宗焜：《从甲骨文看商代的疾病与医疗》，《"中央研究院"历史语言研究所集刊》2001 年第 72 本第 2 分，第 339—391 页。

② 宋镇豪：《商代的疾患医疗与卫生保健》，《历史研究》2004 年第 2 期，第 3—26 页。

③ 金仕起：《古代医者的角色——兼论其身分与地位》，《新史学》1995 年第 6 卷第 1 期，第 1—48 页。

④ ［韩］文镛盛：《中国古代社会的巫觋》，华文出版社，1999 年。

⑤ ［日］山田庆儿：《夜鸣之鸟》，载刘俊文主编、杜石然等译《日本学者研究中国史论著选译》第 10 卷，中华书局，1992 年，第 231—269 页。

⑥ 林富士：《中国六朝时期的巫觋与医疗》，《"中央研究院"历史语言研究所集刊》1999 年第 70 本第 1 分，第 32 页。

⑦ 于赓哲：《唐代医疗活动中咒禁术的退缩与保留》，《华中师范大学学报（人文社会科学版）》2008 年第 2 期，61—68 页。

（二）自救

古代社会医疗资源有限，故自救亦是针对疾病的手段。当然，自救从其技术角度而言仍然属于医术本身，但本章所探讨的主题是"医患关系"，自救的患者自然是游离于其外的。

中国传统医学与今日医学最大区别之一就是学术的开放性，其思想基础和术语体系是阴阳学说，所以对于民众来说医学的学术篱笆比较低矮；再加上中古时期医学理论停滞不前，医学的发展主要是经验的积累，而积累正是来自民间，故民众自己掌握一定的医疗技术并非难事。当时自修医术者众多，孙思邈本人就是典型例证，他起自民间，幼年因为治病导致家产几乎荡尽，故愤而自修医术，遂成一代大家。① 因久病而自修医术的情况很多，《左传·定公十三年》所谓"三折肱知为良医"②，《楚辞·九章》所谓"九折臂而成医兮"（后人称为"久病成医"），例证不胜枚举。另外，还有人出于诊治服食副作用、尽孝道等原因钻研医术。魏晋至唐初士大夫阶层尚且耻言医术，但是到了唐代后期风气则为之一变，士大夫开始热衷于医术，甚至公开探讨医理并且交换药方，相关问题请参看范家伟《刘禹锡与〈传信方〉——以唐代南方形象、贬官和验方为中心的考察》③、陈昊《读写之间

---

① （唐）孙思邈：《孙真人千金方》，人民卫生出版社，1996年，第1页。
② （清）阮元校刻：《十三经注疏·春秋左传正义》，中华书局，2009年，第4670页。（战国）屈原：《九章·惜诵》，载金开诚、董洪利、高路明校注《屈原集校注》，中华书局，1983年，第452页。
③ 李建民主编：《从医疗看中国史》，联经出版事业股份有限公司，2008年，第115—148页。

的身体经验与身份认同——唐代至北宋医学文化史述论》第六章①、笔者《唐代的医学教育及医人地位》②。笔者还曾注意到灸疗法在隋唐时期具有独一无二的重要性，其地位甚至比汤药、针法还要高，这是因为灸疗法简单安全且廉价，是民众自救的主要手段。③ 民间还有刻石传播医术的做法，最著名的例子就是至今尚存的洛阳龙门石窟药方洞，此洞开凿于北齐，但是药方始刻于唐初，④ 洞壁遍布石刻药方，历代累积。张瑞贤等认为龙门石刻药方与在敦煌发现的 P.3596《不知名医方第九种》、P.3347《不知名医方第十三种》以及 S.9987《备急单验药方卷》是同一部书，书名应为《备急单验药方》。⑤ S.9987 号文书中的一句话值得关注："刊之岩石，传以救病，庶往来君子录之以备急用。"可见在石壁上刊刻药方以求普及是当时传播医学的方法之一。

　　名医们往往鼓励民众自救，孙思邈在《备急千金要方》序言中鼓励大家学医："余缅寻圣人设教，欲使家家自学、人人自晓。"⑥ 政府在这方面也采取鼓励措施，办法有组织撰写医书、刻碑传播药方等，北魏至隋唐类似举措屡见不鲜，笔者《唐代疾

　　① 陈昊：《读写之间的身体经验与身份认同——唐代至北宋医学文化史述论》，北京大学博士学位论文，2011 年，第 155—165 页。
　　② 于赓哲：《唐代的医学教育及医人地位》，《魏晋南北朝隋唐史资料》第 20 辑，武汉大学出版社，2003 年，第 155—165 页。
　　③ 于赓哲：《唐宋民间医疗活动中灸疗法的浮沉——一项技术抉择的时代背景分析》，《清华大学学报（哲学社会科学版）》，2006 年第 1 期，第 62—73 页。
　　④ 耿鉴庭：《医药金石过眼录》，《中华医史杂志》1955 年第 4 期，第 285—287 页。认为龙门石窟药方洞药方篆刻于北齐。邵殿文：《药方洞石刻药方考》，《中华医史杂志》1993 年第 4 期，第 242—249 页。认为石窟开凿于北齐，而药方刻于唐朝贞观末年或者永徽初年。本章从后者。
　　⑤ 张瑞贤等：《洛阳龙门石窟药方与敦煌卷子〈备急单验药方卷〉同源》，《中华医史杂志》1998 年第 2 期，第 113—117 页。
　　⑥ （唐）孙思邈：《备急千金要方》，华夏出版社，2008 年，第 15 页。

病、医疗史初探》第四章已有描述，兹不赘。医术尤其是具体药方的普及可以使患者跳过医人这个环节，直接抓药或者采药自救，也使得他们可以游离于医患关系之外。

（三）命定观

《论语·颜渊》云："死生有命，富贵在天。"[①] 常有古人以命定论（前定论）为人生哲学，有着浓厚的听天由命思想，这对医患关系颇有影响——部分患者认定寿夭早已注定，从而消极对待医药。黄约瑟《读〈前定录〉札记——唐代社会思想一瞥》认为"前定"两个字应出于《礼记·中庸》之"言前定则不跲，事前定则不困"，"毫无疑问，它已经带有一种强烈的宿命或命定论色彩"[②]，黄约瑟还认为对于所谓"命"的定义《庄子》还比较宽泛，后世比较狭窄，主要指人寿命。在《前定录》里面，涉及到命的，主要是官运和寿数。既然与寿命相关，那么就不能不影响到医疗。很多患者抱着听天由命的思想拒绝医药，从而脱离了医患关系。有关这个问题，范家伟《中古时期的医者与病者》[③]中《病者拒药与命定论》一章有专门的论述，兹不赘言。

综合以上，可看到人们面对疾病时的应对，包括宗教、巫术手段，也包括求医以及自救，另外还有部分人群以命定论为指导消极对待医药，如此看来"病患"并不见得能直接导出"医患"关系。各个医疗圈子又有对患者的争夺，比如有人认为提高医药

---

① （清）阮元校刻：《十三经注疏·论语注疏》卷一二，中华书局，2009年，第4670页。

② 黄约瑟：《读〈前定录〉札记——唐代社会思想一瞥》，载刘健明编《黄约瑟隋唐史论集》，中华书局，1997年，第170页。

③ 范家伟：《中古时期的医者与病者》，复旦大学出版社，2010年。

水平可以从巫觋手中夺回患者，《宋书》卷八二《周朗传》："又针药之术，世寡复修，诊脉之伎，人鲜能达，民因是益征于鬼，遂弃于医，重令耗惑不反，死夭复半。今太医宜男女习教，在所应遣吏受业。如此，故当愈于媚神之愚，惩艾媵理之敝矣。"①周朗认为医药事业不振导致民众投向巫觋，故倡言设教立学提高社会医药水准，以杜"媚神之愚"。无独有偶，唐代名医许仁则也对巫术疗法全盘否定，他主张采取"事实胜于雄辩"的态度，积极采用药物治疗，以切实的疗效对比夺回患者："此病（疟疾）别有祈祷厌禳而差者，自是人心妄识，畏爱生病，亦犹弓影成蛊耳。必有不诬此法，专意信之，亦任其从禳祷之道。虽然，必须资药以救之。比见用药攻疗，无不差者；以法禳之，则有不效者。以此言之，明知病在于内，徒劳于外耳。"②

　　实际上患者的行为是复杂的、功利性的，他们一人之身可能同时处于各个医疗圈子，或者在不同阶段涉足不同的医疗圈子，简单疾病往往依靠医人或者自救，假如医药无效，患者则可能转向寺观、巫觋。杜牧弟弟杜颙的经历就是一个典型的例子，《樊川文集》卷一六《上宰相求湖州第二启》记载杜牧弟杜颙曾为镇海军幕府吏，患眼疾（白内障），听说同州有治眼名医石公集，于是杜牧请石公集到扬州，经过两次手术（针拨白内障）依旧没有治愈。会昌二年（842）"虢州庾使君"告诉他们同州还有一个眼医周师达，水平在石氏之上，杜牧以重金聘请周师达前来，但是周只是指出石公集诊断失误，未采取措施即离去。杜牧兄弟极

———————
① （南朝梁）沈约：《宋书》，中华书局，1977年，第2100—2101页。
② （唐）王焘：《外台秘要》卷五《许仁则疗疟方四首》，人民卫生出版社，1955年，第168页。

端失望。后来听说九疑山有隐士綦毋弘"能愈异疾"，忠州酆都县仙都观道士龚法义以能法术治病，故欲求为湖州刺史，希冀以"刺史之力，二人或可致"。[①] 杜氏兄弟的经历应该说具备一定的代表性，疾病之初还是依靠针药，屡遭挫折时便转而求助于法术。这种行为在古代是很常见的，我们暂可命名为"杜颙式行为"。

杜颙式行为具有鲜明的时代特色，那上面有巫术的残余，同时也体现了时代的进步。法国哲学家孔德总结人类认识有三个历史阶段，即神学阶段、形而上学阶段、实证科学阶段，汉以后医学正处于所谓"形而上学"阶段，主要特征是医学基础思想阴阳五行观念的确立和鬼神观念的逐渐式微，巫术疗法和物理化学疗法并存，并且已经在部分医人那里有了明确的分别。[②] 一般的患者的行为也与上古有了明显区别，上古患者以鬼神为致病源由，治疗伊始即医巫并用甚至信巫不信医，张荫麟说殷周时期"疾病的原因都推到鬼神，他们的欢心胜过医药，巫祝就是医生"[③]，金仕起亦指春秋以前"不仅占问病因、病情，连治疗、逐除疾病，此时期的医者大概都还不是不可或缺的角色"[④]。而到了汉代以后，我们看到了《史记·扁鹊仓公列传》中对"信巫不信医"的指责，以及王充《论衡》、曹植《说疫气》对鬼神致病观念的批驳。社会上虽然巫术疗法尚存，但操行巫术疗法的人群在

---

① （唐）杜牧：《樊川文集》，巴蜀书社，2007年，第1060—1061页。
② 于赓哲：《唐代医疗活动中咒禁术的退缩与保留》，《华中师范大学学报（人文社会科学版）》2008年第2期，61—68页。
③ 张荫麟：《中国史纲》，中华书局，2009年，第45页。
④ 金仕起：《古代医者的角色——兼论其身分与地位》，《新史学》1995年第6卷第1期，第1—48页。

缩减，南北方巫术应用程度也有了明显区别，[①] 患者平日多用物理化学疗法，遇有医者束手无措的疑难病症才转向巫觋，因此杜颙式行为可谓时代的典型。

　　下面以图示的方式对本节予以总结：

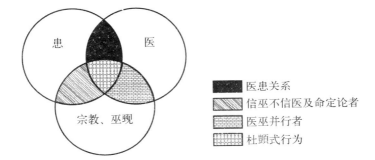

图 4 - 1　医疗关系示意图

　　本章重点在于论述图中黑色阴影部分即"医患关系"，也会旁及"杜颙式行为"。本章标题中的"医患关系"专指世俗医人与患者的关系，这是因为本章所要回答的是罗伊·波特（Roy Porter）们的问题，亦即中国传统医患关系的现代化意义，所以必须将"医"的定义与现代接轨。至于僧医和巫觋，前者有寺院经济作保障，医仅仅是宗教生活之一种，因此其与患者之关系与医者不同；后者在行医事之余，尚有其他巫事，亦与全靠患者生存的医人有区别，这两者与患者的关系请容以后撰文另考。

---

　　① 于赓哲：《唐代医疗活动中咒禁术的退缩与保留》，《华中师范大学学报（人文社会科学版）》2008 年第 2 期，61—68 页。

二、汉宋之间医患关系

笔者认为中古医患关系的特点是上层社会择医现象较为普遍，患者及其亲朋掌握医疗主动权，医人较为被动，并由此决定了中国传统医学某些要素的走向。占人口多数的下层民众则很少有择医、验医的资本，因此有时游离于医患关系之外。医人阶层也相应形成了一些特点。学界对医患关系中"医疗空间"很重视，笔者则认为在封闭式医疗模式和技术保密风气不变的情况下医疗空间问题并不重要。下面一一展开论述。

目前有关医患关系研究中主要的成果有蒋竹山《疾病与医疗——从〈祁忠敏公日记〉看晚明士人的病医关系》①、雷祥麟《负责任的医生与有信仰的病人——中西医论争与医病关系在民国时期的转变》②、祝平一《药医不死病，佛度有缘人：明、清的医疗市场、医学知识与医病关系》③以及张哲嘉"The Therapeutic Tug of War"④、古克礼（Christopher Cullen）"Patients and Healers in Late Imperial China：Evidence from the *Jinpingmei*（金瓶梅）"⑤、邱仲麟《医生与病人——明代的医病

---

① 蒋竹山：《疾病与医疗——从〈祁忠敏公日记〉看晚明士人的病医关系》，"中国的城市生活：十四至二十世纪"会议论文，2001年。

② 雷祥麟：《负责任的医生与有信仰的病人——中西医论争与医病关系在民国时期的转变》，《新史学》2003年第14卷第1期，第45—96页。

③ 祝平一：《药医不死病，佛度有缘人：明、清的医疗市场、医学知识与医病关系》，《"中央研究院"近代史研究所集刊》2010年第68期，第1—50页。

④ 张哲嘉：*The Therapeutic Tug of War*，University of Pennsylvania（宾夕法尼亚大学）博士学位论文，1998年。

⑤ ［英］Christopher Cullen，"Patients and Healers in Late Imperial China：Evidence from the Jinpingmei，"*History of Science*（1993）Vol. 31：pp. 99 – 150.

关系与医疗风习》①、杨念群《再造"病人"——中西医冲突下的空间政治（1832—1985）》②、张大庆《中国近代疾病社会史（1912—1937）》③ 第七章《疾病模式转变中的医患关系》等。以上主要是对于明清、近现代的研究，但其中提出的一些原则性问题对本章颇有启发。范家伟《中古时期的医者与病者》④ 主要论述中古时期，其中《病者的社会活动》、《病者拒药与命定论》二章涉及医患关系，甚为重要。以上这些成果多数将文人士大夫笔下的医患关系作为医患关系的主流加以研究，笔者认为有必要复原医患关系全貌，厘清医者的社会责任，这种责任直接决定了医者以及医学的旨趣。

（一）上层及富裕患者具有主动权，有择医、试医等现象

雷祥麟指出："在二十世纪以前的中国，医疗的主体是病人，病人自主地择医而求治，医生是被动地提供医疗服务。病人这方全家都会参与医疗过程，而且握有最终决定权。"⑤ 上述学界研究成果差不多都谈到了这个问题，在先秦、中古时期的史料中的确也能找到许多类似的例子。当时虽然已有官医制度，但绝大多数医人都是鬻技之辈，完全以市场马首是瞻，故

---

① 邱仲麟：《医生与病人——明代的医病关系与医疗风习》，载李建民主编《从医疗看中国史》，联经出版事业股份有限公司，2008 年，第 253—296 页。
② 杨念群：《再造"病人"——中西医冲突下的空间政治（1832—1985）》，中国人民大学出版社，2006 年。
③ 张大庆：《中国近代疾病社会史（1912—1937）》，山东教育出版社，2006 年。
④ 范家伟：《中古时期的医者与病者》，复旦大学出版社，2010 年。
⑤ 雷祥麟：《负责任的医生与有信仰的病人——中西医论争与医病关系在民国时期的转变》，《新史学》2003 年第 14 卷第 1 期，第 63 页。

贵胜之家往往成为其首选，而贵胜之家病患也最为挑剔，《列子·力命篇》：

> 季梁得病，七日大渐。……（其子）终谒三医：一曰矫氏，二曰俞氏，三曰卢氏，诊其所疾。矫氏谓季梁曰："汝寒温不节，虚实失度，病由饥饱色欲，精虑烦散，非天非鬼。虽渐，可攻也。"季梁曰："众医也，亟屏之。"俞氏曰："汝始则胎气不足，乳湩有余。病非一朝一夕之故，其所由来渐矣，弗可已也。"季梁曰："良医也，且食之。"卢氏曰："汝疾不由天，亦不由人，亦不由鬼。禀生授形，既有制之者矣，亦有知之者矣。药石其如汝何？"季梁曰："神医也，重贶遣之。"俄而季梁之疾自瘳。①

依姚际恒《古今伪书考》、梁启超《古书真伪及其年代》、马叙伦《〈列子〉伪书考》意见，《列子》属伪书，梁、马指其大约出于魏晋，则思想亦应有时代印记。故事本身寓意暂且不论，其中季梁三换医人倒是中古贵胜之家择医的典型写照，季梁同时延请三名医人，并且以自己的标准试验医人水准，然后加以选择。医人若想自己掌握诊疗全过程必须要预先征得同意，《周书》卷四七《姚僧垣传》：

> 大将军乐平公窦集暴感风疾，精神瞀乱，无所觉知。诸医先视者皆云已不可救。僧垣后至，曰："困则困矣，终当

---

① （战国）列子著，杨伯峻集释：《列子集释》，中华书局，1979年，第204页。

不死。若专以见付，相为治之。"其家忻然，请授方术。僧垣为合汤散，所患即瘳。①

医人掌握医疗全过程非常重要，这是诊疗的基本原则，但频繁地换医经常导致这一点无法实现，姚僧垣申明"专以见付"，意即不得转请他医，病患家属欣然同意，可能是因为姚身为名医具备权威性，其他医人则未必能如愿。孙思邈曾经就此陈述过医人的苦衷以及由此带来的危害，《备急千金要方》卷五《候痫法》：

> 若病家始发便来诣师，师可诊候。所解为法，作次序治之，以其节度首尾取差也。病家已经杂治无次序，不得制病，病则变异其本候，后师便不知其前证虚实，直依其后证作治，亦不得差也。要应精问察之，为前师所配，依取其前踪迹以为治，乃无逆耳。前师处汤，本应数剂乃差，而病家服一两剂未效，便谓不验，已后更问他师，师不寻前人为治寒温次序而更为治，而不次前师，治则弊也。或前已下之，后须平和疗以接之而得差也，或前人未下之，或不去者，或前治寒温失度，后人应调治之。是为治败病皆须邀射之，然后免耳。不依次第及不审察，必及重弊也。②

---

① （唐）令狐德棻等：《周书》，中华书局，1971年，第842页。
② （唐）孙思邈：《备急千金要方》，人民卫生出版社，1955年，第96页。

孙思邈的话向我们透露了如下信息：1. 患者往往是缺乏耐心的，稍有耽延未能见效即换医，古克礼（Christopher Cullen）在研究《金瓶梅》过程中发现这是中国古代患者普遍心态，他称之为患者在寻找"魔术子弹"；[①] 2. 换医行为严重影响到了医人的诊断施治；3. 当时并无医案可供后医探察前医所为（这是当时医人保密风气的体现）。孙思邈劝诫医人要凭借己力充分了解、考量前医对病情的影响。

患者亲朋对医疗的介入是中国古代医患关系的一个显著特点，孙思邈指出了这种现象对医疗效果的影响，《备急千金要方》卷七《风毒脚气》：

> 世间大有病人，亲朋故旧交游来问疾，其人曾不经一事，未读一方，自骋了了，诈作明能，谈说异端，或言是虚，或道是实，或云是风，或云是虫，或道是水，或云是痰，纷纭谬说，种种不同，破坏病人心意，不知孰是，迁延未定，时不待人，欻然致祸，各自散走。[②]

宋陈自明《外科精要·自序》：

> 古人云："贫无达士将金赠，病有闲人说药方。"此世之通患，历代不能革。[③]

① ［英］Christopher Cullen，"Patients and Healers in Late Imperial China：Evidence from the *Jinpingmei*，" *History of Science* 31（1993）：121。
② （唐）孙思邈：《备急千金要方》，人民卫生出版社，1955年，第154页。
③ （宋）陈自明编，（明）薛己校注：《外科精要》，人民卫生出版社，1982年，第2页。

亲朋之所以能有择医的"底气",正是因为医学的学术篱笆比较低,这与现代形成强烈对比,现代医院的宏伟建筑、精密仪器、专业术语构成一种权威镜像,对患者构成心理压迫,从而在医患关系伊始就占据主动地位。而中国传统医学基本思想来源于阴阳学说,以中庸之道为方法论,术语体系也是中国人比较熟悉的阴阳五行名词,故而没有高不可攀的学术篱笆,稍有文化者都觉得可以参与其中。更何况,在金元之前医学理论比起《黄帝内经》时代并无大的突破,"(魏晋以来)在前后约 700 年的漫长岁月里,我们既看不到基本理论有什么新的突破,也看不到辨证论治原则有什么新的发展。……所以这一时期的主要特点是实践医学的进一步发展,不论是对疾病的描写,还是新方、新药的记载,和上时期相比,都有了非常显著的进步"①。换句话说,此阶段内医学发展以经验积累为主,而医疗经验是每个人都不缺乏的,所以不少人都觉得自己有发言权。

由此也就出现了多种多样的择医方式,例如观察其文化水平,《北梦琐言》卷五"薛少师拒中外事"条:"唐薛廷珪少师……中间奉命册蜀先主为司徒,馆中旧疾发动,蜀人送当医人杨仆射,俾攻疗之。孤卿致书感谢,其书末请借肩舆,归京寻医。蜀主讶之,乃曰:'幸有方药,何不俟愈而行?'坚请且驻行轩,公谓客将曰:'夜来问此医官,殊不识字,安可以性命委之乎!'竟不服药而北归。"②

再比如以医典考验之,陈自明《外科精要·自序》:"况能疗

---

① 贾得道:《试论中国医学史的分期问题》,《中华医史杂志》1980 年第 1 期,第 58 页。

② (五代)孙光宪:《北梦琐言》,中华书局,2002 年,第 105 页。

痈疽、持补割、理折伤、攻牙疗痔，多是庸俗不通文理之人，一见文繁，即便厌弃。病家又执方论以诘难之，遂使医者鼫鼠技穷，中心惶惑。"①

"脉诊"在中国患者心目中历来有特殊地位，所以有的人故意隐瞒病情，以医人诊脉能力为考核标准。宋代苏轼《东坡志林》卷六记载了当时士大夫阶层流行的"困医"行为："医之明脉者天下盖一二数……士大夫多秘所患以求诊，以验医之能否，使索病于溟漠之中，辨虚实冷热于疑似之间。"②脉诊发展及后成了考验医人的重要手段，由此诞生出许多奇特夸张的文学故事，这一点前揭诸位先生文章已经提及，此不赘。

费孝通《乡土中国》指出中国传统社会是"熟人社会"，信息依赖人际关系辗转传递。所以医人的声誉、药方的效应也是通过这个渠道加以推介，择医的范围是有限的。面对病痛的威胁和财利的诱惑，打破这个束缚成了医、患双方的需求。笔者总结其渠道有如下三种：

1. 官医。官医体系的建立是政府力量打破既定人际关系网、介入熟人社会的结果，唐代中央有太医署，地方有医（学）博士及医学生可以为平民服务，但是笔者认为从其规模来看，作用是非常有限的，满足官方需求已属不易。③宋代官医规制比起唐代更为成熟，对社会贡献更大，但是官僚主义和资金等问题导致其功能受到限制，相关问题可参看梁其姿《宋元明的地方医疗资源

① （宋）陈自明编，（明）薛己校注：《外科精要》，人民卫生出版社，1982年，第1页。
② （宋）苏轼：《东坡志林》，《文渊阁四库全书》本。
③ 于赓哲：《唐代疾病、医疗史初探》第二章《唐代官方医疗机构的局限性》，中国社会科学出版社，2011年，第21—32页。

初探》①、陈元朋《两宋的医事制度及其社会功能》②。

2. 悬赏。所谓"异人多在市肆间"③，"异人"者多指术士医人。医人以财利为目的，故多游走市肆乡间，而悬赏和张榜则是医患双方摒弃熟人关系网络直接面对面的手段。《北齐书》卷四九《马嗣明传》："从驾往晋阳，至辽阳山中，数处见榜，云有人家女病，若有能治差者，购钱十万。诸名医多寻榜至，问病状，不敢下手。唯嗣明独治之。"④《集异记·狄梁公》："显庆中（狄仁杰）应制入关。路由华州阛阓之北，稠人广众聚观如堵，狄梁公引辔遥望，有巨牌大字云：'能疗此儿，酬绢千匹。'即就观之。"⑤《太平广记》卷八三"贾耽"条引《会昌解颐》："贾耽相公镇滑台日，有部民家富于财，而父偶得疾，身体渐瘦。糜粥不通，日饮鲜血半升而已。其家忧惧，乃多出金帛募善医者，自两京及山东诸道医人，无不至者。"⑥

3. 医人自我经营声誉。声誉的传播有利于刺破熟人社会的坚壁。故医者、患者均很重视，《本草经集注》有云："复患今之承籍者，多恃炫名价，亦不能精心研解，虚传声美，闻风竞往。自有新学该明而名称未播，贵胜以为始习，多不信用，委命虚

---

①　梁其姿：《宋元明的地方医疗资源初探》，载张国刚主编《中国社会历史评论》第三卷，中华书局，2001 年，第 219—237 页。

②　陈元朋：《两宋的医事制度及其社会功能》，《史原》1997 年第 20 期，第 263—316 页。

③　（宋）李昉等编，汪绍楹点校：《太平广记》卷三九"刘晏"条引《逸史》，中华书局，1961 年，第 245 页。

④　（唐）李百药：《北齐书》，中华书局，1972 年，第 681 页。

⑤　（唐）薛用弱：《集异记》卷二"狄梁公"，中华书局，1980 年，第 15 页。

⑥　（宋）李昉等编，汪绍楹点校：《太平广记》，中华书局，1961 年，第 535 页。

名，谅可惜也。京邑诸人，皆尚声誉，不取实事。"① 声誉意味着财富，故医人格外注重营造，前揭雷祥麟《负责任的医生与有信仰的病人》、邱仲麟《医生与病人——明代的医病关系与医疗风习》等文都揭示了这一点，兹不赘言。

（二）下层民众缺乏择医的资本

以往研究者多将传统医患关系中的择医现象作为重点加以论述，以此作为中国传统医学中患者居于主动地位的象征。但是笔者认为——起码在中古时期——这样的结论是受到了史料话语权的左右。五代以前印刷术尚不普及，书籍是文人、士大夫阶层传递信息的工具，故而其著者、受众均有一定范围，我们所引以为据的史料多半出自文人、士大夫之手，因此常被不自觉地带入他们的生活角色中。这是社会史研究常见的现象。通过前揭史料可以看到，择医现象主要出现在权贵和富裕阶层中。实际上，占人口大多数的下层民众甚少有择医的资本。但是由于他们在史料中难以留下只言片语，故而反倒居于不显眼的位置。如前所述，很多贫苦民众或者南方地区民众是无从选择的，要么自救，要么投奔巫觋、寺观，要么在医患关系中居于被动地位。有关中古时期下层民众医疗资源缺乏的状况，笔者在《唐代疾病、医疗史初探》第二、八章中已有论述，这些行为无不与医疗资源匮乏有关。

中古时期医人在政治上无前途可言，在社会中又为士大夫所

---

① 敦煌文书龙530号《本草经集注甲本残卷》，第211—222列，录文参马继兴等缉校：《敦煌医药文献辑校》，江苏古籍出版社，1998年，第551—552页。

不齿，人生出口狭窄，[①] 故专以财货为意，葛洪《抱朴子内篇》卷一五《杂应》："医多承袭世业，有名无实，但养虚声，以图财利。"[②] 张籍《赠任道人》："长安多病无生计，药铺医人乱索钱。"[③] 刘禹锡《刘禹锡文集》卷六《鉴药》中引用过当时人的一种观点："顾医之态，多啬术以自贵，遗患以要财，盍重求之，所至益深矣。"[④] 孙思邈幼年时为了看病几乎荡尽家产，所以他也说："代有医者，随逐时情，意在财物，不本性命。"[⑤]

唐代刘允章曾经有《直谏书》直言贫民有八苦，其中第八苦就是"病不得医"[⑥]，五代时期和凝曾痛陈广大贫民"家贫难召医师"[⑦]，没有一定的财力或者权力是无法招来医人尤其是名医的。前揭杜牧《樊川文集》卷一六《上宰相求湖州第二启》记载杜牧恳请宰相任命自己为湖州刺史，目的就是延请綦母宏（弘）、龚法义二位术士给杜颙看病，"刺史之力，二人或可致"，也就是说杜牧认为要想招致二位名术士只能依靠刺史级别的权势，所以不惜放下士大夫的矜持直接索官。杜氏兄弟尚且如此，下层民众境况可想而知。

---

①　宋丽华、于赓哲：《中古时期医人的社会地位》，载《唐史论丛》第 13 辑，三秦出版社，2011 年，第 241—244 页。

②　（晋）葛洪著，王明校释：《抱朴子内篇校释》，中华书局，1985 年，第 272 页。

③　（唐）张籍：《赠任道人》，《全唐诗》卷三八六，中华书局，1979 年，第 4352 页。

④　（唐）刘禹锡：《刘禹锡文集》，中华书局，1990 年，第 77 页。

⑤　（唐）孙思邈：《备急千金要方》卷二一《水肿》，人民卫生出版社，1955 年，第 384 页。

⑥　（宋）李昉等：《文苑英华》卷六七六，中华书局，1966 年，第 3482 页。

⑦　（宋）王钦若等编纂，周勋初等校订：《册府元龟》卷五五三《词臣部·献替二》，凤凰出版社，2006 年，第 6329 页。

面对被动的底层患者，医人自然也就不必迁就，傲慢、敷衍了事成为常见现象，梁简文帝《劝医论》：

> 况医之为道，九部之诊甚精，百药之品难究，……多以少壮之时涉猎方疏，略知甘草为甜，桂心为辣，便是宴驭自足，经方泯弃……然而疾者求我，又不能尽意攻治，……治疾者众，必以溢浪酬塞，恶之者多，爱之者鲜，是则日处百方，月为千治，未尝不轻其药性，任其死生。①

《刘禹锡文集》卷一〇《答道州薛郎中论方书书》：

> 愚少多病，犹省为童儿时，夙具襦袴，保姆抱之以如医巫家，针烙灌饵，恒然啼号，巫妪辄阳阳满志，引手直求。②

有的恶医甚至玩弄患者于股掌之间，《抱朴子内篇》卷九：

> 又兴古太守马氏在官，有亲故人投之求恤焉，马乃令此人出外住，诈云是神人道士，治病无不手下立愈。又令辨士游行，为之虚声，云能令盲者登视，躄者即行。于是四方云集，趋之如市，而钱帛固已山积矣。又敕诸求治病者，虽不便愈，当告人言愈也，如此则必愈；若告人未愈者，则

---

① （清）严可均编：《全上古三代秦汉三国六朝文》卷一一，中华书局，1958年，第 6026 页。
② （唐）刘禹锡：《刘禹锡文集》，中华书局，1990 年，第 129 页。

后终不愈也。道法正尔，不可不信。于是后人问前来者，前来辄告之云已愈，无敢言未愈者也。旬日之间，乃致巨富焉。①

案此人即是"医骗"，经营声誉的手段就是警告患者不可告诉后来者病未痊愈，否则病即不得愈，于是患者万马齐喑。骗子成功地用"运势"将众多患者分裂开来，使其彼此孤立不通信息。患者的主动权在此荡然无存。

大约不以财货为意者要另有经济来源才可，《北齐书》卷三九《崔季舒传》："季舒大好医术，天保中，于徙所无事，更锐意研精，遂为名手，多所全济。虽位望转高，未曾懈怠，纵贫贱厮养，亦为之疗。"② 崔季舒是官员，不靠医术生存，故而可以"贫贱厮养亦为之疗"，此种行为大约较为少见，故令史家觉得值得书写一笔。

下层民众之"择医"也不能说完全没有，当时民众多投奔运势极旺的"福医"或"时医"，此种风气自中古一直延续至明清，笔者曾就此现象进行过论述，兹移列如右："当时'福医'已然是一类医人的统称，这些人大概皆为医术不甚高明但是运气奇佳之属，求医者认为能借此沾光，以其运气而非医术治疗自己。'福医'现象的出现，实在是古代医人水平参差不齐、患者求医问药时'押宝'心理的体现，由于对医人水平没有把握，于是把希望寄托于运气，希冀'福医'的运气可以使自己痊愈，在这

---

① （晋）葛洪著，王明校释：《抱朴子内篇校释》，中华书局，1985 年，第 176 页。

② （唐）李百药：《北齐书》，中华书局，1972 年，第 513 页。

里，'疗效'与医人'水平'这两个原本密不可分的部分完全分离了，疗效被赋予了运命观的神秘色彩。"① 无权无势的患者只有依靠大家口耳相传的医人运势作为择医标准了，这是将自己的选择权交给了神秘的上苍。

① 于赓哲：《唐代疾病、医疗史初探》，中国社会科学出版社，2011 年，第43 页。

三、医患关系的影响——作坊抑或工厂

必须要说明的是，笔者否认全民都有择医现象并非是对医患关系中患者主动地位的否认，而是强调择医、试医现象只存在于少部分人群中。但是这少部分人代表的现象又的确是中国传统医患关系中的主流，如何解释这一矛盾？要回答这个问题必须回到前揭"医疗关系示意图"，面对疾病的威胁，医人原本就不是唯一的对抗力量，因此医患关系模式也就不必适应"效率医疗"的需求，只需满足"适医阶层"需求即可（所谓"适医阶层"以中上层社会为主）。现在它之所以变得如此重要，甚至要回答"对现代医疗体制能否有所助益"的问题，纯粹是因为现代研究者将其理解、放大为全民普适医患模式的结果。

笔者所谓"效率医疗"指的是以最大多数民众健康为目的、以社会整体医疗效率为先的医疗模式，这种模式是西方医学、医患关系发展的产物。在欧洲中世纪医疗事业中，宗教始终居于主导地位。[①] 其从业者分为"教内"、"教外"两大类，从业者较少依靠患者市场生存，故西方医学可以从人员这个角度保持一定的

---

① 中世纪西欧社会的医疗救治体系以教会为主体，以政府救济为辅助，以民间诊治为补充。《圣经》中记载有大量耶稣基督治病的例子，为教会照料救治病人树立了榜样，上到教皇，下至教士，都对医疗救治相当重视。有学者对此由衷赞叹："在中古欧洲所有调护病人的事情，皆完完全全的，归基督教会之人独办。"杨昌栋：《基督教在中古欧洲的贡献》，社会科学文献出版社，2000年，第35页。

独立性和理论思考空间。① 从中古到近代早期，大致经历了一个医患关系以医生为主动到关注与重视患者权益的过程，鉴于宗教的强烈影响，中世纪教内医疗中的死亡往往被归之于罪孽，治愈则因为是忏悔。在这种逻辑中，患者一方其实很难有话语权。而在教外医学中，医生一般也不会在医患纠纷中吃亏，因为仲裁者往往也是医生。即便是作为弱势群体的犹太医生，也往往在医疗纠纷案件审理中获胜。② 近代意义上的医院模式比近代医学诞生得还要早。③ 而医院和与之相适的开放式的、规范化的知识体系是效率医疗的基石。

识者或有问：西方中世纪医学就能保证效率医疗吗？答案是否定的——西方中世纪医学也不能保障效率医疗，不过那主要是医学思想、技术水平局限所致，但是在组织上则已经具备了实现效率医疗的基础条件，即开放的、合作的医疗体系（教会体系之下），以及集中治疗的医院组织。所以 16 世纪以后尽管以盖伦理论为代表的传统医学被摒弃，但是新兴的科学实证主义医学与医院组织相结合，很快焕发极大生机，其基本模式至今未变。中国

---

① 中世纪教外医学与教会医学主要的不同便是体现在从业人员的身份方面。教内医学的医生本身也是教士，其行医的目的也似乎并非治愈（cure），而是照护（care），因为后者更能体现出基督的爱。外科的实践被认为是"奇技淫巧"，难登大雅之堂，故而一般由世俗人员，特别是理发师完成。［美］Frederick F. Cartwright，*A Social History of Medicine*，London and New York：Longman，1977：22.

② ［美］Shatzmiller Joseph，*Jews，Medicine and Medieval Society*，University of California Press，1994：82. 对于近代以来的转型情况，可参邹翔：《近代早期英国政府医疗救助问题探析》，《齐鲁学刊》2007 年第 6 期，第 54—59 页；邹翔：《中世纪晚期与近代早期英国医院的世俗化转型》，《史学集刊》2010 年第 6 期，第 18—23 页。

③ 如在 14 世纪英国"不到四百万人口，却拥有六百家医院"。［美］施密特著，汪晓丹、赵巍译：《基督教对文明的影响》，北京大学出版社，2004 年，第 140 页。

则不然，无论是医学思想还是医疗组织形式都没有做好效率医疗的准备。如前所述，中国古代的世俗医人的生存缺乏宗教团体的支持，往往依靠患者市场，尤其是有权势及财力的患者，故在医患关系中患者始终是主动的一方。医人在这种情况下养成了一些良好传统，比如注重患者感受，强调辨证施治，但是有时不得不为了迎合患者采取一些非常手段，形成了一些行业"潜规则"。下面摘取一二加以论述：

（一）迎合与欺骗并存

孙思邈《备急千金要方》卷二一《水肿》：

> 论曰：大凡水病难治，瘥后特须慎于口味，又复病水人多嗜食不廉，所以此病难愈也。代有医者，随逐时情，意在财物，不本性命，病人欲食肉，于贵胜之处劝令食羊头蹄肉，如此者未见有一愈者。又此病百脉之中气水俱实，治者皆欲令泻之使虚，羊头蹄极补，哪得瘳愈？①

指出某些医人为了迎合患者甚至不顾医疗原则，一味满足其需要，深可指责。

徐大椿《医学源流论》卷下《病家论》：

> 天下之病，误于医家者固多，误于病家者尤多。……中更有用参附则喜，用攻剂则惧，服参附而死则委之命，服攻

---

① （唐）孙思邈：《备急千金要方》，人民卫生出版社，1955年，第384页。

伐而死则咎在医。使医者不敢对症用药。①

患者对医家的影响不仅仅体现在选择"此医"或"彼医",也体现在具体用药上面,对攻伐猛药的畏惧是人之常情,医家本应根据具体病情做出自己的决断,但是在患者的影响下往往一意逢迎,不敢承担责任,其根本动机是不愿在选择中被淘汰。在这种心态作用下,甚至有医人利用患者的初期信任"遗患求财",故意不根除疾病,迁延病情以牵制患者,《刘禹锡集》卷六《鉴药》引旁人劝说之语曰:"子之获是药,几神乎!诚难遭已。顾医之态,多蓄术以自贵,遗患以要财,盍重求之,所至益深矣!"②虽然刘禹锡最终是反对这个观点的,但细味其语气,显然这也是当时较常见的观点。陈自明《外科精要·自序》:"或有医者,用心不臧,贪人财利,不肯便投的当伐病之剂,惟恐效速而无所得,是祸不极则功不大矣。"③宋方勺撰《泊宅编》卷五记载有一个目击案例:"予目击二事,今书之以为世警。王居安秀才久苦痔,闻萧山有善工,力不能招致,遂命舟自乌墩走钱塘,舍于静邸中,使人迎医。医绝江至杭,既见,欣然为治药饵,且云:'请以五日为期,可以除根本。'初以一药放下大肠数寸,又以一药洗之,徐用药线结痔,信宿痔脱,其大如桃;复以药饵调养,数日遂安。此工初无难色,但放下大肠了,方议报谢之物,病者

---

① 徐大椿撰,万芳整理:《医学源流论》卷下《病家论》,人民卫生出版社,2007年,第102—103页。

② (唐)刘禹锡:《刘禹锡文集》,中华书局,1990年,第77页。

③ (宋)陈自明编,(明)薛己校注:《外科精要》,人民卫生出版社,1982年,第1页。

知命悬其手，尽许行囊所有为酬，方肯治疗。又玉山周仅调官京师，旧患膀胱气，外肾偏坠。有货药人云，只立谈间可使之正。约以万钱及三缣报之。相次入室中，施一针，所苦果平。周大喜，即如数负金帛而去。后半月，其疾如旧，使人访医者，已不见矣。"①

　　这种行为主要特征是让患者看到疗效，却不予以根治，从而使患者产生依赖心理。迎合患者与欺骗患者两种行为乍看起来截然相反，其根本动机却是同样的——稳住患者，使其不再换医。

（二）保密风气浓厚

　　保密风气是"教会徒弟饿死师傅"思想的体现，医人几乎全部仰赖市场生存，面对患者的择医试医，没有绝招是无法立足的，因此中国传统医界保密风气十分浓厚，直接影响了医学的发展。程衍道为《外台秘要》所作序言中说："间有二三验方，亦惟是父师传之子弟，绝不轻以示人，而其镌行于世者，率皆依样葫芦，时或改头换面，以博名高则已矣。"② 《千金翼方》卷五《妇人面药第五》："面脂手膏，衣香藻豆，仕人贵胜，皆是所要。然今之医门，极为秘惜，不许子弟泄露一法，至于父子之间亦不传示。"③ 面脂手膏这种美容品为达官贵人所喜好，利润当极丰厚，医人之间严格保密，父子亦不例外。《景定建康志》卷五〇："金陵属邑溧水、溧阳，旧多蛊毒。丞相韩滉之为浙西观察也，

　　① （宋）方勺：《泊宅编》，中华书局，1983 年，第 27—28 页。
　　② （唐）王焘：《外台秘要》，人民卫生出版社，1955 年，第 18 页。
　　③ （唐）孙思邈：《千金翼方》，人民卫生出版社，1955 年，第 64 页。

欲更其俗、绝其源，终不可得。时有僧住竹林寺，每绢一匹易药一圆，远近中蛊者多获全济。值滉小女有恶疾，浴于镇之温汤即愈。乃尽舍女之妆奁，造浮图庙于汤之右，谋名僧以葳寺事，有以竹林市药僧应之，滉欣然迎置，且求其药方，久之僧始献，于是其法流布。"① 这个僧人掌握着治疗"蛊毒"的秘方，一丸药就易绢一匹，韩滉只有以主事寺庙作为交换，才使其很不情愿地交出了药方。再例如《唐国史补》卷上："白岑尝遇异人传发背方，其验十全。岑卖弄以求利。后为淮南小将，节度使高适胁取其方，然终不甚效。岑至九江，为虎所食，驿吏收其囊中，乃得真本。太原王昇之写以传布。"② 这位白岑为节度使所迫而献药方，但是却打了埋伏，没有献出真正的药方。《酉阳杂俎》前集卷五："王潜在荆州，百姓张七政善止伤折，……其术终不肯传人。"③ 张七政是骨科医人，其技术拒绝传人。甚至于还有人本身没有秘方，却将众所周知的药方改头换面冒充秘方，导致医疗无效，宋陈自明《外科精要·自序》："又有自知众人尝用已效之方，而改易其名，而为秘方，或妄增药味以或（惑）众听，而反无效者亦多矣。"④

保密风气带来的恶果是显而易见的，它不但造成技术传播的障碍，也造成中医很多领域缺乏学术对话平台，规范化也就无从谈起。

---

① （宋）马光祖：《景定建康志》卷五〇，收于《宋元方志丛刊》第2册，中华书局，1990年，第2173页。
② （唐）李肇：《唐国史补》，上海古籍出版社，1979年，第18页。
③ （唐）段成式撰，方南生点校：《酉阳杂俎》，中华书局，1981年，第12页。
④ （宋）陈自明编，（明）薛己校注：《外科精要》，人民卫生出版社，1982年，第2页。

（三）恶性竞争

《备急千金要方》卷一《治病略例第三》：

> 古来医人，皆相嫉害，扁鹊为秦太医令李醯所害即其事
> 也。一医处方，不得使别医和合，脱或私加毒药，令人增
> 疾，渐以致困，如此者非一，特须慎之。宁可不服其药，以
> 任天真。不得使愚医相嫉，贼人性命，甚可哀伤。[①]

医人之间恶性竞争，竟然能到了不顾患者安危以毒药嫁祸他
医的地步，正是因为患者中普遍存在择医现象，医疗过程中会有
多医参与，才使得这种行为有了实施的可能。揣摩孙思邈口气，
这种现象在当时并不罕见。竞争至如此地步，足以骇人耳目。

（四）对效率医疗的不以为意

笔者认为中国传统医学更注重的是医疗对象个体的医疗效
果，对于效率医疗缺乏思想和技术上的准备。个中原因值得分
析，可能涉及自然哲学、医学思想、诊疗技术能力等，但是医患
关系范围的界定是不可忽视的一端。如图 4 - 1 所示，医者原本
是医疗队伍中的一支而已，他们在历史上从来没有担负过效率医

---

① （唐）孙思邈：《备急千金要方》，人民卫生出版社，1955 年，第 2 页。孙思
邈《孙真人千金方》避高宗讳，以《治病篇》为《理病篇》，文字作"古来医人相嫉，
扁鹊为秦太医令所害，即其事也。一医处方，不得使别医和合，脱或私加毒药，令人
增疾，渐以致困，如此者非一，特须慎之。乃可不服其药，任其天真。不得使愚医相
嫉，贼人性命，甚可哀伤。"（孙思邈：《孙真人千金方》，人民卫生出版社，2000 年，
第 5 页。）

疗的责任，因此也就不会产生相应的技术、组织、思想。这原本不应成为一个史学问题（我们不能以现代性的要求溯及过往），但是既然要回答罗伊·波特（Roy Porter）和席文（Nathan Sivin）的问题，就有必要对此加以解析。

笔者认为医者对效率医疗不以为意的主要理由是：

1. 医者，意也

医人对于医学采取的是可意会不可言传的态度，对于个体疗效追求精益求精，对于效率医疗没有思想和技术上的准备。

《旧唐书》卷一九一《许胤宗传》：

> 时关中多骨蒸病，得之必死，递相连染，诸医无能疗者。胤宗每疗，无不愈。或谓曰："公医术若神，何不著书以贻将来？"胤宗曰："医者，意也，在人思虑。又脉候幽微，苦其难别，意之所解，口莫能宣。且古之名手，唯是别脉，脉既精别，然后识病。夫病之于药，有正相当者，唯须单用一味，直攻彼病，药力既纯，病即立愈。今人不能别脉，莫识病源，以情臆度，多安药味，譬之于猎，未知兔所，多发人马，空地遮围，或冀一人偶然逢也。如此疗疾，不亦疏乎！假令一药偶然当病，复共他味相和，君臣相制，气势不行，所以难差，谅由于此。脉之深趣，既不可言，虚设经方，岂加于旧？吾思之久矣，故不能著述耳。"[1]

---

① （后晋）刘昫等：《旧唐书》卷一九一《许胤宗传》，中华书局，1975年，第5091页。

许胤宗面对大规模传染病，应对传播其术以拯救更大范围患者的要求时以"医者，意也"加以拒绝。这并不意味着他"冷血"，而是因为他认为医术的精湛全凭医人个人的领悟，可意会不可言传。因此他亲手诊疗患者百发百中（姑且称之为"点对点"的医疗模式），但是却对"面对面"的效率医疗缺乏热衷。

"医者，意也"这句话出自东汉名医郭玉，是医学史上的名言，支持者以其为中医灵活处方、把握全局、辨证施治的象征，批评者以其为中医缺乏规范、不科学的象征。廖育群《医者意也——认识中医》专以此为书名，阐释这句话产生的背景与中医依靠"医者意也"所获得的顽强生命力。[1] 正如廖先生所言，"医者，意也"刚开始的含义比较单纯[2]，后世医家不断赋予其新的含义。笔者认为，此段话在中古时期的主要含义就是医学玄妙，可意会不可言传，医家技艺的精进全靠个人领悟。研究者可以从多角度理解这句话，但是就本章所讨论的医患关系而言，很明显，可意会不可言传的医学是拒绝规范化的，而规范化正是效率医疗所必需的。

2. 理想化的医人培养模式难以大规模培养医人队伍

效率医疗还要求一定规模的医人队伍，这一点在中国也缺乏合适的土壤。民间医人不少，但是合格医人占多大比例是很成问题的，相关问题笔者《唐代疾病、医疗史初探》第三章《民间医人水平评估——由"福医"、"时医"现象说起》已有论述，兹不

① 廖育群：《医者意也——认识中医》，广西师范大学出版社，2006年。
② 廖育群认为"医者，意也"出自《后汉书·郭玉传》，"不过是指医家的注意力"（同上书，第43—44页）。笔者对此不敢苟同。《后汉书·郭玉传》已有"神存于心手之际，可得解而不可得言也"，与后世许胤宗、孙思邈的表述无大异。若专指注意力，何出此言？

赘。值得关注的是中国传统医学对合格医人的要求极高，追求的
是精品而非规模化产品，孙思邈《千金翼方·自序》：

> 若夫医道之为言，实惟意也。固以神存心手之际，意析
> 毫芒之里。当其情之所得，口不能言，数之所在，言不能
> 谕。然则三部九候，乃经络之枢机；气少神余，亦针刺之钧
> 轴。况乎良医则贵察声色，神工则深究萌芽。心考锱铢，安
> 假悬衡之验；敏同机骇，曾无挂发之淹。非天下之至精，其
> 孰能与于此？是故先王镂之于玉板，往圣藏之以金匮，岂不
> 以营叠至道、括囊真赜者与！①

这段话出发点仍然是"医者，意也"，但是其着眼点在于强
调医人领悟真谛之难，"非天下之至精，其孰能与于此"，若非天
才很难成为"大医"。孙思邈对于培养"大医"提出过具体方案，
《备急千金要方》卷一《大医习业》：

> 凡欲为大医，必须谙《素问》、《甲乙》、《黄帝针经》、
> 《明堂流注》、十二经脉、三部九候、五藏六腑、表里孔穴、
> 《本草》、《药对》、张仲景、王叔和、阮河南、范东阳、张
> 苗、靳邵等诸部经方，又须妙解阴阳禄命、诸家相法及灼
> 龟、五兆、《周易》、六壬，并须精熟，如此乃得为大医。若
> 不尔者，如无目夜游，动致颠殒。次须熟读此方，寻思妙
> 理，留意钻研，始可与言于医道者矣。又须涉猎群书。何

者？若不读五经，不知有仁义之道；不读三史，不知有古今
之事；不读诸子，睹事则不能默而识之；不读内经，则不知
有慈悲喜舍之德；不读庄老，不能任真体运，则吉凶拘忌触
涂而生。至于五行休王、七耀天文，并须探赜，若能具而学
之，则于医道无所滞碍，尽善尽美矣。①

　　孙思邈还对医德提出过较高要求，这是治医史者众所周知
的，兹不赘。这里重点谈的是他对医人知识储备的要求——医
学、阴阳、儒、道无所不包，读完这些书并掌握相关技艺需要多
长年限没有明确记载，但是唐代官医教育制度可以从侧面提供一
个衡量标准，兹以《天圣令》复原唐《医疾令》和《大唐六典》
卷一四太医署条为依据列表如下：

唐代官医学习期限一览表

分　科		学　习　内　容	学习年限
医生	体疗	《甲乙》、《脉经》、《本草》，兼习《张仲景》、《小品》、《集验》等方	七年
	疮肿、少小		五年
	耳目口齿		四年
	角法		三年
针生		《素问》、《黄帝针经》、《明堂》、《脉诀》，兼习《流注》、《偃侧》等图，《赤乌神针》等经。	七年
按摩生		诵伤折经方及刺缚之法	三年
咒禁生		咒禁、解忤、持禁之法	二年

---

① （唐）孙思邈：《备急千金要方》，人民卫生出版社，1955 年，第 21 页。

分　科	学　习　内　容	学习年限
药园生	读《本草》，辨识诸药并采种之法	
女医	安胎、产难及疮肿、伤折、针灸之法	五年

可以看到，官方医学校中较为简单的科目学习期限自二年至五年不等，而"医生"与"针生"是重点教育对象，学习期限一般在七年左右。"医生"与"针生"的学习内容还不及孙思邈心目中医人必学内容的零头，已经需要七年，那么完成孙思邈的要求岂不已人届中年？孙思邈本人就是中年以后出名的，估计这就是他个人经验的总结。这是一种理想化建议，包含着将医人队伍提升到兼儒兼医层次的希冀，但是当时医人阶层是鬻技阶层，且文化程度参差不齐，很难有人可以做到，这也就是孙思邈、王焘们慨叹"世无良医，枉死者半"的原因。笔者并不认为孙思邈的教育计划真的付诸实施过，而是要强调其心态——对灵性、学习内容的要求如此之高，他在提出这些要求的时候显然并未考虑过规模化培养医人团队的效率问题。这原本也不是应该由医人们考虑的问题。

学界对于近代西方医院进入中国后的医疗空间问题比较关注，以前揭杨念群《再造"病人"》为例，第二章《对陌生空间的恐惧与接纳》主要阐释的是西方医疗空间进入中国后，国人对西医封闭医疗空间的恐惧和医院治疗"委托制"、脱离家人视野的不理解，伴随着当时民族主义的高涨，在晚清社会形成了众多有关西医医院的想象与谣言。面对抵制，西医不得不做出一些调整。但是笔者要从另一个角度来看待这个问题——医疗空间不是标志中西医疗模式的鸿沟，中国历史上并不缺乏类似"医院"这样割裂患者与家庭关系、独立封闭的医疗空间，中国诞生不出近代意义上医院的原因是中国传统医学的封闭式诊疗模式。

中国传统医学模式的空间问题是很灵活的，医人和患者都有可能在自家或者对方家中，或者是第三方空间（例如药肆）实施医疗行为，患者的家属有时也会被摒弃在外，例如北魏僧鸾《调气方》中提出的助产方式，基本原则就是在整个过程中将产妇家人完全隔离，不许他们参与，目的在于避免"傍人扰扰，令其惊怖；惊怖畜结，生理不和，和气一乱，痛切唯甚"，这种隔离一直持续到产后调理。① 《隋书》卷七三《辛公义传》："暑月疫时，病人或至数百，厅廊悉满。公义亲设一榻，独坐其间，终日连夕，对之理事。所得秩俸，尽用市药，为迎医疗之，躬劝其饮食，于是悉差。方召其亲戚而喻之曰……诸病家子孙，惭谢而去。"② 也是脱离患者家人控制的医疗行为。

患者迎医入门是常见现象，如《太平御览》卷二六五载王隐《晋书》曰："陶侃，字士衡，鄱阳人。为郡主簿。夫人病，欲使主簿迎医于数百里。天大寒雪，各辞，疾召侃使行，侃曰：'资于事父以事君。夫人亦当父母，安有父母之病而闻迎医不便行也？'"③《贞观政要·孝友》："司空房玄龄事继母，能以色养，

---

① （唐）王焘：《外台秘要》卷三三《〈产乳〉序论三首》，人民卫生出版社，1955年，第924页。

② （唐）魏徵、令狐德棻：《隋书》，中华书局，1973年，第1682页。

③ （宋）李昉等：《太平御览》，中华书局，1960年，第1239页。

恭谨过人。其母病，请医人至门，必迎拜垂泣。"①

  同一个医人也可能上门医疗，也可能在家接诊，例如《唐国史补》卷中记载有人登门求名医王彦伯医治："郑云逵与王彦伯邻居，尝有客来求医，误造云逵门。云逵知之，延入与诊候曰：'热风颇甚。'客又请药方。云逵曰：'某是给事中，若觅国医王彦伯，东邻是也。'客惊走而出。"② 此为乌龙事件，但既然病者敢于登门，邻居郑云逵也敢装模作样模仿王氏诊病，可见王彦伯在家接诊乃是常事。同一个王彦伯，也常被迎到病家诊疗，《太平广记》卷三〇六"卢佩"条引《河东记》："（卢佩）将欲竭产以求国医王彦伯治之。彦伯声势重，造次不可一见，佩日往祈请焉。半年余，乃许一到。"③ 前揭杜颎式行为中迎医、就医都是常见行为，所以说中国传统医学诊疗模式中空间问题并不重要，原本就无一定之规。而且中国历史上也不乏类似医院的组织，笔者将汉——宋之间出现的"医院"排列成表：

汉宋之间"医院"一览表

名　称	时　代	史　料　出　处
	西汉	《汉书》卷一二《平帝纪》："郡国大旱，蝗，青州尤甚，民流亡。……民疾疫者，舍空邸第，为置医药。"④

  ① （唐）吴兢：《贞观政要》卷一五，上海古籍出版社，1978年，第160页。
  ② （唐）李肇：《唐国史补》，上海古籍出版社，1979年，第33页。
  ③ （宋）李昉等编，汪绍楹点校：《太平广记》，中华书局，1961年，第2426页。
  ④ （汉）班固：《汉书》，中华书局，1962年，第353页。

续表

名　称	时　代	史　料　出　处
	北魏	《魏书》卷八《世宗宣武帝纪》："（永平三年）冬十月……丙申，诏曰：'可敕太常，于闲敞之处别立一馆，使京畿内外疾病之徒，咸令居处。严敕医署，分师疗治。'"①
疠疾坊	南朝后梁	《续高僧传》卷二《隋西京大兴善寺北天竺沙门那连提黎耶舍传》："（梁天保七年，公元568年）收养疠疾（麻风病），男女别坊，四事供承，务令周给。"②
（悲田）病坊	唐代宋代	《旧唐书》、《新唐书》、《唐会要》、《会昌一品集》、《续资治通鉴长编》、《宋史》等
福田院	唐代宋代	《太平广记》、《续资治通鉴长编》、《玉海》等
将理院	北宋	《东都事略》卷九七
安济坊	北宋	《宋史》、《东都事略》等
养济院	两宋	《宋史》、《景定建康志》、《咸淳临安志》等
安养院（医院）③	南宋	南宋苏州《平江图》、《黄氏日抄》、《文忠集》等

　　另外，还有一些民间组织也许具有部分医疗功能，但是证据缺乏，无法列入，比如唐代的药方邑。"药方邑"应属于社邑之一种，见于库木吐拉所出大谷文书 8047 号《唐大历十六年（781）三月杨三娘举钱契》："大历十六年三月廿日，杨三娘为要

---

　　① （北齐）魏收：《魏书》，中华书局，1974 年，第 210 页。
　　② （唐）道宣撰，郭绍林点校：《续高僧传》，中华书局，2014 年，第 35 页。
　　③ "医院"是"安养院"俗称，见王謇《宋平江城坊考》，江苏古籍出版社，1986 年，第 153 页。

钱用，遂于药方邑举钱壹阡文……"大谷文书 8056 号《唐大历十六年（781）六月米十四举钱契》："大历十六年六月廿日，米十四为要钱用，遂于药方邑举月抽钱壹阡文……"两件文书均出土于库木吐拉废寺遗址，刘安志、陈国灿《唐代安西都护府对龟兹的治理》："'药方邑'当是唐代龟兹地区佛寺内的一种慈善性组织，带有民间社邑性质，其主要活动是治病救人。"① 案佛寺常有悲田病坊，然官府亦曾有病坊之设，杜正乾《唐病坊表征》总结唐代官办病坊共有三次高峰，分别为唐玄宗、唐肃宗、唐武宗时期。玄宗时期官办病坊可能并未将民间与佛寺之间的医疗关系完全切断，而安史乱后龟兹悬隔坚守，肃宗重置官办病坊的指令在此可能并未得到遵行，所以在文书中药方邑与佛寺密切相关。杜正乾根据 P.2862＋P.2626 号《唐天宝年代敦煌郡会计牒》总结官办病坊资金来源有二："一是病坊作为敦煌郡官署衙门，当由官府供给糜食和杂物，……二是病坊用官钱出贷生利。"② 则民间医疗组织可能也有类似措施，即一方面依靠佛寺供给，一方面依靠社邑"义聚"出贷牟利，因此笔者在此猜测——既然依托于佛寺，说明药方邑在医疗技术方面尚不能独立，它的主要功能可能是保障成员们的医疗费用，因此不能将其定性为真正的医疗机构。当然这仅是推测，尚需进一步详考。唐《大秦景教流行中国碑》证明基督徒也曾在中国从事医疗，他们是否将基督教的医疗模式带入中国，也是一个尚待考证的问题。

但是这些医疗组织基本上都是慈善机构，模式多半是"医

---

① 刘安志、陈国灿：《唐代安西都护府对龟兹的治理》，《历史研究》2006 年第 1 期，第 47 页。
② 杜正乾：《唐病坊表征》，《敦煌研究》2001 年第 1 期，第 125 页。

院＋贫困救济站"，因此与今天医院有所区别。更重要的是它们都没有能够持之以恒并且对中国医疗模式产生根本性的影响。究其原因，笔者认为有如下几条：

1. 这些组织多半是官办机构或者宗教慈善组织，因此受政治、社会外在因素影响大。这其中最典型的是唐代的悲田病坊，它创办于佛寺，但是其管理权却被官方褫夺，目的在于与僧团争夺民众。孙永如《唐代"病坊"考》①、葛承雍《唐代乞丐与病坊探讨》②、前揭杜正乾《唐病坊表征》、高濑奈津子《唐代悲田养病坊的变迁及其成立背景》③ 等对此已有论述，兹不赘。笔者同意杜正乾先生的结论："毫无讳言的是，唐代病坊之设，基本上是官样文章。"④ 宋代也有类似问题。徽宗时期官办医疗组织建设达到了一个高峰，这与徽宗本人的道教思想有关，但是和唐代一样，宋代官办组织缺乏效率且不能持之以恒，⑤ 这是历史上绝大多数官办社会功能组织的宿命。

2. 中国传统医学缺乏医疗分工产生的基壤，阻碍效率医疗和医院模式。何谓"医疗分工"？它指的是医疗过程中各科之间、医药之间的分工合作，其知识体系要求是开放式的，其管理和学说要求是规范化的，这是效率医疗的需求，是医院成立的基石。

----

① 孙永如：《唐代"病坊"考》，《中国史研究》1987 年第 4 期，第 90 页。
② 葛承雍：《唐代乞丐与病坊探讨》，《人文杂志》1992 年第 6 期，第 87—91 页。
③ ［日］高濑奈津子：《唐代悲田养病坊的变迁及其成立背景》，《佛教史学研究》第 45 卷第 1 期，2002 年，第 31—54 页。
④ 杜正乾：《唐病坊表征》，《敦煌研究》2001 年第 1 期，第 126 页。
⑤ 有关宋代医疗机构和慈善事业请参看梁其姿：《宋元明的地方医疗资源初探》，载张国刚主编《中国社会历史评论》第三卷，中华书局，2001 年，219—237 页。

西方教会医院成立之初即实现了集中治疗，教会体系下不存在保密现象，教士之间也有开放的合作，而中国传统医学的情况则比较复杂，一方面的确出现了医药分工，一方面名医们对此又持消极态度，而且行业保密色彩以及封闭式的诊疗模式始终未变，"医者，意也"也拒绝规范化，所以缺乏医疗分工的基壤。

上古传说中，神农、巫彭等医学人物本身就是采药者，客观反映出当时医药不分家的状况。医药分工起于何时已不可详考，此乃社会分工之一环，应该说具备积极意义，南朝梁代陶弘景《本草经集注》：

> 今诸药采治之法，既并用见成，非能自掘，……众医都不识药，惟听市人，市人又不辨究，皆委采送之家。①

由此看来，那时就已经存在比较成熟的采—商—医患这样的药材流通渠道。但是陶弘景对于这种分工的态度值得玩味，他紧跟着就指出了其消极一面：

> 采送之家，传习治拙，真伪好恶莫测，所以有钟乳酢煮令白，细辛水渍使直，黄耆蜜蒸为甜，当归酒洒取润，螵蛸胶着桑枝，蜈蚣朱足令赤。诸有此等，皆非事实，世用既久，转以成法，非复可改，末如之何。又依方分药，不量剥

---

① 中国国家图书馆藏敦煌文书龙 530 号《本草经集注甲本残卷》第 225—226 行。录文参马继兴：《敦煌医药文献辑校》，凤凰出版集团，2007 年，第 553 页。

治。如远志、牡丹，裁不收半；地黄、门冬，三分耗一。凡去皮除心之属，分两皆不复相应，病家唯依此用，不知更称。又王公贵胜，合药之日，悉付群下。其中好药贵石，无不窃遣。乃言紫石、丹砂吞出洗取，一片经数十过卖。诸有此等例，巧伪百端，皆非事实。虽复鉴检，初不能觉。以此治病，理难即效。斯并药家之盈虚，不得咎医人之浅拙也。①

考察其语气，陶弘景使用了"全称性称谓"，指斥"采送之家"药学知识低下，甚至有很多造假行为，一般患者在剂量等问题上又缺乏常识，导致疗效受限。起码可以说他对医药分工是颇有微词的。

唐代孙思邈则基本上对医药分工持否定态度，《备急千金要方》卷一：

> 古之善医者，皆自采药……今之为医，不自采药，……古之医有自将采取，阴干暴干皆悉如法，用药必依土地，所以治十得九。今之医者，但知诊脉处方，不委采药时节，至于出处土地、新陈虚实皆不悉。②

孙思邈对药材"自采"非常看重，将疗效不如古人的原因归结为医者不自采药，不熟药性，所以紧接着他下了一个重要的断语：

---

① 中国国家图书馆藏敦煌文书龙 530 号《本草经集注甲本残卷》第 235—237 行。录文参马继兴：《敦煌医药文献辑校》，江苏古籍出版社，2007 年，第 553 页。
② （唐）孙思邈：《备急千金要方》，人民卫生出版社，1955 年，第 31 页。

所以治十不得五六者，实由于此。①

这是对医者不熟药性的指斥，也可看作是对医药分工的指斥。至宋代文彦博《节用本草图·自序》尚有云：

盖古医药率多自采。故桐君著采药录，备花叶形色，别其是非真假，用之决无乖误，服之感得痊愈。而又择郡国地产之良，及春秋秀实之候。今则不然，药肆不能尽识，但凭采送之人，医工鲜通本草，莫辨良苦之难，加之赝伪，遂以合和，以兹疗治，宜其寡效。②

宋代医药分工已较成熟，城乡私营药肆比前代发达，四川等地已经形成规模很大的药市，文彦博尚健在的熙宁九年（1076年），京师设立了"熟药局"，后来扩展为和剂局（负责制药）、惠民局（负责出售药品），面向百姓出售药品，并且相对应地编纂《太平惠民和剂局方》等方书，《针灸资生经·原表》记载后来又"比诏会府，咸置药局"③，历史上第一次全国范围内建立起官方药材制造、销售体系④。但是文彦博仍然对医药分工基本否定。

案分工是医药事业进步的象征，但是名医、名人们对此表示

---

① （唐）孙思邈：《备急千金要方》，人民卫生出版社，1955年，第31页。
② （宋）文彦博：《节用本草图·序》，载［日］冈西为人：《宋以前医籍考》第二十《诸家本草》，人民卫生出版社，1958年，第1374页。
③ （宋）王执中：《针灸资生经·原表》，《文渊阁四库全书》本。
④ 相关问题可参看前揭梁其姿：《宋元明的地方医疗资源初探》，载张国刚主编《中国社会历史评论》第三卷，中华书局，2001年，第219—237页。

反对，这是因为他们秉承的是古老传统——医与药视为不可分割的整体，甚至药材有时还被赋予神秘主义的色彩，孙思邈《千金翼方》卷二〇《杂病》在叙述了一系列药方之后说："此等多是上古圣仙愍苦厄人，遂造此方以救之，皆云买药不可争价，当知其深意云尔。"① 揣摩其语气，先是赋予药材神秘色彩，"买药不可争价"前面的"皆云"似乎是说这在当时已是为世人所认可的普遍现象。此说也许是受壶公故事影响，《太平广记》卷一二引《神仙传》："壶公者，不知其姓名也。今世所有召军符、召鬼神治病玉府符，凡二十余卷，皆出自公，故总名'壶公符'。时汝南有费长房者，为市掾，忽见公从远方来，入市卖药。人莫识之，卖药口不二价，治病皆愈。语买人曰：'服此药必吐某物，某日当愈。'事无不效。其钱日收数万，便施与市中贫乏饥冻者，唯留三五十。常悬一空壶于屋上，日入之后，公跳入壶中。人莫能见。"② 这就是医学象征"悬壶救世"的出处，壶公是仙人，轻财是中国神话体系内多数仙人的特征，因此唐人可能认为"争价"这种市井行为会破坏药材的神秘特性进而影响药性。在这种思想背景下，药材交给市井之人、脱离医人掌控被视为是不可思议的。然而，医药分工能提高医疗效率，所以在中国还是继续走了下去（否则也没有同仁堂之类的成功），但是这个问题反映出名医、名人们的思想确实与效率医疗的需求格格不入。还是那句话——他们对此缺乏思想动机。

　　更重要的一点是：中国传统医学一直到明清时期都没有改变

---

① （唐）孙思邈：《千金翼方》卷二〇，人民卫生出版社，1955 年，第 236 页。
② （宋）李昉等编，汪绍楹点校：《太平广记》，中华书局，1961 年，第 80 页。

技术保密、医人之间互相封闭的状态，民国著名医学家伍连德云："数千年来，吾国之通病，偶有所得，秘而不宣，则日久渐就湮灭。"[1] 医人诊疗以师徒相随走街串巷或者坐堂为主，医人之间合作之案例比较少见，传统医患关系决定了他们习惯从他医手中"接手"，而不习惯于与他医"携手"。他们的知识来自家传或者师徒相授，对于个人技艺和经验有强烈的保密意识，对于医药分工也有部分人持保留态度。另外，"医者，意也"的观念也与规范化技术要求相背离。近代意义上的医院必须实行标准化管理，开放诊疗技术，实行紧密衔接的医疗分工，所以说中国这块土地上若没有外来因素刺激，是不可能诞生真正意义上的医院的。

这里还牵扯到另一个重大问题，即中国传统医学的"辨证施治"诊疗模式——重视患者个人情况的调查，重视自然环境、气候的影响，重视个人体质的影响，同病不同治，同药不同病，以人为中心，而不是以病为中心，这就是席文（Nathan Sivin）们所羡慕的模式。但是这种模式笔者认为也与传统的医患关系息息相关，是中医精益求精追求个体医疗效果的产物，而且对医人的要求更高，更适应"医者，意也"的发挥。兹事体大，不是本章可以解决的，请容以后再考。总而言之，按照中国传统医学的自然发展脉络，是不可能诞生出以效率医疗为目的的医院体系的。中国传统医患关系更像是一件精美的手工艺品，注重患者的感受，注重个体疗效，从身体到心理都予以关怀，但是却忽略了效

---

[1] 伍连德：《论中国当筹防病之方实行卫生之法》，《中华医学杂志》1915年第1期，第13—23页。

率医疗效率问题——在中国古代这本不是一个严重的问题，因为传统的医患关系没有赋予医人这个使命。

近现代意义上的医院及其相关制度组织的原型诞生于中世纪，如前所述，这可能要归因于宗教传统。古老的医院到了工业化时代如鱼得水，它像工厂一样"维修"病人，以病为中心，而不是以人为中心，会在许多方面牺牲患者的利益，但是却满足了工业化社会最迫切的需求——效率。

四、谁可借鉴

陈寅恪倡导"了解之同情",而中医又是如此奇特的一门学科,它从来没有割裂过自己与历史的联系,它的思想、技术都渗透着二千年前的血液。而现代医学是一门全新的学科,正如罗伊·波特在《剑桥医学史》中文版序言里所说:"在亚洲医学基本上原封不动地保持着它的古老传统,尊重古代的经典文献之时,今天的西方医学与众不同的是,在某种程度上它已背离了自己的传统,走向了新的方向。尤其是从 16 世纪文艺复兴以后,盖仑和其他希腊--罗马医学家的著作逐渐被抛弃,人们认为真理不是在于过去而是在于现在和未来;不是在书本中而是在躯体上;医学进步不是取决于更好地理解古代的权威而是取决于观察、实验、新事实的收集以及对病人生前和死后的密切检查。"①

当古老的中医需要回答"你能否为现代医学提供帮助"的时候,我们必须要明白:这是以现代需求溯及既往。中医的行为方式自有其时代根基,它是农业静态社会的产物,现在要求它来满足西医这个工业时代产物的需求,追根溯源就变得极其重要。在史料话语权的迷雾作用下,尤其在近代中医阶层自觉不自觉按照"科学"面目打扮中医的背景下,展现在外来者面前的中医已不复旧日面目。本章目的就在于"复原"与"回答"。

受到思想、技术手段和经济生活的影响,世俗医者原本就不

---

① [美]罗伊·波特等编著,张大庆等译:《剑桥医学史》,吉林人民出版社,2000 年,中文版序言第 3 页。

是中国古代医疗事业的唯一承担者，因此其医学思想、技术和医疗模式（当然包括医患关系）必然建立在这个前提之下。社会也好、医界本身也好，都没有对医者提出过"效率医疗"的要求。世俗医者缺乏宗教团体的支持，无法在经济上获得独立，故而高度仰赖市场生存，而权贵及富裕阶层则是他们的首选。由于医者有求于这些患者，再加上传统医学的学术篱笆比较低，所以患者及其亲友就成为医患关系中主动的一方，他们频繁试医、择医，导致医人出现了恶性竞争、技术保密等陋习，但是也有积极的一面，即在激烈的竞争下医人注重诊疗的个体疗效，以患者为中心，辨证施治，以至于对比现代医患关系显得温情脉脉。

但是占人口多数的下层民众是很难享受到这种温情的，他们或者求助于巫觋寺观，或者实施自救，游离于医患关系之外，或者在求医问药过程中甚少有择医试医的资本，因此我们实在很难说上述那种以患者为中心的医患关系就是中国古代医患关系的主流。但是有趣的是史料展现在我们面前的的确是这种医患关系，这无疑是一个矛盾。这个矛盾产生的根源就在于我们现代人舍弃了历史上医患关系的种种，只关心我们所需要的那一部分，刚好中古的史料话语权始终掌握在士大夫阶层手中，两者契合，我们就将这种医患关系看作是中国传统医患关系的主流。

问题的关键即是个体疗效和社会化效率医疗的矛盾。传统医学的主要特点是技术与诊疗模式的封闭，对医人个人素质有着极高的要求，所以建立一支成规模的合乎名医要求的医人队伍难上加难。封闭式的诊疗模式拒绝开放与分工，所以效率医疗的基石——医院也就不可能在中国诞生。尽管中国历史上屡次出现类似医院的组织，但无不是昙花一现，从反面证明了这一点。"医者意也"和"辨证施治"产生的原因有很多，其中医患关系绝对是不可忽视的一宗。传统医学对于个体疗效是非常在意的，对于社会化效率则缺乏思想和技术的准备。现代人在思考传统医患关系的"现代化价值"的时候，万不可忽视其历史背景。

但是，传统医患关系中某些思想内核是完全可以继承的，比如以人为中心而不是以病为中心，注重环境与心理的影响等等。20 世纪 90 年代以来出现了崭新的循证医学，大有取代传统诊疗模式之势，其原则是慎重、准确和明智地应用目前可获取的最佳研究证据，同时结合临床医师的知识与经验，尊重患者的价值观和意愿，将三者结合在一起，制定出具体的、尽可能完美的治疗方案，在"尊重患者的价值观和意愿"这一点上与中医医患关系原则相契合，传统医患关系的价值观可以在循证医学领域发挥价值。

第五章

散落的卫生

——现代视角的古史寻觅

　　本章讨论的时间段，以"中古"为主。"中古"时间界定依据内藤湖南的划分，即东汉后期至唐五代（2 世纪后期—10 世纪中期，含第一、二过渡期）。这一阶段是中国医学思想定型、有关疫病理论发展并逐步成熟的过程，故具有很强的代表性。笔者在《古典医学的"西学镜像"》[①] 一文中已经阐释了西方因素对现代医学史研究者思维模式的影响。中国的医学乃至中国最近一个半世纪的历史是西方文明笼罩之下的历史，即便是掺杂着强烈民族自尊心的医学史研究者，也在不自觉中受到西方医学的巨大影响，从而形成了弱势文明面对强势文明时典型的思维模式：面对西医的强大压力，传统医界要保护的是自己的地位，而途径则是照着西医的样式反复阐明自身的"科学性"，在站到西医对面的同时也成为其映像（Abbildung），从而反证了西医的统治力。尤其在五四新文化运动之后，全社会对"科学"宗教般的崇拜更使得传统医界不得不对自己与"科学"不一致的地方做出"科学"的解释。卫生问题也历经了这样的历程。

　　有关近现代卫生问题与中国现代化国家形成历史的研究汗牛充栋，"卫生"与"现代性"已经连为一体。但是，唯有面对西方强势文明才能产生出这样的问题意识。如果没有西方的打断，而是按照中国历史固有脉络继续发展的话，永远也不可能出现

---

　　① 　于赓哲、梁丽：《古典医学的"西学镜像"》，《人文杂志》2013 年第 10 期，第 93—102 页。

"公共卫生",这是因为"卫生"的各个要素本来分别呈现于其他领域内,从未作为一个整体进入中国人的头脑当中。中国古代的社会特点使得这些要素也不可能成为整体,国家力量不可能这样做,社会力量更不可能。也就是说,这些卫生要素如同一颗颗散落的珍珠,始终没有一根主线将它们串联起来形成一条完整的项链。

一、中国古代对"卫生"的认识

汉语"卫生"一词来自《庄子·庚桑楚》中的"卫生之经",原本是单纯的卫护生命之意,其现代意义完全是近代西方以及日本影响的结果。余新忠《晚清"卫生"概念演变探略》一文已作较为详尽的考证,此不赘言。本章所探讨的"中国古代的卫生"问题,实际上也是站在西学角度审视国史的产物。现代卫生体系是建立在对细菌、病毒和流行病的实证分析基础之上的。即便是黑死病之后的欧洲,尽管距离实证主义阶段还相差甚远,但永久性的公共卫生部门的建立也以较为丰富的对病源的直观认识作为基础。中国古代无论是政府的医疗机构、政府和宗族对基层社会的掌控、有经验的医人团队、对药物的认知水平都较为完善,但这些要素却无法"组装"在一起成为所谓"卫生体系",这是中国人对疾病的认识所致,同时也是因为中国人有其他的渠道作为卫护健康的手段。中国古代虽然疫情不断发生,但没有像黑死病那样从根本上颠覆旧有体系的重大疾病的刺激,也是卫生体系迟迟未能建立的原因。

对于疾病成因的认识决定了卫护健康的手段。中国古代对疾病的认识中自然没有细菌和病毒的观念[1]，而"气"则是一个值得瞩目的要素，尤其是在传染病以及流行病方面。气被视为疾病的载体，它通行于各种解释之中，可以弥平各种理论的裂痕，而它的特性导致人们认为它可以被躲避或者抵抗，但是却无法通过公共手段加以消除。

张嘉凤总结了古人所认为的六种疾病相染的途径：一，与病人的直接接触；二，与病人长时间或者近距离的接触；三，在特定地点参加特定活动；四，异常的气候与环境变化；五，饮食；六，遭鬼排击。[2] 总而言之，对于疫病的成因，古人认为主要是人与人之间的传染和鬼神的作祟。需要重点指出的是——在古人纷繁复杂的论述之中可以发现"气"的作用，无论是形而上学的致病原因解释，还是鬼神致病的解释，都有一根主线将其串联——气。余新忠认为："自张仲景的《伤寒杂病论》问世以后，中国医学关于内科疾病基本将其分成因感受外邪引起的伤寒和由自身病变导致的杂病两大类，疫病无疑属于前者。对于引发伤寒的外邪，古人有不同的说法，比如'六气'、'时气'、'四时不正之气'、'异气'、'杂气'、'戾气'等等，而且也一直处于发展变化之中，但总体上基本都是在'气'这一认识框架下展开的。大体而言，较早时期，关注点较多地集中在反常的自然之气，如'六气'、'四时不正之气'等，而宋元以降，开始越来越重视

---

[1] 有关中医致病观念与西医细菌、病毒观念的冲突与整合可参看皮国立：《近代中医的身体观与思想转型：唐宗海与中西医汇通时代》，生活·读书·新知三联书店，2008年。

[2] 张嘉凤：《"疫病"与"相染"——以〈诸病源候论〉为中心试论魏晋至隋唐之间医籍的疾病观》，载李建民主编《生命与医疗》，中国大百科全书出版社，2005年，第406页。

'气'中的杂质与污秽的因素,特别是随着吴有性的《瘟疫论》的出版和清代温病学派的形成,到清前期,医界逐渐形成了有关疫病成因的较为系统的认识,即认为,戾气即疫气是由暑湿燥火等四时不正之气混入病气、尸气以及其他秽浊之气而形成的,并进一步密切了疫气与'毒'之间的关系,特别在乾隆晚期以后的医籍中,往往将疫气与毒气相联,认为'是毒气与瘟疫相为终始者也'。与此同时,有关瘟疫的传染,理论上基本秉承疫气相染的认识,即认为瘟疫的传染通过'气'来传播,不过对接触传播、食物传播、水传播、虫媒传播等传播方式也产生了一些直观或隐约的认知,但总体上并没有突破疫气传染的认识框架。"①

即便在将疫病归结为鬼神作祟时也可看到:鬼神将疾病传给人类的主要媒介之一依然是"气"。《诸病源候论》将传染病源归结为"鬼邪之毒气"、"客邪鬼气"、"邪毒之气"、"邪气"等。②可以说,在致病的各项要素中,除了少数(例如饮食)之外,多数都与"气"相关联。"气"成为各项致病因素的"串绳"。之所以用如此篇幅论述"气"的重要性是想提请注意:中国古人认为气的来源是多样的,可能是污秽,可能是鬼神,可能是极端气候,所以也就有着各种不同的应对手段,而这些应对手段造成了"卫生"措施的分割,这些措施散落在各个领域内。可以说理论的束缚、医疗领域的有限、医者的自我定位、各种有意无意的"类卫生"手段的预先占位、政府对此的麻木均是中国古代不会

① 余新忠:《从避疫到防疫:晚清因应疫病观念的演变》,《华中师范大学学报(人文社会科学版)》2008年第2期,第52页。
② (隋)巢元方等撰,南京中医学院校释:《诸病源候论校释》,人民卫生出版社,1980年,第668—672页。

诞生现代意义上"卫生"的重要原因。

中国历史上尽管疫情不断，但是从未有过类似欧洲黑死病那样影响巨大的疫情，因此也很难因为刺激而将种种与卫护健康相关的手段进行整合和修正，形成所谓"卫生"。既然对疫病成因的认识难以突破气的观念，那么如何应对这种疫气就是这些手段的主题，而其所采用的实际办法往往与现代医学某些要点暗相契合。例如元和五年（810）柳公绰向皇帝进献的《太医箴》：

> 天布寒暑，不私于人。……寒暑满天地之间，浃肌肤于外；好爱溢耳目之前，诱心知于内。清洁为堤，奔射犹败，气行无间，隙不在大。……人乘气生，嗜欲以萌，气离有患，气凝则成。巧必丧真，智必诱情，去彼烦虑，在此诚明。医之上者，理于未然，患居虑后，防处事先。心静乐行，体和道全，然后能德施万物，以享亿年。①

柳公绰的本意并不是阐释医理，而是以此劝诫皇帝不要痴迷于享乐，要以德为治国之先，而德对治国的重要性就如同那些卫护健康的手段对人体的重要性一样。但这段话无意中颇能反映当时对"卫生"的看法：1．"气"弥漫天地之间；2．"清洁"是抵御疾病的堤坝；3．"气行无间，隙不在大"，即气是无孔不入的；4．个人的修行可以抵御疾病。

---

① （后晋）刘昫等：《旧唐书》卷一六五《柳公绰传》，中华书局，1975 年，第 4301 页。

二、中国古代"卫生"未成系统的原因

这里提到的清洁、个人体质的增强均符合现代卫生之道。但是问题在于谁来整合？如何能放大成为公共事务？这两个问题恰恰是中国古代卫生的瓶颈。以现代人的视角考虑卫生问题时，难免会将目光投向医人阶层和政府；而显然在中国古代两者均未有这样做的动机。

首先来看医人。因为医术原本就只是应对疾病的众多手段之一罢了。在上一章中，笔者曾指出：如果将"医"看作是当时人认可的应对疾病的手段的话，那么古代"医"的范围十分宽泛，人员包括传统意义上的"医人"，也包括僧道、巫觋（手段包括宗教、巫术和物理化学疗法），他们也是医疗团体的重要组成。甚至于还有部分人群拒绝进入医疗体系内，例如当时宗教、巫觋手段盛行，很多人信巫不信医，这一点在南方尤为突出，一直到宋代还有很多地方从不知医药为何物。另外，持"命定论"者也大有人在，他们将生死和疾病看作是天数已定，因此拒绝进入医疗范围内。另外，长久以来医疗资源的匮乏导致很多民众习惯于自救。例如灸法的盛行就是一个证据，而政府也在鼓励民众采取自救。因此面对疾病的威胁，医人原本就不是唯一的对抗力量，而且中国古代医人缺乏宗教团体作为后盾，完全仰赖市场生存，所以他们只需满足"适医阶层"需求即可（以中上层社会为主）。

在印刷术普及（10 世纪）之前，医界留下著作的人屈指可数，可以说话语权掌握在医界精英手中。而观其对医学的态度，可以感觉到在魏晋时期医人似乎更关注个人的成仙得道，对于公共事务缺乏兴趣。而且这是一个道教定型的时代，也是神仙思想浓厚的时代，甚至政务活动中巫术行为都屡见不鲜。①有不少医界精英的目光主要着眼在如何成仙久生之上，林富士《试论中国早期道教对于医药的态度》②对此已有详论，此不赘。以葛洪、陶弘景为代表的部分医界精英医技的精进只可归因为宗教理想的需求，显然不会致力于公共事务。而一般的基层医人影响力有限，文化水平亦有限，人数虽夥但多蝇营狗苟之辈，所重者财货也，正如葛洪轻蔑指出的那样："医多承袭世业，有名无实，但养虚声，以图财利。"③可以说无论是掌握着话语权的精英医人，还是占从业者大多数的基层医人，均缺乏为全民健康考虑的动机。尤其是那时的医患关系决定了医人只习惯被动地等待患者的召唤，而没有采取主动措施参与公共事务的动机，也正因为如此，面对大规模疫情，医人不见得认为自己是应对的主力。他们并不缺乏社会责任感，但是他们没有把这种责任感升华为"卫生措施"的动机和能力。

在传统医学思想中与"卫生"最为接近的是"未病"思想。《黄帝内经·灵枢·逆顺》："上工治未病，不治已病。"④

---

①　例如西汉前期设有"秘祝"之官，如有灾祸则以巫术转嫁给百官及百姓〔（汉）班固：《汉书》卷二五《郊祀志》："祝官有秘祝，即有灾祥，辄祝祠移过于下。"中华书局，1962年，第1209页。天下如有大灾殃，皇帝甚至可以移过于丞相，迫其自杀〔（汉）班固：《汉书》卷八四《翟方进传》，中华书局1962年版，第3422—3424页〕。以上都是制度体系内的例证，至于超出制度体系的巫术活动更是不胜枚举，戾太子"巫蛊案"正是典型，所有这些都说明了汉代政事活动中巫术的活跃。
②　林富士：《试论中国早期道教对于医药的态度》，载李建民主编《生命与医疗》，中国大百科全书出版社，2005年，第162—192页。
③　（晋）葛洪著，王明校释：《抱朴子内篇校释》卷一五《杂应》，中华书局，1985年，第272页。
④　河北医学院校释：《灵枢经校释》卷八《逆顺》，人民卫生出版社，2009年，第559页。

《黄帝内经·素问·四气调神大论》:"是故圣人不治已病治未病,不治已乱治未乱,此之谓也。夫病已成而后药之,乱已成而后治之,譬犹渴而穿井,斗而铸锥,不亦晚乎!"①

《金匮要略·脏腑经络先后病脉证》:"问曰:上工治未病,何也?师曰:夫治未病者,见肝之病,知肝传脾,当先实脾,四季脾王不受邪,即勿补之;中工不晓相传,见肝之病,不解实脾,惟治肝也。"②

《备急千金药方》卷一:"又曰上医医未病之病。中医医欲病之病。下医医已病之病。"③

所谓"未病"指的是疾病处于潜伏状态,人的机体已受邪侵但尚处于无症状或症状较不显著阶段。这里包含着对医、患两方面的要求:首先,此时洞察病情是医者的至高境界,故备受推崇;其次,患者可通过个人的修行达到将疾病遏制在萌芽状态的目的。例如葛洪《抱朴子内篇》卷一八《地真》:

> 故一人之身,一国之象也。胸腹之位,犹宫室也。四肢之列,犹郊境也。骨节之分,犹百官也。神犹君也,血犹臣也,气犹民也。故知治身,则能治国也。夫爱其民所以安其国,养其气所以全其身。民散则国亡,气竭即身死,死者不可生也,亡者不可存也。是以至人消未起之患,治未病之

① 《黄帝内经素问》,人民卫生出版社,1963年,第14页。
② (汉)张仲景述,(晋)王叔和集:《金匮要略方论》,人民卫生出版社,2012年,第3页。
③ (唐)孙思邈:《备急千金要方》,人民卫生出版社,1955年,第3页。

疾，医之于无事之前，不追之于既逝之后。①

《兰室秘藏》认为个人生活细节的注意可保证健康：

> 夫上古圣人，饮食有节，起居有常，不妄作劳，形与神俱，百岁乃去，此谓治未病也。今时之人，去圣人久远则不然，饮食失节，起居失宜，妄作劳役，形气俱伤，故病而后药之，是治其已病也。推其百病之源，皆因饮食劳倦，而胃气、元气散解，不能滋荣百脉，灌溉脏腑，卫护周身之所致也。②

《备急千金药方》卷二七《养性》：

> 夫养性者，欲所习以成性。性自为善，不习无不利也。性既自善，内外百病皆悉不生，祸乱灾害亦无由作。此养性之大经也。善养性者则治未病之病，是其义也。故养性者不但饵药餐霞，其在兼于百行。百行周备，虽绝药饵，足以遐年；德行不克，纵服玉液金丹，未能延寿。③

这里提到"性善"，事关人的个人修行，孙氏甚至认为这比药物还要重要。本于中国医学的朝鲜《东医宝鉴》也有类似看

---

① （晋）葛洪著，王明校释：《抱朴子内篇校释》卷一八《地真》，中华书局，1985年，第326页。

② （金）李杲：《兰室秘藏》卷上，明《古今医统正脉全书》本。

③ （唐）孙思邈：《备急千金要方》，人民卫生出版社，1955年，第476页。

法:"至人治于未病之先,医家治于已病之后。治于未病之先者,曰治心,曰修养;治于已病之后者,曰药饵,曰砭。虽治之法有二,而病之源则一,未必不由因心而生也。"① 病从心起,故"治心"、"修养"是保持健康的首要条件。

从这两段重要的论述可以看到,中国传统医学思想并不是从规避和消除病源角度考虑"未病"问题,而是将预防未病看作个人修行,并且是衡量医人水准的重要标准。按理说有关未病的概念最接近卫生概念,但是很显然,传统医学又把这个概念归结为个人事务——患者与医者的个人事务。所以并不存在针对未病的"卫生"机制。所以长久以来,医者对于全民健康的促进也主要是体现在个人行医和著书立说层面。清代《皇朝经世文统编》卷九九《论养生》的作者在目睹西方人的种种卫生措施后,对中国人各自为战的现象痛心疾首:

> 遇有疾疫,不特各人自谋医治,自为保卫,地方官府尤必代为之计,使合境之人同登寿域而后已。较中国之施医设局,任人自便,来者听之,不来者勿强不同。②

中国"施医设局,任人自便"的举动实际上是古来传统,将个人纳入公共卫生体系需要政府、医人、医学思想共同努力,但是医者以及以其为载体的医学主流思想很明显未曾向这个方向努力

① (朝鲜)许浚撰,高光震等校释:《东医宝鉴校释》内景篇一《以道疗病》,人民卫生出版社,2000年,第10页。
② (清)邵之棠辑:《皇朝经世文统编》卷九九《格物部五·医学·论养生》,光绪辛丑年(1901)上海宝善斋石印本,第3函第7册第29页。

过。而这也是中国古代所谓"卫生"与现代化的卫生迥然有别的一个重要特征，现代化的卫生体系是以强制性为主要特征的，无论是接种、隔离、环境清洁都需要强制性作为保障，近、现代化国家的行政技术力量也是卫生措施得以实施的技术基础，而古代社会显然是缺乏这种保障的。

古代中国是一个威权社会，是一个超稳定的金字塔型社会结构，政府处于金字塔尖。按理说能够将社会力量整合起来建立卫生体系的只有政府。中国历史上的官医系统一直不发达，与多数医学史研究者认为的相反，表面看起来健全的机构一则规模有限，二则职责局限于为宫廷和官府服务，对整个社会的帮助十分有限。而且除了官医机构，也没有哪个机构对公共健康负责。相关问题笔者《唐代疾病、医疗史初探》已有论述。兹不赘。以往的研究者经常列举古史中政府种种"卫生行为"，借以说明中国古代已有卫生事业。但是笔者认为，这些措施往往是零散的、非持续性的，并非统一规划，而多半与官员个人兴趣有关。其中很多属于无心插柳，只是在客观上起到了卫生效果而已，行为者本身并不属意于此。

三、中国中古时期城市散落的卫生"体系"

在此谨以唐代（618—907 年）长安城为例。这是当时世界上最大的城市之一，总面积 84 平方公里，常住人口在 70—100 万之间。这样的城市往往是传染病高发区。但是唐代史料中长安城内的大规模瘟疫的记载比较少，而且似乎其他唐代城镇的卫生做得都不差。

近代以来西方和日本人将中国人视为"不卫生"、"污秽"的代名词，但这似乎只是明朝中期（公元 16 世纪）以来中国人口激增、居民密度加大之后的状况，中古中国并非如此。虽然地方性疫情常有记载，但大规模、致死率高的疫情并不多见，靳强统计唐代三百年间大规模疫情只有三次。[1] 来此游历的阿拉伯人也说："中国人比印度人更为健康。在中国，疾病较少，中国人看上去较为健壮，很少看到一个盲人或者独目失明的人，也很少看到一个残废人，而在印度，这一类的人则是屡见不鲜的。"[2] 此阶段内中国人平均寿命可达五十岁以上[3]，这个数字大概在整个古代社会来说都是相当不错的成绩。中国人比印度人更健康的原因首先是因为温带疾病原本就比热带少。另外，"卫生"也是不可或缺的重要因素。只是此时的"卫生"并非是一个整体，而且散落体现在各个方面：

---

[1]　靳强：《唐代自然灾害问题述略——侧重于灾害资料的统计与分析》，《魏晋南北朝隋唐史资料》第 20 辑，武汉大学出版社，2003 年，第 98 页。

[2]　穆根来、汶江、黄倬汉译：《中国印度见闻录》第七十二条，中华书局，2001 年，第 25 页。

[3]　参看李燕捷：《唐人年寿研究》，文津出版社，1994 年。

1. 排污

中国自古以来重视农业追肥，故始终保持着较高的地力水平。东亚将粪便视作贵重的农业肥料而倍加珍惜[1]，西方人粪的使用虽然也有记载，但并未大规模、系统化地使用，所以在中世纪的文本中，欧洲各个大城市中气味成为突出的符号和人们抱怨的焦点。但是在同时期中国的史料中，这个现象似乎并不多见。城乡之间的生态平衡依靠农村向城市提供粮食和蔬菜，城市向农村提供人畜粪便加以维系。[2] 至少从唐代开始，粪便就是商品，[3]而粪料充足的田地甚至会引发纷争。唐大顺元年（890）正月，沙州百姓索咄儿等状："城西有地贰拾伍亩，除高就下，粪土饱足，今被人劫将，言道博换阿你本地，在于城东。白强碱卤，种物不出，任收本地。营农时决逼，气噎闷绝，不知所至。"[4] 索咄儿因为被强行换走"粪土饱足"之土地而与人纷争，足可见对此种土地的重视。所以中国城镇的粪便往往会得到及时的处理，

---

① 关于人粪肥商品化问题可以参阅以下研究，李伯重：《明清江南肥料需求的数量分析》，《清史研究》1999 年第 1 期，第 30—38 页；Xue Yong. "Treasure Nightsoil As If It Were Gold: Economic and Ecological Links between Urban and Rural Areas in Late Imperial Jiangnan", in *Late Imperial China*, Volume 26, Number 1, June 2005, pp. 41 - 71；[日]熊泽徹，《江戸の下肥値下げ運動と領々惣代》，《史学杂志》94 编，1985 年，482—511 页；[日]小林茂：《日本屎尿問題源流考》，明石书店，1983 年。

② 参阅 [日]滝川勉：《東アジア農業における地力再生産を考える——糞尿利用の歴史的考察》，《アジア経済》45（3）2004 年 3 月；[日]德桥曜编著：《環境と景観の社会史》，文化书房博文社，2004 年，第 13—48 页。

③ 据《朝野金载》补辑："少府监裴匪舒奏卖苑中官马粪，岁得钱二十万贯。刘仁轨曰：恐后代称唐家卖马粪。"（唐）张鷟著，赵守俨点校：《朝野金载》，中华书局，1979 年，第 172 页；（唐）张鷟著，赵守俨点校：《朝野金载》卷三："长安富民罗会，以剔粪为业……会世副其业，家财巨万。"中华书局，1979 年，第 75 页。

④ ［日]池田温著，龚泽铣译：《中国古代籍帐研究》，中华书局，1984 年，第 588 页。

尤其是水稻种植业发达的明清时期，南方城镇的粪便往往成为抢手货，卫生在无意中得到维护。

中国古代城市排水一般依靠三种方式：沟渠排水、直接排入江河、渗井。前两种方式自先秦就已出现，只有少部分沟渠采用了暗渠，多数属于明沟，所以对城市卫生构成巨大威胁。《唐代长安城考古纪略》指出唐长安城每一座居民坊四周都有明沟，宽度在2.5米以上，架桥通过。所以长安城内苍蝇应该不少，《酉阳杂俎》前集卷一七："长安秋多蝇。成式尝日读《百家》五卷，颇为所扰，触睫隐字，驱不能已。"① 韩愈亦表露过他对于长安城多蚊蝇的厌恶（以此引申对宵小之徒的蔑视），《杂诗四首》其一云："朝蝇不须驱，暮蚊不可拍。蝇蚊满八区，可尽与相格？得时能几时，与汝恣唼咋。"② 在《秋怀诗》第四首里他期盼清秋的寒气能驱走苍蝇："秋气日恻恻，秋空日凌凌。上无枝上蜩，下无盘中蝇。岂不感时节，耳目去所憎。"③ 因此长安城居民消化系统疾病十分常见。另外，明沟死水也会造成疟疾的流行，笔者在《〈新菩萨经〉、〈劝善经〉背后的疾病恐慌——试论唐五代主要疾病种类》中论述了唐人主要疾病种类④，其中疟疾排列在最前面，估计与这种排水方式有关。不过就中国自然环境而言，中国北方是温带，疟疾以间日疟、三日疟为主，危害程度较低。这是中国的幸运之处。而南方亚热带盛行恶性疟，但是由于症状

① （唐）段成式撰，方南生点校：《酉阳杂俎》，中华书局，1981年，第168页。
② 此诗作于元和十一年（816），韩愈其时任右庶子，正在长安，因此描绘的是长安的状况。（唐）韩愈著，卞孝萱、张清华编选：《韩愈集》，凤凰出版社，2006年，第112页。
③ 同上书，第146页。
④ 于赓哲：《〈新菩萨经〉〈劝善经〉背后的疾病恐慌——试论唐五代主要疾病种类》，《南开大学学报（哲学社会科学版）》2006年第5期，第62—70页。

与间日疟、三日疟不同，故被称为"瘴气"。五代以后中国城镇急速扩张，人口日增，与排水相关的传染病问题日渐突出，梁庚尧[①]、包伟民[②]对此均有涉及，这也是宋以后城镇改造过程中，排水始终是重中之重的原因所在。

除了渠道和河水之外，渗井也在中国古代城市中广泛运用。这种将污水排入地下的方式也会对健康构成重大影响，但是其时效却是比较慢的。汉代长安城自建成到水皆咸卤历经大约八百年的时间，[③] 而唐代长安城广泛使用渗井的恶果一直到明代才有明显体现。

2. 城市布局与坊市制

城市布局又是一个令人感兴趣的话题，居住密度、人群的隔离、居住区与商业区的分割毫无疑问会对卫生产生影响。中国中古城市布局经历了一个重大变化——以唐后期、五代为界限，此前的城市人口密度不算大，而且有严格的坊市制度，即居民里坊和市场分离，城市以街道划分为整齐的棋盘状布局，居民坊呈矩形，四周有高耸的坊墙，夜间常实行宵禁，并设有专人管理。这种建筑布局形式起自公元 4 世纪末期初建的北魏首都平城（今山西大同），493 年成为新首都的洛阳延续了这个布局，[④] 此后一直影响到隋唐长安和洛阳的布局。

---

① 梁庚尧：《南宋城市的公共卫生问题》，《"中央研究院"历史语言研究所集刊》1999 年第 70 本第 1 分。

② 包伟民：《试论宋代城市发展中的新问题》，《中国史研究》（韩国）第 40 辑，2006 年 2 月。

③ （唐）魏徵、令狐德棻：《隋书》卷七八《庾季才》，中华书局，1973 年，第 1766 页。

④ 牛润珍：《东魏北齐邺京里坊制度考》，《晋阳学刊》，2009 年第 6 期，第 81—85 页。

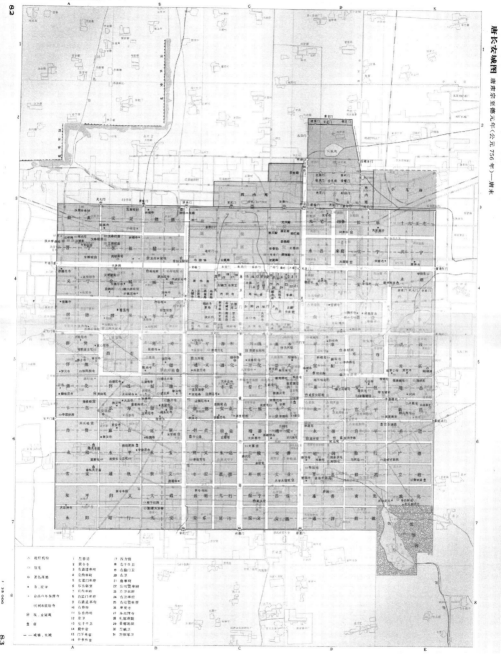

图 5-1　唐代长安城平面图①，可见整齐的棋盘状布局

——————————————

① 史念海主编：《西安历史地图集》，西安地图出版社，1996 年，第 82—83 页。

　　唐代长安城各坊墙基厚度达到 2.5 米—3 米，黄土夯筑。[1]
这种居民坊布局的初衷是加强治安管理，所以伴随有严格的宵禁
制度。按照考古发掘，唐代长安城外郭有 9 座城门，14 条东西
大街，11 条南北大街。按照《长安志图》等史籍记载，南北向
街道宽都是 100 步，东西向的街道共 14 条，宽度有 47 步、60
步、100 步三种，根据实测，可探测到的街道宽度一般都在 69
米—147 米之间，[2] 部分证实了史料记载。同时唐代前、中期实
行严格的坊市制度，限制商品经济活动时间，例如《唐会要》卷
八六有关东西市管理的记载显示唐代商品经济活动区域、交易时
间都有着严格的限制，再加上宵禁，人群接触受限，这对疫病防
治的积极作用是不言而喻的，这种布局设置初衷与卫生无关，却
可能在客观上起到了防疫的作用。

　　但是这种坊市制度在 8 世纪后期已经逐渐松动，商品经济活
动频繁出现在坊内，加藤繁《宋代都市的发展》一文指出：唐宋
之际"坊市制崩溃"，中国的城市从传统封闭式的坊市制发展成
为开放式的街市制。[3] 坊墙消失，街区连成一片。梁庚尧《南宋
城市的发展》进一步提出"城郭分隔城乡作用的消逝"：一是城
区溢出城墙的束缚，向郊区发展；二是作为农村商业中心的市镇
的兴起，自发形成事实上的城市。[4]《清明上河图》中那种高密

　　① 中国科学院考古研究所西安唐城发掘队：《唐代长安城考古纪略》，《考古》
1963 年 11 期，第 603 页。
　　② 同上书，第 595—611 页。
　　③ ［日］加藤繁《宋代都市的发展》，原载 1931 年《桑原博士还历纪念东洋史
论丛》，后见录于［日］加藤繁著，吴杰译《中国经济史考证》第一卷，商务印书馆，
1959 年。
　　④ 梁庚尧：《宋代社会经济史论集》上卷，允晨文化事业股份有限公司，1997
年，第 481—583 页。

度房屋布局是晚唐五代以来才可能出现的景象。这样的城市，街道逐渐狭窄，民居鳞次栉比，环境问题带来的卫生问题日渐突出。梁庚尧[1]、包伟民[2]对此均有涉及。宋代以后城市瘟疫的记载逐渐增多，首要原因是史料遗存的丰厚。唐代的文献是精英士大夫阶层的文献，是"城市的"文献，而宋代虽然城市化程度比唐代大为增加，但其文献却有更大的涵盖面，这应当归功于印刷术的普及、国民普遍教育程度的提高，以及地方治史风潮的兴起。宋以后的史料更为详细，也更多地关注政事、军事以外的社会事件，疾病记载日渐频繁。所以城市疾病记载的增加，某种程度上来说是文本叙事面增宽的结果。除此之外，坊市制度的崩溃也是重要的因素，缺少了坊墙、宽阔街道、宵禁的制约，疾病的传播变得越来越容易。可以说，中国城市污秽、不健康的形象主要是从打破坊市制度、明朝之后人口激增、城市膨胀发展之后才有的。

3. 城镇改造

士大夫阶层作为联系政府与民间的中间力量，对于"卫生"的影响不容小觑。他们有许多在今人看来混杂甚至矛盾的行为，一方面他们不屑于医术，[3] 一方面又容易接受医学中气的概念，这是因为汉代以后神学化的儒家思想本身就讲究"气"，例如天地正气等。所以出于对气概念的信任，他们会有一些举措看起来符合卫生之道，但仔细寻查其动机却发现仍未

① 梁庚尧：《南宋城市的公共卫生问题》，载《"中央研究院"历史语言研究所集刊》1999 年第 70 本第 1 分，第 119—163 页。
② 包伟民：《试论宋代城市发展中的新问题》，《中国史研究》（韩国）第 40 辑，2006 年 2 月。
③ ［日］山本德子：《中国中世につぃて》，《日本医史学杂志》，1976 年第 1 号。

出儒家思想之窠臼，着眼重点是移风易俗。而且他们相信人依靠定数或者自身的抵抗力、德行足以战胜任何疾病，所以有时又会对民间自发的卫生之道采取干涉举措。并且这一切举措都有一个共同的特点：自发，非常制，所以难以形成真正意义上的卫生体系。

例如古人虽然不知携带疟原虫的蚊子是疟疾病源，但是却能凭直觉意识到潮湿地界多疟疾，从而保持对"卑湿"环境的警觉。中古时期常见士大夫主持城镇改造，而改造的目的中，规避疾病，尤其是郁蒸引起的疟疾往往是重要目的：

秦汉—隋唐（公元前 3 世纪—公元 10 世纪）部分城市改造一览表

	出　处	地　点	时代	关　键　语　句	目　　的
1	《汉书》卷二八《地理志》颜师古注	襄邑（今河南睢县）	秦	襄邑宋地，本承匡襄陵乡也。……秦始皇以承匡卑湿，故徙县于襄陵，谓之襄邑。	躲避湿气
2	《史记》卷五八《梁孝王世家》中《正义》引《括地志》	宋州（今河南商丘）	汉	宋州宋城县在州南二里外城中，本汉之睢阳县也。汉文帝封子武于大梁，以其卑湿，徙睢阳，故改曰梁也。	躲避湿气
3	《东观汉记》卷七	春陵（今湖南宁远）	汉	刘敞曾祖节侯买，以长沙定王子封于零道之春陵乡，为春陵侯。敞父仁嗣侯，于时见户四百七十六，以春陵地势下湿，有山林毒气，难以久处，上书愿减户徙南阳，留男子昌守坟墓，元帝许之。	躲避毒气

续表

	出　处	地　点	时代	关键语句	目　的
4	《旧唐书》卷三九《地理志》	贵乡（今河北大名）	北周	魏州雄，汉魏郡元城县之地。后魏天平二年（535），分馆陶西界，于今州西北三十里古赵城置贵乡县。后周建德七年（578），以赵城卑湿，东南移三十里，就孔思集寺为贵乡县。	躲避湿气
5	《文苑英华》卷八〇〇《黔州观察使新厅记》	黔州（今四川彭水）	唐	公堂庳陋，延士接宾，礼容不称。君乃规崇构，开华轩，西厢东序，靓深宏敞，广厦翼张。	躲避湿气
6	《文苑英华》卷八〇七《宣州响山新亭新营记》	宣州（今安徽宣城）	唐	元和二年（807）冬十月，宣城长帅中执法襄阳郡王路公作新亭新营。……初舆师所处，在郡之北偏，地渌垫下，水泉沮洳，积弊不迁，介夫病焉。至是则修武备，建长利。寝兴得安其室处，坐起以观其习变。	铲除低洼积水
7	《文苑英华》卷八一〇《朝阳楼记》	韶州（今广东韶关）	唐	庭除湫底，秋之澍雨，沉气乃上，暑之燀烁，清风不下。人慢吏褻，无严诸侯，于是掠旁人之利，乘可为之时，端景相势，凝土度木，经营未几，兴就巋然，登闳丰崇。	躲避湿气
8	《全唐文》卷五二三《判曹食堂壁记》	越州（今浙江绍兴）	唐	而食堂之制，陋而不称。期年，故太子少师皇甫公来临是邦，始更而广之。……有爽垲之美，无湿燠之患。颐神宁体，君子攸处。	躲避湿气

续表

	出　处	地　点	时代	关　键　语　句	目　的
9	《全唐文》卷四八一《郓州刺史厅壁记》	郓州（今山东东平）	唐	贞观初，废府复为州，八年（634）始自郓城移于是，就高爽也。	躲避湿气
10	《全唐文》卷五一三《漳州图经序》	漳州（今福建漳州）	唐	（漳州）初在漳浦水北，因水为名。寻以地多瘴疠，吏民苦之，耆寿余恭讷等乞迁他所，开元四年（716）敕移就李澳州置郡，废故绥安县地也。	躲避瘴气
11	《文苑英华》卷八○四《泉州六曹新都堂记》	泉州（今福建泉州）	唐	（原六曹都堂）处湫居卑，非智也，……（改造后）夏处其达则炎天以凉，冬居其隩则凄风以温。	躲避湿气
12	《韩昌黎文集校注》卷六《唐故江西观察使韦公墓志铭》	洪州（今江西南昌）	唐	为瓦屋万三千七百，为重屋四千七百……民无火忧，暑湿则我乘其高。……为长衢，南北夹两营，东西七里，人去溁污，气益苏，复作南昌县，徙厩于高地，因其废仓大屋，马以不连死。	铲除污秽、积水
13	《文苑英华》卷八三一《鄂政记》	鄂州（今湖北武昌）	唐	鄂城置在岛渚间，土势大凹凸，凸者颇险，凹者潴浸，不可久宅息，不可议制度。公命削凸堙凹，廓恢间巷，修通衢，种嘉树，南北绳直，拔潴浸者升高明，湖泽瘴疠，勿药有愈。	铲除低注积水，预防瘴气

续表

	出　处	地　点	时代	关　键　语　句	目　的
14	《文苑英华》卷八○二《楚州刺史厅记》	楚州（今江苏淮安）	唐	然则刺史大厅卑而且俭……及夏秋之交，淮海蒸湿之气中人为病，多至烦热愤闷，居常无以逃其虐。……（郑公）乃筑崇基，乃创宏规。……清气和风，旦暮飒飒，氛厉不干，笑语自怡。大会其中，寒暑皆宜。	躲避湿气
15	《全唐文》卷八○六《虔州孔目院食堂记》	虔州（今江西赣州）	唐	院食堂旧基圮陋，咸通七年夏，前太守陇西公，遇时之丰，伺农之隙，因革廨署，爰立兹堂。环之高楼，翼之虚楹，有风月之景，花木之阴。无燥湿之虞，垫陷之虑。	躲避湿气

由上表可见，在城镇改造过程中，对于"湿"的规避是重要目的。湿气被认为是致病的六淫之一，而南方地区比北方潮湿，所以上述改造多半发生于南方。这里面有两点值得注意：首先，主持改造的基本上都是北方到南方任职的士大夫；其次，改造思想来源于实践。医学思想中的六淫邪气观念并未对积水、潮湿与疟疾之间的关系进行明确的论述，但上表中第 6、12、13 项均提到去除死水可预防疾病，尤其是瘴气。瘴气包含种类多多，但恶性疟疾始终是重要的一端，[①] 古人虽不懂蚊子对于疟疾传播的作

---

① 参看龚胜生：《2000 年来中国瘴病分布变迁的初步研究》，《地理学报》第 48 卷第 4 期，1993 年，第 304—316 页。萧璠：《汉宋间文献所见古代中国南方的地理环境与地方病及其影响》，载《"中央研究院"历史语言研究所集刊》1993 年第 63 本第 1 分，第 67—72 页。

用，但是凭借实践经验得知远离或者消除死水可以有效减少疟疾发病率，所以才有了这样的举措。它实际上是移风易俗的众多举措之一罢了。中古时期南方经济文化均落后于北方，所以北方来的官员往往以移风易俗为己任，而城镇改造便是举措之一，相关问题可参看马强《唐宋士大夫与西南、岭南地区的移风易俗》[①]，其主要目的是以"王化"改造落后地区。实际上整个士大夫阶层在卫生问题上的态度是多元的，以上城镇改造虽然属于卫生之举，但与创建卫生体系是两回事，它属于地方官的个人行为，是所谓德政的一部分，具有偶发性、非制度性的特点，并不具备公共事务的基本特征。城镇改造不涉及儒家的基本价值观，所以他们可以听从经验的安排，但是他们极有可能在另外的问题上有展现出其固执——只要这些问题侵犯到了儒家信条，这主要体现在他们对于隔离措施的态度上。由于平民无法明确区分传染性、流行性和非传染性疾病，所以往往会将隔离变成一种普适措施，即不分种类，均以隔离相对。而这一点恰恰违背了儒家敦亲的信条，所以儒家在这个问题上态度基本一致，即亲身证明"疫不相染"。

中古时期官员移风易俗与避疫矛盾事例

	出　处	事　迹	地　点
1	《晋书》卷八八《孝友·庾衮传》	咸宁中，大疫，二兄俱亡，次兄毗复殆，疠气方炽，父母诸弟皆出次于外，衮独留不去。诸父兄强之，乃曰："衮性不畏病。"遂亲自扶持，昼夜不眠，其间复抚柩哀临不辍。如此十有余旬，疫势既歇，家人乃反，毗病得差，衮亦无恙。父老咸曰："异哉此子！守人所不能守，行人所不能行，岁寒然后知松柏之后凋，始疑疫疠之不相染也。"	颍川（今属河南）

① 马强：《唐宋士大夫与西南、岭南地区的移风易俗》，《西南师范大学学报（人文社会科学版）》2006 年第 2 期，第 39—44 页。

续表

	出　处	事　　迹	地　点
2	《隋书》卷七三《辛公义传》	以功除岷州刺史。土俗畏病，若一人有疾，即合家避之，父子夫妻不相看养，孝义道绝，由是病者多死。公义患之，欲变其俗。因分遣官人巡检部内，凡有疾病，皆以床舆来，安置厅事。暑月疫时，病人或至数百，厅廊悉满。公义亲设一榻，独坐其间，终日连夕，对之理事。所得秩俸，尽用市药，为迎医疗之，躬劝其饮食，于是悉差，方召其亲戚而谕之曰："死生由命，不关相着。前汝弃之，所以死耳。今我聚病者，坐卧其间，若言相染，那得不死，病儿复差！汝等勿复信之。"诸病家子孙惭谢而去。	岷州（今属甘肃）
3	《旧唐书》卷一七四《李德裕传》	江、岭之间信巫祝，惑鬼怪，有父母兄弟厉疾者，举室弃之而去。德裕欲变其风，择乡人之有识者，谕之以言，绳之以法，数年之间，弊风顿革。	江岭之间（今湖北、湖南、江西一带）
4	《册府元龟》卷五九	(后唐明宗)三年八月，帝闻随、邓、复、郢、均、房之间，父母骨肉有疾，以竹竿遥致粥食于病者之侧。出嫁女父母有疾，夫家亦不令知，闻哀始奔丧者。敕曰："万物之中，人曹为贵；百行之内，孝道居先。……宜令随处观察使、刺史丁宁晓告，自今后父母骨肉有疾者，并须日夕专切，不离左右看侍，使子奉其父母，妇侍其舅姑，弟不慢于诸兄，侄不怠于诸父。如或不移故态，老者卧病，少者不勤侍养，子女弟侄，并加严断。出嫁女父母有疾不令其知者，当罪其夫及舅姑。"	随、邓、复、郢、均、房（今湖北及河南一部）

　　由上表可以看出，面对民间自发的隔离措施，士大夫全部采取否定态度，并经常以身作则，亲身照顾疾患，以示疫不相染。值得注意的是，以上行为发生地基本上都是南方（第 2、3、4

项），所以这种行为背后又带有移风易俗的用意。其实土著如此做是出于隔离传染病之需，因为他们的知识水平不足以区分传染病、流行病、非传染病，所以将隔离措施扩大到所有疾病种类。这固然是矫枉过正，然士大夫们将染病与否归结为"命"，并强行否定隔离措施的积极意义，则又属于再度的矫枉过正。经过汉儒改造的神秘化的儒学原本就相信个人德行可以规避乃至战胜疾病，例如《全唐文》卷三九〇独孤及《唐故洪州刺史张公遗爱碑》："人相食，厉鬼出行，札丧毒痛，淮河之境，骼胔成岳，而我仓如陵，我民孔阜，犬牙之境，疵疠不作，灾不胜德也。"① 意即境无瘟疫全靠长官功德。皮日休《祝疟疠文》将疟疾的发作与人的德行联系起来，认为"疠之能祸人，是必有知也"，既然如此，那就应该降临在不忠、不孝、谄媚之徒身上。② 宋洪迈《夷坚志》丁卷"管枢密"云：疫鬼不犯之家是"或三世积德，或门户将兴"③。所以面对疾病，他们坚信儒家的孝悌完全可以使得疾病不相染易。

有些类似"卫生"的举措实际上与防病无关，试举一例：相比于城镇卫生体系的缺位，监狱的卫生常常受到高度重视。《唐大诏令集》和《全唐文》中保留有唐玄宗、代宗、文宗、后唐闵帝时期多道有关清查冤狱的敕文，时间多为夏季，目的是避免郁蒸之气导致囚徒死亡，故应及时释放有冤情的囚犯并清洁环境。

---

① （唐）独孤及：《唐故洪州刺史张公遗爱碑》，载（清）董诰等编《全唐文》，中华书局，1983 年，第 3966 页。
② （唐）皮日休：《皮子文薮》，上海古籍出版社，1981 年，第 45—46 页。
③ （宋）洪迈著，何卓点校：《夷坚志》，中华书局，2006 年，第 546 页。

相关问题可参看杜文玉的研究。① 这与政府对城市卫生的麻木形成了强烈对比，但究其原因，也是出于"申通和气"，避免灾祸的目的。《册府元龟》卷九三后唐明宗长兴元年（930）二月乙卯制："欲通和气，必在申冤。"② 《旧唐书》卷七二《虞世南传》："又山东足雨，虽则其常，然阴淫过久，恐有冤狱，宜省系囚，庶几或当天意。"③ 冤狱会导致天地灾异，故录囚成为重要工作，这其中虽然包含着对于夏季人口密集、环境污秽导致疫病爆发的认知，但是总的来说这仍属于从"气"的概念出发的行为，属于儒家天人合一的范畴。

综合以上可以说，囿于认知能力和时代思维模式，无论是医家还是政府、士大夫阶层都没有将"清洁"、防"未病"的举措上升为公共事务，而中国自古缺乏自治传统和强大的宗教团体，所以也就没有能代替他们的力量。再加上各种"散落"的卫生举措预先占位，起到了部分避免疫病的作用，所以长久以来将卫生视为个人事务成了中国人的固有观念。清代《皇朝经世文统编》卷九九《论养生》：

> 华人虽重视生命，然地广人稠，官府既不能一一代为之计，而又人心不同，各如其面，故未能强以所难行。观于香港患疫华人之传染者，不愿入西医院居住，则其畛域之未化

---

① 杜文玉：《论唐宋监狱中的医疗系统——兼论病囚院的设置》，《江汉论坛》2007 年第 5 期，第 90—97 页。

② （宋）王钦若等编纂，周勋初等校订：《册府元龟》卷九三《帝王部》，凤凰出版社，2006 年，第 1024 页。

③ （后晋）刘昫等：《旧唐书》卷七二《虞世南传》，中华书局，1975 年，第 2567 页。

可知。且街谈巷议，更有以逐户查视为不便者，则性情之迥
异又可知。要之王道贵顺人情，原不必强人以所难，而养生
之法为人生所必不可废，括以片言，亦不过曰去污秽而就清
净而已。似于西人之法，不妨节取，疫疠传染时固可藉以辟
疫，即毫无疾病时行之，亦属有益。①

　　要改变这一现状，毫无疑问需要的是整个社会结构、社会思
想的改变，只有在西学的冲击之下，人们才将这个问题上升到国
家现代化问题层面上。人口在明中后期以来的爆炸性增长、城镇
人口的密集化和环境污秽化、鸦片对国民健康的摧残综合在一起
促生了一种社会焦虑，持这种焦虑者站在西学视角审视国史，才
能发出建立西式卫生体系的强烈吁求，而且他们习惯用西方式的
术语和思维来解释中国历史。带着这样的眼光在中国古代历史中
是找不到"卫生"的，因为它散落在各个角落，从不同维度起到
一定的卫护健康的作用，但是从来没有任何人、任何思想将它们
整合起来，直到近代为止。

---

　　① （清）邵之堂辑：《皇朝经世文统编》卷九九《格物部五·医学·论养生》，光
绪辛丑年上海宝善斋石印本，第3函第7册第29页。

第六章

中古南方风土的
分层研究批判

一、风土——"族群边界"的观察切入

本章的宗旨在于展望中古时期南北文化互动关系研究。本章将回顾前人相关研究成果，但并不是简单的文章罗列，而是要将研究者本人可能都没有意识到，或者说没有深究的问题提纲挈领加以归纳，从而总结其规律及共性，揭示诸多南方自然、人文形象符号问题背后的文化问题。这组自然、人文符号本来并不相干，但是在"天地人混合为一"思想作用下形成了标志主流与非主流文化、文明与野蛮的心理边疆。

对中古南方风土的研究是观察"中华"形成过程、观察族群关系演变的绝佳窗口。"在族群关系中，一旦以某种主观范准界定了族群边缘，族群内部的人不用经常强调自己的文化内涵，反而是在族群边缘，族群特征被强调出来，因此，边缘成为观察、理解族群现象的最佳位置。"[1] 内部地域文化的巨大差异并不一定妨碍一个族群的形成，关键在于这个族群以什么样的方式标明自己的"边界"。王明珂认为："族群是由族群边界来维持；造成族群边界的是一群人主观上对外的异己感（the sense of otherness），以及对内的基本情感联系（primordial attachment）。"[2] 如今，对一系列构成族群"里"、"外"的标志和边界的文化符号进行攻关研究显得至关重要。而这组符号最集中的地方就是中古时期的南方。形象地说，这组符号就是所谓的"心理边疆"。

---

[1]　王明珂：《华夏边缘——历史记忆与族群认同》，社会科学文献出版社，2006年，第45页。

[2]　同上书，第4页。

　　本章所指的南方包括中国长江流域、岭南、西南、东南地区。本章所指的中古时期涵盖了东汉后期至隋唐时段。之所以要重视此一阶段内南方风土问题，是因为这一话题更多的不是历史事实的陈述，而是人们的感受、心理变迁史，它的发展变化反映出"中国"这一概念的泛化、民族意识的凝成，它是话语权转移变化的历史，是中古时期南北方文化发展不平衡的产物，在其下蕴藏着容量可观的历史学、社会学、人类学、民族学话题。对这一问题的重视，可以构成新的研究领域、催生新的研究方法。

　　中国自古国土广袤，且各地域向心力较强，故地域问题格外引人瞩目。秦以前中国固然已有南北问题，然却被湮没在东西武装集团对抗中，致为不显。秦汉以后，南北问题终于上升为地域问题的主题，傅斯年[1]、桑原骘藏[2]对此均有宏论，此不赘言。政治上的南北之合在秦朝即已实现，虽有反复，但至汉武帝平定南越、闽越时已经基本定型，而文化的统一、南北方人群之间的认同与互相接受却是一个漫长的过程。

　　"南北问题"涵盖范围广泛，政治、经济、文化诸多方面均有研究意义。截至目前，中古时段"南北问题"最为引人注目的是"南朝化"和"北朝出口"的问题，其次是南方地区民族问题，再次是南方开发和经济重心转移问题，这三方面的研究浩如烟海，兹不赘言。本章关注的问题与以上主题有异，希望探讨的是北人面对南方的心理变迁史。本章所论北人，指的是黄河流域

　　[1]　傅斯年：《夷夏东西说》，载氏著《民族与古代中国史》，河北教育出版社，2002年，第1—39页。
　　[2]　[日]桑原骘藏：《历史上所见的南北中国》，载刘俊文主编、黄约瑟译《日本学者研究中国史论著选译》第一卷，中华书局，1992年，第19—67页。

人士。在宋以前，黄河流域的文化长期领先于南方，这种文化以经济优势为基础，有政权力量作为保障，并且有悠久深厚的历史和璀璨的成果，吸引着周边族群，形成了所谓主流文化圈，其他文明则环立周围，形成了《尚书》之《酒诰》、《禹贡》两篇，《周礼》之《夏官》、《秋官》两篇，以及《国语·周语》等文献中所描述的畿服形态，构成较为弱势的所谓非主流文化圈。虽然这种同心圆布局往往出自古人的理想化描述，而且非主流文化圈更准确地说不是圆形而是点状分布在主流文化圈之外，但是两种文化圈的并存则是毫无疑问的。有趣的是，两种文化圈之间的关系并非静态，而是时刻处于发展变化中，中国历史的发展某种程度上来说就是主流文化圈不断拓展的历史。

欲观察以上问题，中古"南方风土"是一个很好的切入点。

（一）南方风土问题实际上是话语权不平衡的问题。而话语权不平衡是经济、文化水平发展不平衡的结果，我们目前所看到的有关南方地区的史料大多数正是出自主流文化圈人士的笔下，他们对于南方风土的描述不可避免地带有主流文化圈的傲慢、偏见与好奇。中古正是中国经济重心由北方向南方转移的时期，也是"中国"这一概念不断扩大、主流文化圈不断拓展的时期，在这一阶段，主流文化圈与南方非主流文化圈之间往往存在着激烈的碰撞、融合。偏见的产生来自主流文化圈对非主流文化圈的误解与歧视，偏见的修正意味着主流文化圈与非主流文化圈之间产生了互动，偏见的消失则意味着主流文化圈与非主流文化圈的融合。从这个角度来说，南方风土问题的演变实际上是"中国"概念的泛化过程。这是一个由小见大的窗口。

（二）在谈论南方与北方主流文化圈融合问题时，政治、经济方面都有比较成熟、直观的衡量标准,例如政治问题可从政权更迭、行政区域变化等角度加以论述,而经济问题则有人口、农垦、商业、货币等数据可资判断。但这些只是问题的一小部分,如果把南北方的隔膜以及所谓"族群边界"比喻作一堵墙的话,政治、经济问题只是这堵墙上的两块砖而已,共同组成这堵墙的其他砖块同样值得我们关注,而这些"砖"形式多样,可能是人文问题,也可能是自然问题,但是在古人"天地人混合为一"思想作用下,这些问题都带上了文化歧视的色彩,成为主流文化圈标志非主流文化圈的符号,对这些符号的综合研究可起到一窥全豹的作用。

(三)南方风土问题属于意识问题、文化问题,是上层建筑,与经济基础变化密切相关。而经济基础的变化则是中国南北方互动关系的基础。

(四)南方风土问题在宋代以后即逐渐失去意义,原因在于此时经济重心已经完成了由北向南的转换,文化重心也随之转移,随着大规模的开发和人群交往,南方地区风土文化失去了神秘感,此时除了岭南和东南沿海山区部分地带之外,基本上已经不存在主流与非主流文化的冲突问题,因此"南方风土"问题只有放在中古时段考察才更有意义。

二、自然、民俗与印象

　　"南朝与北朝"等于"南方与北方"吗？南方风土问题主要
包含哪些问题？这些问题看似繁杂，实际上有着共同的特征——
它们都是主流文化圈对非主流文化圈的认知问题。它们可能有一
定的事实基础，但是在话语传播的过程中，在主流文化圈优越感
的作用下，不同程度地带上了偏见、误解的色彩。南北朝时南北
双方斗争激烈，势同水火，唯独在这个问题上出现了有趣的现
象——南北双方上层社会均以主流文化圈自居，北方自然以居于
中原为傲，而在南方统治者看来，文化"正统"已经随着衣冠南
渡"迁移"到了江南。但是南方风土问题却成了他们的"软肋"，
在此以《洛阳伽蓝记》的一段记载为引：

　　梁武帝派遣陈庆之护送元颢入洛阳。在洛阳，一路过关斩将
的陈庆之曾与北魏大臣杨元慎发生过一场争论，《洛阳伽蓝记》
卷二"景宁寺"条记载较详。当时陈庆之说：

　　　　魏朝甚盛，犹曰五胡。正朔相承，当在江左，秦皇玉
　　玺，今在梁朝。

杨元慎答曰：

　　　　江左假息，僻居一隅。地多湿蛰，攒育虫蚁，疆土瘴
　　疬。蛙黾共穴，人鸟同群。短发之君，无杼首之貌；文身之
　　民，禀丛陋之质。浮于三江，棹于五湖。礼乐所不沾，宪章

弗能革。虽复秦余汉罪，杂以华音，复闽、楚难言，不可改
变。虽立君臣，上慢下暴。是以刘劭杀父于前，休龙淫母于
后，见逆人伦，禽兽不异。加以山阴请婿卖夫，朋淫于家，
不顾讥笑。卿沐其遗风，未沾礼化，所谓阳翟之民，不知瘿
之为丑。我魏膺箓受图，定鼎嵩洛，五山为镇，四海为家。
移风易俗之典，与五帝而并迹；礼乐宪章之盛，凌百王而独
高。岂（宜）卿鱼鳖之徒，慕义来朝，饮我池水，啄我稻
粱；何为不逊，以至于此？[①]

这段向我们透露出如下重要信息：

第一，双方争论的焦点是谁代表了主流文化的正统。应该看
到，陈庆之、杨元慎各自代表的是政治意义上的"南朝"与"北
朝"，而不是地理和文化意义上的"南方"与"北方"。梁人虽然
居于南蛮之地，但是仍然因为保留有"移植"到南方的汉代以来
的衣冠礼乐制度而自认为胜于北人。他们在意的是文化的正统，
而这个"正统"正是我们前面所说的"主流文化"，表面看起来
是一场激烈的争论，实际上双方的价值观却是一致的。对于南方
风土，南朝人士却少有关注，甚至可能会以北方主流文化圈的视
角来看待自己所处的地域（这一点后文会提到）。南朝在礼乐制
度方面历来用力颇深，正如高欢所云："江东复有一吴儿老翁萧
衍者，专事衣冠礼乐，中原士大夫望之以为正朔所在。"[②] 即便
是北魏的典章文物，也是由刘芳、王肃等人自南朝传入的汉魏以

---

① （北魏）杨衒之著，范祥雍校注：《洛阳伽蓝记校注》卷二"景宁寺"条，上
海古籍出版社，1978 年，第 117—118 页。
② （唐）李百药：《北齐书》卷二四《杜弼传》，中华书局，1972 年，第 327 页。

来的典章文物。陈寅恪《隋唐制度渊源略论稿》对此已有论述，此不赘言。在学术方面也是南朝领先北朝，唐长孺《魏晋南北朝隋唐史三论》对此已有详尽论述，亦不赘。这是南朝底气的由来。而北方则仰仗的是正统文化地域优势，这是长久以来畿服观念带来的心理优势。

第二，对于南方地理的偏居和土著文化的短陋，陈庆之主动回避，杨元慎却抓住大做文章，陈庆之最后在论战中败下阵来，其后还有一段陈庆之南归后向慕北人的记载[①]。《洛阳伽蓝记》出自魏人杨衒之之手，自然有所偏袒，因此不可尽信。但是这段记载被《资治通鉴》卷一五三所采信，这体现出杨衒之、司马光们的心态——中原地理优势比文化问题更重要。

为何他们如此看重地理的优势？地理在古人心目中不仅仅是自然问题，更是文化优势的载体，这种思维模式符合中国一贯的五行和畿服思想。《尚书·禹贡》论述天下风物气候土产时尚未将地理与居民品性、地域文化相联系，至《楚辞·招魂》则始肇其端，以四方风土人情之不堪衬托楚国之可贵。但是将自然地理与人文问题"全面"挂钩的深层背景应该是五行思想的崛起，西汉成书的《黄帝内经》、《淮南子·墬形》已经开始将东南中西北五方与五行、气候、居民体质、文化糅合在一起，在这种视野里，原本与人事无关的自然地理缺点也可以成为标志南北方差

---

① （北魏）杨衒之著，范祥雍校注：《洛阳伽蓝记》卷二"景宁寺"条："其庆之还奔萧衍，用为司州刺史，钦重北人，特异于常。朱异怪，复问之。曰：'自晋、宋以来，号洛阳为荒土，此中谓长江以北，尽是夷狄。昨至洛阳，始知衣冠士族，并在中原。礼仪富盛，人物殷阜，目所不识，口不能传。所谓帝京翼翼，四方之则。始（如）登泰山者卑培塿，涉江海者小湘、沅。北人安可不重？'庆之因此羽仪服式，悉如魏法。江表士庶，竞相模楷，褒衣博带，被及秣陵。"（上海古籍出版社，1978年，第119页）

异、显示主流文化优越感的依据。这就是杨元慎、杨衒之们的底气所在。

杨元慎所列举的南方落后的标志主要包括以下四项：

1. 地理上的偏居；
2. 气候、地理的恶劣；
3. 语言、习尚的短陋；
4. 种种有悖伦理的丑闻。

以上各项中，第 1 项无可讨论，在当时"中国"和畿服概念之下，南方地区的地理位置毫无疑问不占优势。第 2、3 项，则是本章所讨论的重点。至于第 4 项，它属于布罗代尔所云的"个别时间"，也不在本章讨论范围内。

第 2、3 项笔者以"风土"一词概括之，这里包含着主流文化圈意识下的南方气候地理与语言习尚问题。这些问题乍看起来无非是自然问题或者民俗问题，我们长时间以来相信史籍中记载的南方风土样貌的真实性，但这存在一定的偏差。准确来说，史籍中"南土"的书写，更多的是一种北人的认识，它有一定的事实基础，同时也与真实状况有一定差异；更有趣的是，这种认识会凭借主流文化圈强大的"压迫力"带动南土向着自己所塑造的形象转变，完成所谓"模塑"，从而以"结果"反证"原因"。这个现象是应该引起学界高度重视的。

三、南土之恶

那么中古时期主流文化圈的"南方风土"具体形态如何呢？这是一个开放性的话题，可以归入其中的项目很多，在笔者看来，南方环境的潮湿、暑热、地方病与传染病、迷信心理和巫鬼文化、医药观念、服饰外观等均是北人诟病的对象，并以此为要素塑造了他们心目中的南方风土。心理边疆的具体体现就在此处。

应该说这些问题多多少少有事实作为依据，只是在传播的过程中被有意无意地模塑，构成了真假参半的"南方想象"，而这种想象会在多种因素作用下发生改变和转移，下面我们结合学界研究成果，以几个典型问题为线索，对这一现象进行总结与评述。

（一）瘴气问题

有关瘴气的研究，可以说是学界第一次将自然地理问题与主流文化圈对南方文化歧视问题相挂钩。

在北人有关南方风土的诸多观念中，瘴气始终是一个鲜明的符号。龚胜生《2000 年来中国瘴病分布变迁的初步研究》[①] 与萧璠《汉宋间文献所见古代中国南方的地理环境与地方病及其影

---

① 龚胜生：《2000 年来中国瘴病分布变迁的初步研究》，《地理学报》第 48 卷第 4 期，1993 年，第 304—316 页。

响》① 是较早注意到"瘴气"分布地域在各个历史时期有变化且
与人类活动相关联的两篇论文。前者认为瘴气就是指恶性疟，该
文注意到了瘴气地域的历史变迁，认为先秦至西汉瘴气分布区域
为秦淮线以南，隋唐五代时则主要在长江以南至岭南地区，明清
时期则大为缩小，局限于五岭以南至云贵一带。作者在分析这种
变迁的原因时主要归结为人为土地开发和自然环境以及气候的变
化。后者亦倾向认为瘴气即是疟疾，并且从南方山地丘陵潮湿地
貌入手，分析瘴气的产生原因，涉及的问题较广，时段较长，对
于瘴气对人类活动的影响叙述较为完整。

　　但是两篇文章都有自己的问题。龚文认为瘴气分布与地域
开发息息相关，中国的开发历史上的确是由北向南次第进行
的，瘴气地域变化与地域开发恰好同步。要说瘴气分布与此无
关显然不合理。但是该文对于瘴气本身性质的分析有所欠缺，
实际上瘴气包含种类不止疟疾，因此其变化原因也是多样的。
另外，瘴气地域的"变化"究竟是自然的真实变化还是人的意
识的变化？龚文显然是倾向于前者的，自然的变化因素固然存
在，但是人的意识变化是否应该得到更多的关注呢？梅莉、晏
昌贵、龚胜生《明清时期中国瘴病的分布与变迁》② 一文强调
了北方移民不断南迁与瘴气分布地域不断南移之间的关联，强
调了经济开发与瘴区缩小之间的关系。这一点笔者深为赞同，
因为主流文化圈的意识演变的确是基于人口流动的。于是接下

---

　　① 萧璠：《汉宋间文献所见古代中国南方的地理环境与地方病及其影响》，《"中
央研究院"历史语言研究所集刊》1993 年第 63 本第 1 分，第 67—172 页。
　　② 梅莉、晏昌贵、龚胜生：《明清时期中国瘴病的分布与变迁》，《中国历史地
理论丛》1997 年第 2 期，第 33—44 页。

来就有学者分析了瘴气的分布区域变化与主流文化圈的意识变化关系。

左鹏的两篇文章《汉唐时期的瘴与瘴意象》和《宋元时期的瘴疾与文化变迁》均阐述了一种观点——"'瘴'虽然可以视作一种致病之因，但实际上它起源于人们对某些地方的一种感受、一种偏见、一种印象，并将其归为一类地理现象的结果。'瘴'的分布、扩散与收缩，既是一种人群的迁移与同化，又是一种文化的传播与涵化。这就是说，地方景观是地方历史文化的有机组成部分，它展示的不仅是一种空间形态，而且是一种文化形态、历史形态。对这类文化景观的深度描述，有助于认识人群的历史观念的演化与文化观念的演变，有利于解读地方意象在不同文化背景上的演进，以及这些地方从边缘向中心的转化。"① "瘴疾的分布有一个大体稳定的区域；其分布地区的变迁，反映了中原王朝的势力在这些地区的进退盛衰；各地区瘴情的轻重差异，反映了此地为中原文化所涵化的深浅程度。"②

瘴气观念形成于秦汉之后基本上是一个共识。左鹏意识到了马援南征交趾这一重大历史事件对于瘴气观念的影响，当时马援班师时"军吏经瘴疫死者十四五"③，对汉人形成了极强烈的感官刺激，因此很可能使得他们意识到南方与北方迥然不同的风土以及北人面对这种环境时的脆弱。他们对于瘴气的初步了解就来

---

① 左鹏：《汉唐时期的瘴与瘴意象》，载荣新江主编《唐研究》第 8 卷，北京大学出版社，2002 年，第 272 页。

② 左鹏：《宋元时期的瘴疾与文化变迁》，《中国社会科学》2004 年第 1 期，第 194 页。

③ （南朝宋）范晔：《后汉书》卷二四《马援传》，中华书局，1965 年，第 840 页。

源于这次行军。左鹏注意到所谓瘴气分布地域与当时南方交通路线的关系："出现瘴气记载的地点，大抵沿河流分布，如泸水、泸津、禁水、盘江等，此或与当时交通线路多沿河流两岸而行颇有关系，而其更深入的地区还没有进入北来的人们的视野。"① 这一点就与前揭龚、萧文章以及后来的研究者张文的观点形成了差异，龚、萧均指出了瘴气分布区域由北向南的演变，但是没有意识到早期瘴气分布区域并不是按部就班由北向南"压路机"式逐步推进的，而是有可能首先出现在更靠南的地区（比如岭南），由点及面逐渐拓展的，因为那里是汉军首先遭遇到瘴气之害的地方，也就是说汉文史籍中有关瘴气的早期记载均来自有南方经历的北方人的描述，从而更进一步论证了"瘴气"观念与当时人认知范围和主观观念有关。

目前有关瘴气的所有研究几乎都注意到一个现象：瘴气分布区域随着时间推移在不断缩小，很多"瘴乡"不知不觉中摆脱了污名，左鹏对此的解释是："笔者相信，'瘴'观念的产生与衍化，'瘴'分布区域的伸张与收缩，不仅描画了中原诸夏对异地的地理观念的形成与转换，而且勾勒了诸夏文化向周边地区传播、中原民族向周边地区转移的过程。……这也是诸夏文化不断涵化周边少数民族文化，将其纳入诸夏文化的过程。"② 如此则将瘴气问题的研究引入了一个新的领域，即将一个单纯的历史地理问题升级为人类学问题——主流文化圈是如何将非主流文化圈的自然环境问题转化成文化心理优势的，非主流文化圈的历史形

---

① 左鹏：《汉唐时期的瘴与瘴意象》，载荣新江主编《唐研究》第 8 卷，北京大学出版社，2002 年，第 260 页。

② 同上书，第 271 页。

象又是如何在长时段中逐步变迁的。

　　在左鹏研究基础之上，有学者提出了更直接的结论——所谓"瘴"就是中原对异域、少数族群的偏见与歧视。张文《地域偏见和族群歧视：中国古代瘴气与瘴病的文化学解读》一文认为："明清以后，这一概念（瘴气）的所指范围不仅没有缩小，甚至有所扩大。因此，那种基于经济开发导致环境改善从而使瘴区逐渐缩小的看法是缺乏足够事实依据的。事实上，自从瘴气说产生以来，瘴气的概念总体上是逐渐泛化的，瘴区的范围总体上是呈现扩大趋势的，要对这一切做出合理解释，从疾病学角度显然无法给出满意答案，若从文化学角度出发则可以较好地解释这一切。即：所谓的瘴气与瘴病更多地是一种文化概念，而非一种疾病概念；瘴气与瘴病是建立在中原华夏文明正统观基础上的对异域及其族群的偏见和歧视，而这一观念的理论基础，则与中国自古即有的地域观念和族群观念相联系。"[①] 于是在这个问题上就出现了一个有趣的现象：不论瘴气分布区域是逐步变小还是扩大，学者们的结论却有共同点——瘴气区域变化与文化有关，缩小意味着南方地区逐步被融入主流文化圈，所以有关该地的偏见在消退。扩大也能证明"瘴气"概念的文化歧视意味——凡是不开化地区都可被视为瘴乡，这样就包括了"新晋"不开化地区的北方蒙古地区，这样"瘴"就已经超越了疾病范畴，成为一种纯粹的文化歧视的符号。

　　综合以上可以看到，近年来有关瘴气的研究呈现一个阶梯

---

　　① 张文：《地域偏见和族群歧视：中国古代瘴气与瘴病的文化学解读》，《民族研究》2005 年第 3 期，第 74 页。

形发展路线：从龚胜生、萧璠开始，学界注意到瘴气区域变化与南方地区开发和环境变迁之间的关系。从左鹏开始，学界注意到瘴气问题与族群歧视、文化强弱之间的关系。而张文的观点则更为坚决，认为"瘴气与瘴病更多地是一种文化概念"。虽然张文的论述更多地依靠唐宋以后的史料，针对的主要是概念泛化以后的瘴气，因此结论也更适合唐宋以后时段，但是这种阶梯式的递进关系的确反映了学界对这一问题的思路转变。

我们对中古时段瘴气问题作一小结：

A. 瘴气多数情况下指的是南方特有疾病。

B. 瘴气的观念来源于北人对南方的痛苦记忆。

C. 瘴气由于是蛮夷地区特有现象，在天地人混合为一思想作用下，逐渐成为南方不开化的象征，成为主流文化圈心目中非主流文化圈的标志。

D. 瘴气分布区域的变化不仅与自然环境变化有关，也和主流文化圈的观念改变有关。当一地得到充分开发、文化上融入主流文化圈以后，该地也就退出了瘴乡名单。随着主流文化圈不断扩大，新的"边缘地带"又成为瘴乡。

如前所述，瘴气问题发展到元明清时期概念内涵在扩大，意义被引申，由此产生出有关瘴气的观念与社会问题也与中古时期有差异，在某种程度上可以说是瘴气概念本土化之后，当地土著自我衍生的一系列观念问题，有关这一点可参看周琼《清代云南瘴气与生态变迁研究》一书。[1]

---

[1] 周琼：《清代云南瘴气与生态变迁研究》，中国社会科学出版社，2007 年。

（二）蛊毒问题

蛊毒历来被视为南方族群特有的神秘巫术。隋代巢元方著《诸病源候论》卷二五《蛊毒病诸候》：

> 凡蛊毒有数种，皆是变惑之气。人有故造作之，多取虫蛇之类，以器皿盛贮，任其自相啖食，唯有一物独在者，即谓之为蛊。便能变惑，随逐酒食，为人患祸。患祸于他，则蛊主吉利，所以不羁之徒而畜事之。又有飞蛊，去来无由，渐状如鬼气者，得之卒重。凡中蛊病，多趋于死。以其毒害势甚，故云蛊毒。①

蛊毒与史学界耳熟能详的"巫蛊"并非一回事，后者一般指的是汉武帝戾太子案中的那种使用俑人作法的交感巫术，而"蛊毒"是另一种巫术，据说有人蓄养毒虫，通过令其自相残杀获得其中最毒者（即蛊虫），然后将其下入饮食中，可导致受害者死亡，据说蓄养蛊虫者如不害人则会反遭其害。

一千多年以来，有关蛊毒的传说史不绝书，截至目前，在西南少数民族聚居区和湘西山区尚有残余，有民众被指责为蓄蛊者，由此酿成不少纠纷，影响到当地社会安定。笔者在指导本科生暑期实践时曾建议来自西南的少数民族同学调查本村寨蓄蛊问题，该同学闻之色变，坚辞之，可见蓄蛊余威尚存。有关蛊毒的

---

① （隋）巢元方等撰，南京中医学院校释：《诸病源候论校释》，人民卫生出版社，1980 年，第 714 页。

研究也很多，但是有的将其归为民俗问题，例如早期的凌纯声、芮逸夫《湘西苗族调查报告》①；有的将其视为一种疾病问题，例如著名医史学家范行准《中国预防医学思想史》及《中国病史新义》②；更多的学者将其视为一种巫术加以研究，例如高国藩《中国巫术史》③，马新《论两汉民间的巫与巫术》④，贾静涛《中国古代法医学史》⑤，邓启耀《中国巫蛊考察》⑥，刘黎明《宋代民间巫术研究》⑦，范家伟《六朝隋唐医学之传承与整合》⑧，容志毅《南方巫蛊习俗述略》⑨，傅安辉《西南民族地区放蛊传说透视》⑩，高发元、朱和双《中国南方少数民族巫蛊文化中的性爱主题》⑪ 等等。

其实蛊毒问题更多地是一种文化歧视，是一种主流文化圈对非主流文化圈的想象与偏见，在这一点上它和瘴气问题异曲同工。李植人在抗战时期就著文认为蛊的实质是自然疾病，但是由

---

① 凌纯声、芮逸夫：《湘西苗族调查报告》，民族出版社，2003 年。
② 范行准：《中国预防医学思想史》，华东医务生活社，1953 年。范行准著，伊广谦等整理：《中国病史新义》，中医古籍出版社，1989 年。
③ 高国藩：《中国巫术史》，上海三联书店，1999 年。
④ 马新：《论两汉民间的巫与巫术》，《文史哲》2001 年第 3 期，第 119—126 页。
⑤ 贾静涛：《中国古代法医学史》，群众出版社，1984 年。
⑥ 邓启耀：《中国巫蛊考察》，上海文艺出版社，1999 年。
⑦ 刘黎明：《宋代民间巫术研究》，巴蜀书社，2004 年。
⑧ 范家伟：《六朝隋唐医学之传承与整合》，香港中文大学出版社，2004 年。
⑨ 容志毅：《南方巫蛊习俗述略》，《湖北民族学院学报（哲学社会科学版）》2003 年第 2 期，第 20—24 页。
⑩ 傅安辉：《西南民族地区放蛊传说透视》，《黔东南民族师范高等专科学校学报》2005 年第 1 期，第 79—81、86 页。
⑪ 高发元、朱和双《中国南方少数民族巫蛊文化中的性爱主题》，《民族研究》2005 年第 2 期，第 31—41 页。

于汉族对苗人有歧视情绪，故将此演变成苗人有意为之。^① 李卉在 1960 年代指出蛊毒的实质是汉族人来到南方罹患寄生虫病，又风闻西南少数民族有使用毒物的黑巫术，故将两者结合起来，产生了蓄蛊想象。^② 黛曼（Diamond Norma）亦指出苗族聚居区的"蓄蛊"传言实际上源自汉族人对苗族的怪异想象。^③ 邓启耀《中国巫蛊考察》已经意识到蓄蛊传说的虚妄，邓先生在西南地区进行了多年的田野调查，深入有蓄蛊传说的村寨，与传说中的蓄蛊者近距离接触，他的结论是所谓"中蛊"现象都是各种疾病，所谓蓄蛊者均是社会底层的妇女。所以从根本上推翻了"蛊毒"存在的可能性。

潘文献《苗人·巫蛊——对于他者的想象和指控》是相关研究中比较系统地运用了人类学、社会学研究手段的一种，作者对蓄蛊传说的实质有更明确的论断，他说："明清时期，大量的汉人移民进入西南地区。在他们周围是不熟悉的自然环境和敌对的少数民族，新环境里遭受的许多疾病在中医里被诊断为蛊疾。汉人移民对周围的各种潜在危险感到不安和忧虑。汉人开始想象南方的少数民族使用蛊毒来毒害他们，并对此保持警惕。明清以来，苗汉矛盾加剧，苗人不断地爆发起义。由于苗汉之间有显著差异的社会结构、文化实践和文化观念，以及双方维持显著民族边界的愿望，造成了汉人对苗人的巫蛊想象。特别是想象苗人妇

---

① 李植人：《苗族放蛊的故事》，载吴泽霖，陈国钧等编《贵州苗夷社会研究》，民族出版社，2004 年，第 176—178 页。
② 李卉：《说蛊毒与巫术》，《"中央研究院"民族学研究所集刊》第 9 期，1960 年，第 271—282 页。
③ ［美］Diamond Norma，"The Miao and Poison：Interactions on China Southwest Frontier，"*Ethnology*，1988，27：1：1—25.

女放蛊。这种想象借助疾病、谣言以及文化产品使汉人对苗人感到恐惧。"[1]

以上研究成果已经形成了阶梯状递进关系，由最初的民俗描述，进一步发展成对巫术的研究，再进一步意识到这种巫术从技术上来说是不可能存在的，从而对其本质进行深入剖析，如上所述，部分学者已经意识到了"蓄蛊"传说与文化歧视的关系，意识到这是不同族群间文化冲突的结果。笔者认为这是一条正确的道路。

但是相关研究也存在一些问题，主要体现在对蓄蛊传说整体历史风貌缺乏系统、详尽的分析。被指责为蓄蛊的族群绝不止苗族，历史上所谓蓄蛊之地的分布和瘴乡的分布一样，都存在一个逐步变化的过程，而这个过程恰与主流文化圈的拓展同步。目前西南部分少数民族聚居区的蓄蛊传说是历史发展过程中层累而来，这里上演的故事在两千年来已经从北到南完整演变过一遍。这不仅是某个民族或者族群所遭受的不公待遇，而是主流文化圈与非主流文化圈碰撞的必然结果。这是以往学者重视不足的地方。

笔者《蓄蛊之地——一项文化歧视符号的迁转流移》一文把传说中"蓄蛊之地"的变迁过程划分为四个阶段：1. 南北皆有阶段（汉—隋末唐初）；2. 长江中下游、福建阶段（唐初—唐中期）；3. 岭南（两广）、巴蜀、长江中下游、福建阶段（唐中期—明后期。）；4. 广西、云贵、福建、湘西阶段（明后期—

---

① 潘文献：《苗人·巫蛊——对于他者的想象和指控》，中央民族大学硕士学位论文，2005年，第1页。

今）。这四个阶段中，第 1 阶段蓄蛊的族群歧视色彩尚不浓厚，但是已经有了"蛊乡"的观念，而"蛊乡"的观念推而广之，就是后来更大范围的"蓄蛊之地"观念之发轫。这与原始人群中"他群"与"我群"概念的产生是"民族"概念之开端是一个道理。第 2 阶段蓄蛊之地已经开始"南方化"，黄河流域此时已经基本与"蓄蛊"脱钩了。此时蓄蛊已经开始有了族群歧视的色彩。第 3、4 阶段则是第 2 阶段的延续，有趣的是在第 2 阶段里被指责为蓄蛊之地的长江中下游由于经济开发较快，与主流文化圈融合程度高，故在第 3、4 阶段已经摆脱了蓄蛊污名。而自第 2 阶段开始被视为蓄蛊重灾区的岭南地区也悄然出现分化：广东在第 4 阶段已经摆脱了蓄蛊污名，相对较为封闭落后的广西则继续保持"蓄蛊"称谓。明朝万历年间王临亨说："旧传粤人善蛊，今遍问诸郡，皆无之。云此风盛于粤西。"① 这就是文化强弱程度对蓄蛊污名影响的体现，同样的道理，关中地区原本是中原王朝的中心地带，主流文化的核心所在，根本不在"蓄蛊之地"名单里，但是唐以后关中政治、文化地位急剧衰落，发展到明代已经是人们心目中的西北边陲，故明徐应秋《玉芝堂谈荟》卷九："（蛊毒）闽、广、滇、贵、关中、延绥、临洮俱有，但其方不同耳。"② 关中地区竟然也被列为蓄蛊之地了，这就是文化强弱对蓄蛊之地分布影响的例证。

笔者总结蓄蛊之地变迁的主要特点是：1. 基本上由北向南逐步推进；2. 早先被指责为蓄蛊之地的地域如果完全融入主流文

---

① （明）王临亨撰，凌毅点校：《粤剑编》卷二《志土风》，中华书局，1987 年，第 77 页。

② （明）徐应秋：《玉芝堂谈荟》卷九，《文渊阁四库全书》本。

化圈，则会洗刷掉蓄蛊污名；3. 每个时代被指责蓄蛊的地域都是那个时代主流文化圈与非主流文化圈交汇的地区，而更遥远、理论上来说更加"野蛮"的地区由于尚未与主流文化发生接触则会暂时"相安无事"。4. 蓄蛊之地的变化与北方移民的推进过程相适应，但由于属于上层建筑中的意识问题，故并不与移民过程完全同步，而是稍晚半步。

（三）卑湿问题

南方地区比北方潮湿是毫无疑问的，这种气候差异所引起的问题，古今却大有不同。今之北方人最多将其视为一种不适感，但是汉代以来，"南土卑湿"被视为是一件生死攸关的大事：

《淮南子》卷四《墬形》："南方阳气之所积，暑湿居之，其人修形兑上，大口决眦，窍通于耳，血脉属焉，赤色主心，早壮而夭。"[1]

《史记》卷一二九《货殖列传》："江南卑湿，丈夫早夭。"[2]

《汉书》卷六四《严助传》："南方暑湿，近夏瘅热，暴露水居，蝮蛇蠚生，疾疠多作，兵未血刃而病死者什二三。"[3]

《史记》卷八四《屈原贾生传》记载了贾谊被贬长沙时对南方卑湿环境的恐惧心理："贾生既以适居长沙，长沙卑湿，自以为寿不得长。"[4] 贾谊为此还做了一首《鵩鸟赋》以示"伤悼"。

笔者就此问题专门进行了研究。与刚才提到的瘴气、蛊毒问

---

① （汉）刘安编，何宁撰：《淮南子集释》，中华书局，1998年，第352页。
② （汉）司马迁：《史记》，中华书局，1959年，第3268页。
③ （汉）班固：《汉书》，中华书局，1962年，第2781页。
④ （汉）司马迁：《史记》，中华书局，1959年，第2496页。

题一样，笔者认为，对卑湿的夸张恐惧实际上受到了多种因素的
影响：一则是现实疾病的威胁，南方地方病比北方多，且多半与
潮湿闷热的自然环境有关；二则是医学理论的影响，《内经》成
书以来医学观念中"六淫"观念深入人心，而六淫之"风、寒、
暑、湿、燥、火"与现实中的"风、寒、暑、湿、燥、火"并未
加以明确区别，因此人们对卑湿心怀恐惧，且直接与生死挂钩；
三则是传闻影响。这里就又出现了文化问题。与前面的瘴气、蛊
毒问题一样，卑湿成为南方风土特定符号。而且由于南方是贬
谪之地，今天能看到的许多中古时段有关南方的史料出自于被
贬谪到南方的官员之手，官场失意带来的恶劣心情也是他们对
于南方充满偏见的一大因素。也正因为如此，卑湿的问题被无
限放大，成为攸关生死的大问题。张蜀蕙对此有过精彩的论
述，她将唐宋士大夫对南方风土的观念变化称为"驯化"，亦
即认为环境的变量不如人的认识变量，存在一个适应和重新认
识南土的过程。[①]

　　笔者比较了汉代贾谊与唐代张谓之间关于长沙卑湿的不同看
法，以及唐代刘禹锡和清代张际亮之间有关岭南卑湿的不同看
法、宋代苏轼对于南方风土的阶段性认识变化，得出的结论是：
有关卑湿的问题也存在一个逐步推移的现象——最早是长江中下
游被视为卑湿之地，其后是岭南地区，最后人们认为岭南地区的
卑湿也算不上大问题。这刚好与前面谈到的瘴气、蛊毒问题适相
神肖，可见它们同样都是一组文化符号，它们有共同的根基——

----

① 张蜀蕙：《驯化与观看——唐、宋文人南方经验中的疾病经验与国族论述》，
《东华人文学报》2005 年第 7 期，第 41—84 页。

主流文化的傲慢与误解、非主流文化圈逐渐融入主流文化圈、人们（尤其是知识分子）观念的变化，正因为如此它们才有类似的表现。也正是抓住这根主线，一些看似毫无联系的风土问题才能被作为一个有机整体加以审视。

四、研究余地

以上列举了三个学界已经涉及的问题加以探讨，可以从中发现一个新的"子领域"呼之欲出，它具备独特的、不可替代的研究对象，并能构成一个知识系统：它所研究的是南方风土，但与历史地理学不同，它的重点在于人们心目中各个时期南方风土形象变化问题，这里就羼杂了大量的心理因素分析和史料价值判断。它与民族学有很多交集，着眼点还是在于以儒家文化为主体的主流文化圈的扩大化，涉及少数民族，也涉及中古南方汉族，这也就是本章采用"族群"概念而非"民族"一词的原因。同时，它也会涉及大量环境史、医学史问题。由环境、医学入手，着眼点落在人的意识问题上，使得南方风土的研究必须带有交叉学科色彩。

另外，它有自己的方法体系，风土、变化、族群、南北方经济文化关系消长是南方风土研究要素，研究者应该把握以下重要原则：

A. 对史料的怀疑与批判。厘清南土"真实形象"与"心理形象"的界限。在史料较为稀缺的中古以前环境史研究领域内，有关南方风土的为数不多的史料被广泛引用，这里面有的史料本身真实性就值得怀疑[①]。这种情况倒还在其次，更多的情况则是

---

① 例如相传为晋代嵇含所撰《南方草木状》是有关南方风土记载较详的著作，但是其内容颇值得怀疑，今本《南方草木状》极有可能是南宋初年的伪作。参看陈连庆：《今本〈南方草木状〉研究》，载《文史》第 18 辑，中华书局，1983 年，第 93—100 页。

前面提到的北方主流文化圈对南方风土的"模塑"，尤其是面对宋以前的史料更要强调这一点。因此彼时中国经济文化重心尚在北方，故话语权亦被北方所掌握，史料中主观意识更强烈。

B. 长时段变化的眼光。这种变化与南方的次第开发、经济重心的南移①、主流文化圈的扩大与包容密切相关。故相关研究必须着眼于一个较长时段。短时段的个案研究意义不大。

C. "华夏边缘"是重点。"华夏"基本等同于主流文化圈，但是这个圈时刻处于变化之中，而其边缘地带——主流文化圈与非主流文化圈的交界地带是最有研究价值的。如果一一列举相同点来归列族群，那么这项工作将无穷无尽且毫无意义，与其强调族群内部的共同点，不如强调族群的"边缘"意识，即他们以什么样的共同标准作为内、外族区别的标志。

下面就该领域内今后的研究内容提出自己的一些看法，当然只是个人愚见，还望学界同仁赐教补充。

1. 结合南方生态环境的变化研究主流文化圈的扩大问题。中古时期中国环境变化目前是环境史研究热点之一，这里涉及气候变迁、江河变迁、人类活动等诸多要素。环境的变化和人类生产技术的进步与南方的开发息息相关，也与人们心目中的南方风土形象密切相关，前揭瘴气、蛊毒、卑湿等问题皆是如此。笔者赞同伊懋可（Mark Elvin）在《象之退隐：中国环境史》（*The*

---

① 有关中国古代经济重心南移问题是一个参与者众多、关系重大的研究课题，自民国迄今讨论颇多，相关研究回顾请参看程民生：《关于我国古代经济重心南移的研究与思考》，《殷都学刊》2004 年第 1 期，第 47—58 页。笔者比较倾向于郑学檬《中国古代经济重心南移和唐宋江南经济研究》（岳麓书社，1996 年）一书的观点，即中国历史上经济重心的南移以六朝为准备阶段，唐五代为起点，至北宋后期已经基本完成，至南宋则完全实现。

Retreat of the Elephants: An Environmental History of China）中提到的环境史概念："主要研究人和生物、化学以及地质这三个系统之间不断变化的关系，这两者之间以复杂的方式互为支持和威胁。具体而言，有气候、岩石、矿物、土壤、水、树和植物、动物和鸟类、昆虫以及差不多所有事物的基础——微生物。所有这些都以不同的方式互为不可缺少的朋友，也互为致命的敌人。技术、经济、社会和政治制度，还有信仰、感知、知识和主张都一直与自然界在相互作用。在某种程度上，人类体系有自己的动力，但如果不涉及环境就不能得到完整的理解。"① 他从大象在中国数千年的逐步退隐入手，逐渐深入到森林滥伐、土壤侵蚀、水利灌溉、农业过密化、军事、政治、文化的作用等领域，这其中就涉及人类的认识历程与自然发展的互动关系，也涉及史料评判问题。笔者认为，将南土形象的变迁完全归结为人自身的意识变化也是不合理的，自然环境的变迁也是必须考虑的一个重要因素，环境变化带来南方风土诸要素的变化，人的意识也会产生变化。另外，唐宋时期盛行一时的南方移风易俗运动中包含了大量对南方城镇、水环境的改造，② 这也势必会影响到人的意识。医学的问题同样如此（后文会谈及）。

2. 结合南方地区文化的进步研究南方知识分子阶层的心理变化以及话语权的逐渐转移。经济的发展必然带来文化的进步，文化的进步首先体现在知识分子阶层的壮大之上。但是中古时期

---

① 译文参照包茂宏：《解释中国历史的新思维：环境史——评述伊懋可教授的新著〈象之退隐：中国环境史〉》，《中国历史地理论丛》2004 年第 3 期，第 94 页。

② 参看马强：《唐宋士大夫与西南、岭南地区的移风易俗》，《西南师范大学学报（人文社会科学版）》2006 年第 2 期，第 39—44 页。于赓哲：《疾病、卑湿与中古族群边界》，《民族研究》2010 年第 1 期，第 63—71 页。

南方知识分子有着双重性表现：一方面，他们心理上受到主流文化圈的影响。笔者在研究蓄蛊问题时发现南方籍知识分子并未以亲身经验反驳蓄蛊污名，反倒随声附和。例如南朝顾野王本是吴郡吴人，属于江南望族，作为长期生活在江南的人士，应就蓄蛊问题有所辩白才对，但是他所撰《舆地志》亦曾指"江南数郡有畜蛊者，主人行之以杀人，行食饮中，人不觉也"①。前揭邓启耀《中国巫蛊调查》亦揭示出今日西南少数民族聚居地民众多半相信蓄蛊的存在，查尔斯·霍顿·库利（Charles Horton Colley，1864—1929）1902 年在《人类本性与社会秩序》一书中提出了"镜像自我"的概念（looking-glass self，亦有译作"镜中自我"者），认为人的自我意识是在与他人的互动过程中通过想象他人对自己的评价而获得的。不过库利的概念着眼点在于研究人的自我认知是如何形成的，以及由此造成的个体与社会之间的互动关系。本章所要探讨的是主流文化圈与非主流文化圈之间的关系，着眼点是这种背景下非主流文化圈成员的自我感是如何形成的，当弱势文明遇到强势文明的压力之后是如何以新的角度看待自身的，因此可用相近的"镜观化自我审视"一词来加以阐释，即非主流文化圈成员常常以镜观化（借助强势文明的目光）的方式来看待本地区、本民族（自我的重新审视）。但是在另一方面，南方知识分子和在南方有生活经历的北方知识分子中又不乏清醒的认识，有时两种现象可以集于一人之身，例如唐代刘恂就是如此，他的《岭表录异》一方面记录有大量基于想象和迷信的"岭

---

① 见（梁）萧统编，（唐）李善注：《文选》卷二八《苦热行》注，中华书局，1977 年影印本，第 404 页。

南描述"，一方面又有对部分污名的辩白，例如关于蓄蛊问题他是如此表述的："岭表山川盘郁，结聚不易疏泄，故多岚雾作瘴，人感之多病，腹涨成蛊。俗传有萃百虫为蛊以毒人，盖湿热之地毒虫生之，非第岭表之家性惨害也。"[①] 这就是长期实践带来的客观认识。但是这样的客观评价有多少？起到了什么作用？在前揭大量研究成果中，研究者均注意到了话语权的逐步变化问题，但是变化的过程如何，外界因素（自然的、人文的）对知识阶层心理产生了怎样的影响、话语权转变的标志是什么，这些都是很有意义、尚待开发的课题。

　　3. 研究移民的影响力。历史上的移民问题研究已经比较充分，但是移民面对南方风土的心理变化以及他们对主流文化圈观念的影响研究还不够多。张蜀蕙《驯化与观看——唐、宋文人南方经验中的疾病经验与国族论述》根据对唐宋时期笔记小说中南方风土形象的研究得出结论："南贬文人的疾病论述，表现了他们内心的恐惧：居于夷，为夷所化。除此之外，更重要的是他们透过疾病展开国族论述，架构他们已失去的力量。另一方面，这些南贬文人透过疾病亲身经历南方，疾病，让他们没有任何躲藏的机会，疾病反而成为他们思索人生的一个起点。根据本文的研究，唐宋两代文人在南方的疾病论述取向是有所转变的，唐人描述疾病的困扰与死亡逼临的恐惧，宋人则多书写养生御瘴，可见由疾病书写中国族论述的转变，意味他们与南方的关系是由'驯化'、'被驯化'到'凝视'、'观看'的过程。"[②] 该文落脚点还

---

① （唐）刘恂：《岭表录异》卷上，广陵书社，2003 年影印本，第 67 页。
② 张蜀蕙：《驯化与观看——唐、宋文人南方经验中的疾病经验与国族论述》，《东华人文学报》2005 年第 7 期，第 41 页。

是文人的记述，但其描绘的心理历程应该说是全体南渡北人的心理历程，其中应该包括了占据人口大多数的基层移民，而有关他们的研究目前而言还是不够丰满。基层移民始终是主流文化圈扩大的主力因素，史料中的南方风土形象很多来自他们的记忆与转述，知识分子阶层（尤其是缺乏南方经历者）受其影响颇大。与此同时，移民是劳动力，带来了相对先进的技术与文化，是南方开发的重要力量，是南方风土新观念的先知先行者，在此过程中他们构成了新的南方族群，从而成为新阶段南方风土形象的承担者。有关他们的研究尚待深入。

4. 与移民问题相关的就是交通线的问题。如同前揭左鹏有关瘴气的系列成果所展示的那样，主流文化圈的扩大不是压路机式由北向南平步展开的，而是由线及面，以交通线为轴逐步展开的。交通线附近是北方移民首先进入的地区，也是观念改变最先发生的地方。交通线的开通往往是一地融入主流文化圈的先声，例如唐玄宗时期大庾岭道路的开辟，就使得中原与岭南地区的交通得到了根本性的改观，从而也极大影响了移民流向。不久安史之乱爆发，大量民众由北向南迁移，岭南地区成为移民流入地之一。① 笔者研究蛊毒、卑湿等问题时发现，也就在这时，岭南地区的形象开始出现改观，极有可能就是移民影响所致。与此相关的很多课题都有深入发掘的必要。

5. 研究南方族群底层民众心理问题。南方族群底层往往是很多风土污名的最终承担者。而且由于他们的文化水平有限，故

① 参看冻国栋：《中国人口史·隋唐五代时期》第二卷，复旦大学出版社，2002年。

往往成为史料中"沉默的大多数"，久而久之形成了百口莫辩的状态，以至于本族群内部也会将怀疑的矛头指向他们。例如历史上就曾将蓄蛊归结为少数族群底层妇女所为[①]，并且这种传言在漫长的发展过程中逐渐程式化，影响力一直持续到今日。邓启耀先生《中国巫蛊调查》就以实地调查的方式揭示了西南地区少数民族村寨内部的蛊妇特殊阶层的心理与生活状况，并且对蓄蛊污名为何专指底层妇女进行了分析。实际上，这种指向恰恰说明了南方风土污名的本质——偏见与歧视，而一个族群将外来族群的偏见"内化吸收"了之后，就会以同样的思维模式将污名转向本族群内最不"开化"、最底层的人群，这种思维模式与外来族群对他们的歧视如出一辙。这种底层民众的心理反应大可以成为标本和窗口，供我们研究同样形态下不发达地区族群面对发达地区文化时的心理状态（例如中国 20 世纪的新文化运动）。这样的研究方式是人类学和民族学经常采用的。

6. 医学观念的改变。南方许多风土问题最终都指向了疾病领域。建立在北方话语权基础上的医学观念会影响人们的感观，从而使他们对南方风土有先入为主的观念。但是与此同时，随着南方风土观念的变化，医学也会发生变化。在中古以前南方医学主要受到北方影响，例如《黄帝内经》之《素问·阴阳应象大论》中有关各地风土对人体质影响的论述明显是以北方黄河流域为中心，《史记》、《汉书》中的医学人物以北方籍居多，即便是

---

① （清）金铁：《广西通志》卷一二八引《永福县志》："蛊毒民间无有，惟獞妇蓄之。"（《文渊阁四库全书》本。）（清）鲁曾煜：《广东通志》卷九八："按下蛊多出于獞妇，若猺妇则不能。而粤东诸山县人杂猺蛮亦往往下蛊，有挑生鬼，特滇黔粤西尤甚。"（华文书局，1968 年，第 1693 页。）

出土的南方医书看起来也很可能是北方的舶来品。例如《五十二病方》出土于西汉长沙国境内，但其内容明显是摘抄自外来医书，多处在原有药材名下有"荆名"注释，即为了方便本地人辨别药材，以本地方言注释医书。在这种背景下，主流文化圈的观念会左右整个中国的医学思想，因此就存在一个以北方医学观念解释南方地方病和传染病的现象，这会进一步影响主流文化圈的南方风土观。梁其姿《疾病与方土之关系：元至清间医界的看法》①曾经探讨过元明清时期医家对于南方疾病的看法，涉及南方湿热、杂气、污秽等环境问题，以及传统医学诊疗手段和药物的南方化问题。中古时段的类似研究需要加强。另外一方面，随着南北文化的交流，医学观念也会发生交融，例如宋代周去非《岭外代答》卷六《食槟榔》记载岭南土著有槟榔预防瘴气的观念："询之于人，何为酷嗜如此？答曰：'辟瘴，下气，消食。食久，顷刻不可无之。无则口舌无味，气乃秽浊。'"②槟榔是南方特有土产，而"瘴气"是北方输入的疾病观念，槟榔预防瘴气这个小小的药方看似简单，却可由小见大，可以看作是南方土著医药经验与北方主流文化圈医学观念结合的产物，可以从侧面体现出土著"内化"主流文化圈观念并以此为视角对本土产物加以新的诠释的过程。到了宋代，"瘴"甚至成为南方所有疾病的代名词，周去非《岭外代答》卷四："南方凡病皆谓之瘴，其实似中州伤寒，盖天气郁蒸，阳多宣泄，冬不闭藏，草木水泉，皆禀

---

① 梁其姿：《疾病与方土之关系：元至清间医界的看法》，载李建民主编《生命与医疗》，中国大百科全书出版社，2005 年，第 357—389 页。

② （宋）周去非撰，杨武泉校注：《岭外代答校注》，中华书局，1999 年，第 236 页。

恶气，人生其间，日受其毒，元气不固，发为瘴疾。"① 瘴气这种原本特有所指的名词最后被放大为南方土著疾病的代名词，可见"内化"之深入。此类现象还有很多，对这种现象加以研究，会大大有助于分析南方土著"镜观化自我审视"的心理历程。

在中古时期有关南方风土的纷繁复杂、光怪陆离的各种记述中，抓住主线毫无疑问是研究者的主要任务，主流文化圈对非主流文化圈的认知应该说就是这一根主线。心境可以决定眼界，而眼界对心境的影响则需要一个漫长的过程，风土问题不仅仅是旅行家的见闻，它背后所蕴含的是一个庞大的话题——"华夏"的扩大是沿着什么样的轨迹进行的？那一个个"污名"产生、变化及至消失转移的过程，难道不就是主流文化圈前进的脚印？在这个过程中，人的主观性有多大作用？主流文化圈和非主流文化圈之间的"包容"与"界限"是以何种形式标明自身的？对于南方风土的研究已经有了一定的成果，有了相当程度的共识，并且可以为传统的史学、民族学研究开辟新的视野，提供一个"由小见大"的窗口，应该引起学界的高度重视。

---

① （宋）周去非撰，杨武泉校注：《岭外代答校注》，中华书局，1999 年，第152 页。

第七章

弥漫天地间

——气与中国古代瘟疫的
"致"与"治"

　　把握古人思维模式对历史研究的重要性不言而喻，在瘟疫问题上，医家和民众的思维无不反映中国式思维的特点。民国以来中国古典医学深受西方医学冲击，因此医学史研究者的旨趣与其他自然学科史（例如物理、数学、天文等）不同，那些学科在科学进入之后全部"皈依"，唯医学仍坚持其阵地，但从业者（包括学科史研究者）心态已发生重大变化，在第一章笔者曾指出："在西学强大压力下，即便是古典医学的拥护者也在不自觉中受到了西方医学的巨大影响，从而形成了如此的思维模式：在对西医强大压力进行反弹的时候，传统医界实际上是在照着西医的样式反复阐明自身的'科学性'，在站到西医对面的同时也成为其映像（Abbildung），从而反证了西医的统治力。"此之谓也。

　　对于疾病尤其是传染病成因的认识就有这样的历程。唯有今天在接受了西学洗礼之后，才能借助"他者"的眼睛重新审视这个过程。这是一个不得已的过程，因为现代中医领域的重大问题都缘起于科学的进入及其映照，不必强调孰优孰劣，起码要承认有了"他者"的映照，"我者"才有了轮廓边际，"问题"才得以构成。

　　西方自古希腊时代就高度重视概念的精确，这一切缘于西方语言是"声音语言"，有别于汉语这种形象语言，"由于声音语言内部的紧张，必须不断掌握外部世界的固定性、寻找声音的根源，以形成概念及观念。——不同于中国语言的积聚性，西方语言是意义的重新界定；不是用一种语言重复说明外在世界，而是不断发明新的名词以不断重新界定外在世界。这正是西方理性主义的理想。西方强调固定不变的指谓，每个意义必须加以固定而不能积聚，于是能够产生多元的理论体系、概念系统、理论架构。中国语言则不同，如'阴阳观念'，几乎可以指代说明一切。强调语言的积聚性，这正是中国语言的特征。西方强调刚性定位、固化指谓（rigid designation），根据固定规则以对外在事物进行重新界定，重新系统化，于是产生逻辑思维方式和科学思维方式。"① 而今站在现代思维的角度（不可讳言的是所谓现代思维是以西方思维为基础发展而来的）来审读中国古代医学，必然会时常有憾于古人概念、逻辑与今人的巨大反差。

　　本文将以瘟疫问题为例，分析中国古代瘟疫致病观大略的演变过程，并且分析古人在对抗瘟疫时对弥漫性物质的依赖。兹事体大，不是本文小小篇幅可以备述的，所以笔者将抓住古人瘟疫观的一条主线即"气"来加以论述。瘟疫观的演变正可以展现传统思维的特点。

一、中国古代的致病观

　　《章太炎医论》如此总结古代之致病观："人之病也，自非七情过差，及直犯水、火、兵刃、木、石、虫、兽，与夫饮食、床第之过，则必以风为长。"② 张嘉凤总结了古人所认为的六种疾病相染的途径：1. 与病人的直接接触；2. 与病人长时间或者近距离的接触；3. 在特定地点参加特定活动；4. 异常的气候与环

---

① 张岱年、成中英等：《中国思维偏向》，中国社会科学出版社，1991年，第195—196页。
② 章太炎：《章太炎医论》，人民卫生出版社，1957年，第38页。

境变化；5. 饮食；6. 遭鬼排击。① 可以看到，在这六项之中，前 4 项都和气有着或多或少的关联，具体到传染病方面更是如此。气就是这林林总总概念的联系纽带，它是传统唯象思维的产物，不是物理学意义上的气，而是一种弥漫性物质，中国古代对传染病的认识无论从哪方面来说都是气论的产物。

《庄子·知北游》：

> 人之生，气之聚也。聚则为生，散则为死。……故曰："通天下一气耳。"②

所谓"通天下一气耳"，的确可以看作是那个阶段生命观的基础。

有关先秦时期"气"的发展演变，尤其是气与生命和人体的关系，黄俊杰《孟子》第三章③，余英时《论天人之际——中国古代思想起源试探》④、《东汉生死观》⑤，小野泽精一、福永光司、山井涌《气的思想——中国自然观与人的观念的发展》⑥，本杰明·史华兹（Benjamin I. Schwartz）《古代中国的思想世界》⑦，杜正胜《形体、精气与魂魄——中国传统对"人"认识

---

① 张嘉凤：《"疫病"与"相染"——以〈诸病源候论〉为中心试论魏晋至隋唐之间医籍的疾病观》，载李建民主编《生命与医疗》，中国大百科全书出版社，2005年，第 406 页。

② （清）郭庆藩：《庄子集释》卷七，中华书局，2012 年，第 733 页。

③ 黄俊杰：《孟子》，东大股份有限图书公司，1993 年。

④ 余英时：《论天人之际——中国古代思想起源试探》，中华书局，2014 年。

⑤ 余英时著，侯旭东等译：《东汉生死观》，上海古籍出版社，2005 年。

⑥ ［日］小野泽精一、福永光司、山井涌编，李庆译：《气的思想——中国自然观与人的观念的发展》，上海人民出版社，2007 年。

⑦ ［美］本杰明·史华兹（Benjamin I. Schwartz）著，程钢译：《古代中国的思想世界》，江苏人民出版社，2008 年。

的形成》① 等均有较为详细的论述。例如杜正胜文梳理了从周至汉代对于人体认识逐渐由表及里的过程，并推断出战国中期建立了身体生理学中基础的五脏系统，人体构成中"气"是其核心，基于此，人与自然和谐的宇宙观和生命观也得以建立。

疾病尤其是传染病的确和气候、时令有很大的关联性，这也符合古人的观察能力，那么将各种传染病的起因置入"气"的框架之内是情有可原的，六淫的观念由此诞生。《左传·昭公元年》：

> 天有六气……淫生六疾。六气曰阴、阳、风、雨、晦、明也，分为四时，序为五节，过则为灾。阴淫寒疾，阳淫热疾，风淫末疾，雨淫腹疾，晦淫惑疾，明淫心疾。②

《素问·至真要大论》又说"六气分治"③，即一岁之中有风、热、湿、火、燥、寒六种气候分治四时，这里"气"已经明显被赋予了与"气候"类似的意味。同书《天元纪大论》："寒、暑、燥、湿、风、火，天之阴阳也，三阴三阳上奉之。"④ 宋陈无择《三因极一病证方论》卷二："六淫，天之常气，冒之则先自经络流入，内合于脏腑，为外所因。"⑤ 六淫的"淫"有太过之意。"六淫"可理解为原本正常的六气太过之意，成为疾病的

---

① 杜正胜：《形体、精气与魂魄——中国传统对"人"认识的形成》，《新史学》1991 年第 2 卷第 3 期，第 1—65 页。
② （清）阮元校刻：《十三经注疏·春秋左传正义》卷四一，中华书局，2009 年，第 4396 页。
③ 《黄帝内经素问》卷二二《至真要大论》，人民卫生出版社，1963 年，第 503 页。
④ 同上书，卷一九《天元纪大论》，第 366 页。
⑤ （宋）陈言：《三因极一病证方论》，人民卫生出版社，1957 年，第 19 页。

致病原因。

　　南朝陶弘景将邪气视为百病之源,《本草经集注》:"夫病之由来虽多,而皆关于邪气。邪者不正之因,谓非人身之常理,风、寒、暑、湿、饥、饱、劳、佚,是皆各邪。"① 可以看到他所谓邪气的主要部分就是六淫。

　　这种气论的特点之一是整体性。中国式思维具有很强的积聚性,且无精确概念的意识,张岱年认为:"中国民族的传统思维重视事物的功能联系,轻视实体形质,对问题强于综合而弱于分析,重视实践因素超过空间因素。具有整体性、对待性、直觉性、模糊性、内向性、意向性等特点。"② 正是这种思维模式使得国人自古以来就善于类比联系,将原本无关联的事物加以整体论述,但是在上升到一定理论层次后却又不再进行细化的分析,而是以模式化思维来对待客体,始终以超有限、超距离的整体框架解释万物,所以《灵枢·九经十二原》才说"粗守形,上守神"③,《淮南子·说山》才会强调"君形者亡焉"④,天人合一在此时诞生不是偶然的,五运六气诞生于此时也不是偶然的。

　　成中英将这种机械化的整体思维称为"非理性直觉",他指出:"非理性直觉就是不掌握概念、观念,也不凝成概念和观念,而是把握变动不居的、不着形象的整体真实,打破了概念的限制

　　① (南朝梁)陶弘景编,尚志钧、尚元胜辑校:《本草经集注》(辑校本)卷一《序录》,人民卫生出版社,1994年,第15页。
　　② 张岱年、成中英等:《中国思维偏向》,中国社会科学出版社,1991年,第2页。
　　③ 河北医学院校释:《灵枢经校释》,人民卫生出版社,2009年,第3页。
　　④ (汉)刘安编,何宁撰:《淮南子集释》,中华书局,1998年,第1139页。

和语言的固定。"① 这种"变动不居的、不着形象的整体真实"应该就是道、气、太极之属，它们展现在"天人合一"大框架内，主客一体相通，构成了一种动态整体框架。这种框架是非实体性质的，不能作为细分和概念化的对象，否则动态整体将遭到僵化与割裂。

对于这种整体观，本杰明·史华兹站在一个"外人"的视角上进行了观察，这种视角大约可视同为西学对中国传统思想的观察，那就是"气"的实质究竟是什么，本杰明·史华兹说："我们终于找到了与西方的物质（matter）概念最接近的对应中国术语。"② 但是这样的观念毫无疑问并不能概括气的全部，按照西学概念来说，气是一种假设，而非事实观察，史华兹注意到"气"概念的模糊化以及本源性："它更接近于阿那克西曼德（Anaximander）的'无定型'和'不可定义者'。……世界上所有各自分立的元素和实体都从其中产生出来。"③ "气"概念的整体化对于西方人来说是足够惊讶的："在气的概念中，它被赋予了物理性质，又被赋予了非物理的性质，它无处不在而又呈现为连续的质料\能量。……在许多典籍中，它只是作为一种与大而全的秩序有关的连接性实体（connective substance）的面目而出现。"④

古人不会有这样的问题，这是接受了现代科学理念的人，或

① 张岱年、成中英等：《中国思维偏向》，中国社会科学出版社，1991年，第190页。
② ［美］本杰明·史华兹著，程钢译：《古代中国的思想世界》，江苏人民出版社，2008年，第242页。
③ 同上书，第247页。
④ 同上书，第247—248页。

者是具有声音语言世界重视概念特性的人才会有的疑问。正因为
这个原因，对古人疾病观的理解必须采取了解之同情，要看到
"气"的统治地位。古人相信"天地人混合为一"[①]，所以不但气候
问题，连地形、地势也被纳入这样的整体框架内，被认定是疾病
的致病原因，但是这种影响的媒介依然是气，例如《淮南子》曰：

> 土地各以类生人，是故山气多男，泽气多女，水气多
> 喑，风气多聋，林气多癃，木气多伛，岸下气多肿，石气多
> 力，险阻气多瘿，暑气多残，寒气多寿，谷气多痹，丘气多
> 狂，衍气多仁，陵气多贪。[②]

这样机械、模式化的思维有一定的事实作基础，例如"险阻气多
瘿"，山地居民由于饮食结构缺陷多有碘缺乏，导致甲状腺疾病
多发，自古及今均是如此。再例如"岸下气多肿"，则可能指的
是近水居民多血吸虫病。而其他诸项则不免以偏概全或想象夸
大。请注意，地形地势与疾病的确是有关联的，且原因是多种多
样的，但在《淮南子》里一概被归结为"气"，可见此时的"气"
除了气候之外还有其他种类，可谓一个"象"。

但是魏晋以来的气也不是完全没有细分细化的迹象，例如向
秀《难嵇叔夜〈养生论〉》："纵时有耆寿耈老，此自特受一气，
犹木之有松柏，非导养之所致。"[③] 向秀是反对嵇康养生思想的，

---

① 《史记正义》引孟康语，（汉）司马迁：《史记》卷二五《律书》，中华书局，
1959 年，第 1250 页。
② （汉）刘安编，何宁撰：《淮南子集释》，中华书局，1998 年，第 338—339 页。
③ （晋）向秀：《难嵇叔夜〈养生论〉》，载（清）严可均编《全上古三代秦汉三
国六朝文》，中华书局，1958 年，第 3753 页。

他这里特别指出，耆寿之人在天地之气中"特受一气"，这个气显然是具有特殊性的，遗憾的是，向秀的反对意见的思想基础是命定论，认为这种气的受纳与人的活动无关。另外还有圣人论，郭象《庄子注》："神人者，非五谷所为，特禀自然之妙气。"①如此则气的受纳更进一步与凡人无关。加纳喜光认为："'所谓"神仙……特受异气，秉之自然'是决定论的极端性情况，而在常人，'食物之气'影响性质和身体。"② 而所谓食物之气，在医学上一般被表述为"谷气"。既然如此，这样的细分也就没有医学上的意义，因为对待瘟疫还要回归到一般意义上的"气"范畴内。

① （晋）郭象注，（唐）成玄英疏：《南华真经注疏》，中华书局，1998 年，第 13 页。
② ［日］小野泽精一、福永光司、山井涌编，李庆译：《气的思想——中国自然观与人的观念的发展》，上海人民出版社，2007 年，第 239 页。

二、气的运作模式与特质

那么对于凡人来说，气是如何运作的呢？这里借用加纳喜光的话进行一个概述："人不仅从大气中吸收'气'（先天之气），而且从水谷中吸收（后天之气）。水谷精气变化的产物就是卫气和营气。三焦之中，上焦出卫气，中焦出营气。卫气的性质是慓疾滑利，所以不能进入经脉之中，在皮肤和肌肉之间行进（《素问·痹论》），其功能是主对邪气的防卫。与此相反，营气，正如《灵枢·营卫生会篇》所说的那样：'泌糟粕，蒸津液，化其精微，上注于肺脉乃化而为血，以奉生身，莫贵于此，故得独行于经隧。'是行于经脉之中，有着荣养的作用。卫气、营气都在体内不断地循环。……但是，气、血、营、卫是后天之气，和先天的气，即与宏观世界相通的'气'有着怎样的关系呢？实际上，构造是不清楚的。后天的气中，有一种被称作真气，就是《灵枢·刺节真邪篇》中作'真气者，所受于天，与谷气并而充身'者。还有一种就是前面所述的宗气。但宗气又是进入胃的水谷精气的一部分，是汇集气海，上行而走息道，下注气街，流注四肢者。宗气的功能除了呼吸以外，还使血气流通顺畅，也有认为水谷之气与大气相结合而成者便是宗气之说。"①

也就是说，气是致病原因，气是其他致病原因的载体，气同时也是治病、防病的要素。在本书第六章中探讨的"瘴气"即为

① ［日］小野泽精一、福永光司、山井涌编，李庆译：《气的思想——中国自然观与人的观念的发展》，上海人民出版社，2007 年，第 287 页。

一例。自然界中无瘴气，但瘴气的观念到现在也未完全从国人头脑中消失。瘴气观念背后蕴含着地域歧视、主流文化圈与非主流文化圈的冲突。这里值得注意的是瘴气一词的演变。萧璠指出"瘴"的早期写法是"障"[①]，王子今亦持有类似观点，他说："《淮南子·地形》所见'障气'，或许可以看作'比之更早的时代'对于'瘴气''有了认识'的实例之一。"[②] 既然瘴气（障气）不过是一些疾病的综合称谓，那么这个词的发明者何以不假思索指向了"气"？

"障"与"气"的结合是中国式思维在疾病领域内的典型体现。前者标明了主流文化圈对周边蛮夷的想象，即蛮荒之地有神秘物质导致中原人士得病，形同"障碍"。"气"则体现出"象"的意味，因为瘴气具有弥漫性、大范围存在并传染（或者说流行）的特征，所以最适合以"气"命名。假如恶性疟与中原熟知的间日疟、三日疟症状相同，则不会有新词的诞生，但正因为其不同，所以人们不假思索地将其归结为"气"，"气"就是一个动态框架，几乎所有大范围存在的致病因素——尤其是不熟悉的致病因素——都可以被放到这个框架内加以阐释。一旦归结定性为气，则不再有细分和进一步的概念化。

随着南方的开发和南北方文化交流加深，岭南的真实面貌逐渐被人们所知，这本身是岭南融入主流文化圈、地域观念发生变化的结果，明清时期岭南瘴气观念已经逐渐淡化，屈大均意识到

---

① 萧璠：《汉宋间文献所见古代中国南方的地理环境与地方病及其影响》，《"中央研究院"历史语言研究所集刊》1993 年第 63 本第 1 分，第 67—172 页。
② 王子今：《汉晋时代的"瘴气之害"》，《中国历史地理论丛》2006 年第 3 期，第 10 页，注释二。

了这种变化，但是他借以解释的理论工具仍旧是气：

> 在今日，岭南大为仕国，险隘尽平，山川疏豁，中州清淑之气，数道相通。夫惟相通，故风畅而虫少，虫少故烟瘴稀微，而阴阳之升降渐不乱。①

气包含着多种特质，在这里它是王化带来的正气，也是主流地域（中州）向非主流地域（岭南）灌输的清气，唯有它可以抵挡瘴气、湿气等邪气，也最适合用来解释大面积区域内疫病观的巨大变化。气在这里将自然因素、人文因素"完美"结合。

可以说，在瘴气这个问题上最能体现古人疫病观思维模式。

气观念虽然也不断发生着变化，但这种变化是万变不离其宗的变，是进两步退一步的变。笔者在这里无意宣扬线性发展观，但是如果非要按照所谓"科学"视角来看的话的确如此。汉代是中国思维模式定型的关键时期，而机械化思维渗透到了汉人生活的方方面面，在医学方面也不例外，汉以来有关五运六气的学说成为人们解释疾病成因的主要武器，五运六气中的"气"多数情况下单指气候（医籍中人体内的气不在本文讨论范围内），按照《素问·平人气象论》的说法，春多肝病，夏多心病，长夏多脾病，秋多肺病，冬多肾病。②《素问·五运行大论》：

> 不当其位者病，迭移其位者病，失守其位者危，尺寸白

---

① （清）屈大均：《广东新语》卷一《瘴气》，中华书局，1985年，第24页。
② 《黄帝内经素问》卷五四《平人气象论篇第十八》，人民卫生出版社，1963年，第109—117页。

者死，阴阳交者死。先立其年，以知其气，左右应见，然后
乃可以言死生之逆顺。①

曹植《说疫气》亦云：

此乃阴阳失位，寒暑错时，是故生疫。②

主时气运应按规律递迁，假如失常导致该就位的不就位、
该退位的不退位，则必生灾疫。五运六气之排列虽然意识到了
气候与疾病之间的关系，但是对于其理解却是通过"司岁"以
"备物"，靠五运（木、火、土、金、水）、六气（厥阴风木、
少阴君火、太阴湿土、少阳相火、阳明燥金、太阳寒水）主
运、司天来预测疫病。所以伤寒、时气观念③都是基于这样的
理论基础。

---

① 《黄帝内经素问》卷二四《诸注候》，人民卫生出版社，1963年，第373—
374页。《黄帝内经》的七篇大论（《天元纪大论》、《五运行大论》、《六微旨大论》、
《气交变大论》、《五常政大论》、《六元正纪大论》、《至真要大论》）成书时代有争议，
一说起自汉魏之后，一说起于隋唐。但现代论者有认为是东汉作品者，《黄帝内经素
问校注》之《校注后记》即持此观点。龙伯坚《黄帝内经概论》（上海科学技术出版
社，1980年）从干支纪年之采用推断是东汉章帝元和二年以后的作品，否定［日］丹
波元胤《医籍考》（学苑出版社，2007年）有关七篇大论起于隋以后的观点。钱超尘
《内经语言研究》（人民卫生出版社，1990年）根据七篇大论中"明"字与耕部相押
等现象，也认为这些大论是东汉之作。李学勤《〈素问〉七篇大论的文献学研究》
（《燕京学报》新2期，北京大学出版社，1996年，第295—302页）亦持此观点。
② （宋）李昉等：《太平御览》卷七四二《疾病部》，中华书局，1960年，第
3294—3295页。
③ 《大唐六典》、《天圣令》复原唐《医疾令》中"时气"与"伤寒"并列，所
谓"时气"极可能就是"时行"，而《小品方》证实人们有时将"伤寒"与"时行"
等同视之，大概是出于此原因，《唐六典》、《天圣令》复原唐《医疾令》制定者将伤
寒与时气相提并论，盖依从当时之观念。

值得注意的是此时"六淫"邪气被认为是直接排击人体，罕见有关邪气感染人体之后病者再传染他人的描述，可见此时传染病仍然被认为是置身邪气之中的结果，而非人际传染的结果。

耐人寻味的是，隋代本来已经产生"注病"观念，这是一个进步。病情久延，反复发作，或注易旁人者，均被巢元方《诸病源候论》称为注病（疰病）："凡注之言住也，谓邪气居住人身内，故名为注。此由阴阳失守，经络空虚，风寒暑湿饮食劳倦之所致也。其伤寒不时发汗，或发汗不得真汗，三阳传于诸阴，入于五脏，不时除瘥，留滞宿食；或冷热不调，邪气流注；或乍感生死之气；或卒犯鬼物之精：皆能成此病。其变状多端，乃至三十六种，九十九种，而方不皆显其名也。"① 其中的生注、死注、食注、殃注等具有较为典型的传染病特征：

《诸病源候论》卷二四生注、死注、食注、殃注一览表

注名	候	传染途径	备 注
生注②	人有阴阳不调和，血气虚弱，与患注人同共居处，或看侍扶接，而注气流移，染易得注，与病者相似，故名生注。	生者——生者	
死注③	人有病注死者，人至其家，染病与死者相似，遂至于死，复易傍人，故谓之死注。	死者——生者	

---

① （隋）巢元方等撰，南京中医学院校释：《诸病源候论校释》，人民卫生出版社，1980年，第689页。
② 同上书，第697—698页。
③ 同上书，第698页。

续表

注名	候	传染途径	备　注
殃注①	人有染疫疠之气致死，其余殃不息，流注子孙亲族，得病证状与死者相似，故名为殃注。	死者——子孙	同时包含遗传病、家族病。
食注②	人有因吉凶坐席饮啖，而有外邪恶毒之气，随食饮入五脏，沉滞在内，流注于外，使人支体沉重，心腹绞痛，乍瘥乍发。以其因食得之，故谓之食注。	食物——人	除消化道传染病之外还应包含食物中毒。

　　注病观念产生的意义就在于在五运六气以气候为主的大框架下，注意到了个体受邪气侵犯的偶发事例，有了初步的细分、精分思想，"气"在这里不是气候，也不是弥漫性的、无差别造成伤害的物质，而是一种特定环境、特定条件下导致疾病的因素。表中只排列了四项，实际上其余很多项注病也可以肯定包含有传染病，具备特定区域大规模流行的特征。席文（Nathan Sivin）认为将其称为流行病更为准确，所以他将注病翻译为"流行性恶魔附身"（epidemic possession）。③ 注病虽然不能说完全是以传

---

① （隋）巢元方等撰，南京中医学院校释：《诸病源候论校释》，人民卫生出版社，1980年，第706页。

② 同上书，第706—707页。

③ ［美］Nathan Sivin, "Note on the Identification of Medical Disorders Mentioned in *Tan ching yao chueh*", 1987：297. 有关注病问题还可参看姜伯勤：《道释相激：道教在敦煌》，载氏著《敦煌艺术宗教与礼乐文明》，中国社会科学出版社，1996年，第276—280页。万方：《古代注（疰）病及禳解治疗考述》，《敦煌研究》1992年第4期，第91—98页。易守菊、和中浚：《解注文之"注"与注病——从解注文看古代传染病》，《四川文物》2001年第3期，第34—36页。［日］坂出祥伸：《冥界の道教の神格——「急急如律令」をめぐって》，《东洋史研究》第62卷第1号，2003年，第75—96页。刘昭瑞：《谈考古发现的道教解注文》，《敦煌研究》1991年第4期，第51—57页。［日］铃木雅隆：《镇墓文の系谱と天师道との关系》，《史滴》第25号，2003年，早稻田大学东洋史恳话会，第2—20页。陈昊：《汉唐间墓葬文书中的注（疰）病书写》，载荣新江主编《唐研究》第12卷，北京大学出版社，2006年，第267—304页。

染病为论述对象的，但是其中所蕴含的重视概念、以观察为基础，精分、细分的做法颇有逻辑思维的色彩，强调了传染病的接触前提，是一个显著的进步。

但在宋代，以《圣济总录》为代表的官方医著用五运六气学说把 60 年中的疾病都推算排列出来，却又不能不说是个机械的退步。该书前两卷为《运气》，以"甲子岁图"开篇，以"癸亥岁图"收尾，第三卷才是《叙例》，这种奇特的卷目排列方式是想以开宗明义的方式将未来疾病以预言的方式"预定"下来，然后才是具体的诊疗。此书是宋徽宗敕撰，而宋徽宗本人强烈的道教思维可能是导致五运六气再度走向机械化的主要原因之一。可以说注病的"类逻辑思维"的传承只能称为"不绝如缕"。

除了官方医学之外，民间医学也大抵如是。或有以"三因说"为中国古代疾病发生学之集大成者，但实际恐非是。这一理论的系统论述较为晚出，虽然东汉张仲景《金匮要略·脏腑经络先后病脉证第一》早已提出"千般疢难，不越三条：一者，经络受邪，入脏腑，为内所因也；二者，四肢九窍，血脉相传，壅塞不通，为外皮肤所中也；三者，房室、金刃、虫兽所伤。以此详之，病由都尽。"① 但是公认将这一理论系统化的学说来于南宋陈无择《三因极一病证方论》，他以天人感应和表里虚实为基础，将病源归纳为内因、外因、不内外因三大类。其中所谓外因，亦即"六淫"，这没有摆脱气论。而所谓内因，陈氏指出乃七情所伤，七情者，指的是喜、怒、忧、思、悲、恐、惊七种情志变

---

① （汉）张仲景著，刘渡舟、苏宝刚等编著：《金匮要略诠解·脏腑经络先后病脉证第一》，天津科学技术出版社，1984 年，第 2 页。

化，而这其中情志对人体的伤害所借助的仍然是"气"这个平台，《黄帝内经·素问》："帝曰：善。余知百病生于气也，怒则气上，喜则气缓，悲则气消，恐则气下，寒则气收，炅则气泄，惊则气乱，劳则气耗，思则气结。"① 也就是说不论内外因，均以气为平台。而所谓"不内外因"则为有悖常理导致身心所伤者，包括疲极筋力、尽神度量、饮食饥饱、叫呼走气、房室劳逸、金疮折、虎野狼毒虫、鬼疰客忤、畏压溺等，这些则与传染病关联较小。三因说并未突破"气"的范畴。

而且这种气是弥漫天地间，无孔不入的，兹以柳公绰《太医箴》为例：

> 天布寒暑，不私于人。……寒暑满天地之间，浃肌肤于外；好爱溢耳目之前，诱心知于内。清洁为堤，奔射犹败，气行无间，隙不在大。……人乘气生，嗜欲以萌，气离有患，气凝则成。巧必丧真，智必诱情，去彼烦虑，在此诚明。医之上者，理于未然，患居虑后，防处事先。心静乐行，体和道全，然后能德施万物，以享亿年。②

柳公绰的本意并不是阐释医理，而是以此劝诫皇帝不要痴迷于享乐，要以德为治国之先，这里流露出对"气"的看法：1."气"弥漫天地之间；2."清洁"是抵御疾病的堤坝；3."气行无间，隙不在大"；4. 个人的修行可以抵御疾病。即气是无孔不入的。

---

① 《黄帝内经素问》卷三九，《四部丛刊》影明翻宋本。
② （后晋）刘昫等：《旧唐书》卷一六五《柳公绰传》，中华书局，1975 年，第4301 页。

也正因为如此，所以瘟疫来临时，患病与否几乎就成了个人体质与命运的事情。例如《晋书》卷八八《孝友·庾衮传》："咸宁中，大疫，二兄俱亡，次兄毗复殆，疠气方炽，父母诸弟皆出次于外，衮独留不去。诸父兄强之，乃曰：'衮性不畏病。'遂亲自扶持，昼夜不眠，其间复抚柩哀临不辍。"① 再例如《隋书》卷七三《辛公义传》："以功除岷州刺史。土俗畏病，若一人有疾，即合家避之，父子夫妻不相看养，孝义道绝，由是病者多死。公义患之，欲变其俗。因分遣官人巡检部内，凡有疾病，皆以床舆来，安置厅事。……于是悉差，方召其亲戚而谕之曰：'死生由命，不关相着。前汝弃之，所以死耳。今我聚病者，坐卧其间，若言相染，那得不死，病儿复差！汝等勿复信之。'"② 这里个人秉性和体质都是抵御瘟疫的工具，是"个人事务"，并未否定六淫之气的弥漫性。

---

① （唐）房玄龄等：《晋书》，中华书局，1974 年，第 2280 页。
② （唐）魏徵、令狐德棻：《隋书》，中华书局，1973 年，第 1682 页。

三、气论对传染病因的掩盖

气论还有一个好处，就是可以实现与人体内部气血荣卫的无缝衔接，"气"与"气"既然可以融汇，由此也就免除了具体传染机理的分析，所以我们看到古人有关染病的论述中往往一句"气相染"就万事大吉。这一状况直到明代吴有性推出《温疫论》才得到扭转。他突破了伤寒学说和五运六气学说的束缚，否定了气的"气候"属性，指出了"杂（戾）气为病"以及其复杂性：

> 病疫之由，昔以为非其时有其气，……得非时之气，长幼之病相似以为疫。余论则不然，夫寒热温凉，乃四时之常，因风雨阴晴，稍为损益……未必多疫也。①
>
> 刘河间作《原病式》，盖祖五运六气，百病皆原于风、寒、暑、湿、燥、火，谓无出此六气为病，实不知杂气为病，更多于六气为病者百倍。不知六气有限，现在可测；杂气无穷，茫然不可测也。专务六气，不言杂气，焉能包括天下之病欤？②
>
> 至又杂气为病，一气自成一病，每病各又因人而变，统而言之，其变不可胜言矣。③

他否定了五运六气的气候之属，而提出"杂气"概念："所

---

① （明）吴有性：《温疫论》卷上《原病》，人民卫生出版社，2007 年，第 1 页。
② 同上书，卷下《杂气论》，第 51 页。
③ 同上书，卷下《知一》，第 73 页。

谓杂气者，虽曰天地之气，实由方土之气也。盖其气从地而起，有是气则有是病。譬如所言天地生万物，然亦由方土之产也。但植物借雨露而滋生，动物借饮食而颐养，必先有是气，然后有是物，推而广之，有无限之气，因有无限之物也。"① 五运六气之说起自秦汉时期，是站在中原地带环视四周的产物，原本就不能完全适应中国广袤疆域，尤其是在南方得到充分开发且文化日益发达之后，这种学说势必要得到修正。吴有性的修正就是诸多修正中最重要的一项，他不再笼统说"气"，而是将致病原因进行界定和细分，强调一时一地之不同，使得治疗更有针对性。而且吴有性还注意到了瘟疫传染的渠道，即口鼻传入，到达膜原，他说：

> 此气之来，无论老少强弱，触之者即病，邪自口鼻而入。②

这又是一个重大的发现。以往的"气论"只有泛泛的论述，即所谓六淫邪气入内，《伤寒论》说："中而即病者，名曰伤寒。不即病者，寒毒藏于肌肤，至春变为温病，至夏变为暑病。"③ 这段描述对感染机理的描述是模糊的，是指伤寒之气可以潜伏在肌肤中？还是指寒毒通过肌肤感染？可以说伤寒学说对传染病感染渠道从没有清晰的论述。实际上医家在这个问题上从来都是模糊处

① （明）吴有性：《温疫论》卷下《论气所伤不同》，人民卫生出版社，2007 年，第 52 页。
② 同上书，卷上《原病》，第 1 页。
③ （汉）张仲景撰，刘渡舟等校注：《伤寒论校注》卷二《伤寒例》，人民卫生出版社，1991 年，第 31 页。

理，气的那种弥漫性和无孔不入的特性可以让人们想当然地接受这个学说。吴有性口鼻膜原论毫无疑问是一种新的突破。《温疫论》是在明末大鼠疫背景下写成的，吴有性所注意到的呼吸道传染，早于 1910 年伍连德关于东北肺鼠疫通过呼吸道直接实现人—人传染的发现。这一发现，使得鼠疫的防备有了具体的理论前提，《四库全书总目》卷一〇四评价说：“推究病源，参稽医案，著为此书，瘟疫一证，始有绳墨之可守，亦可谓有功于世矣。”[①] 此言是也。吴有性的成功是建立在对先贤的质疑基础上的，虽然仍在沿用“气”这个词，但是已经有了逻辑思维的初步意识，可以说“气”的内涵已经有所改变。这一发现被视为医学理论的巨大突破，促进了温病学派的崛起。他受到的广泛赞誉也表明，中国传统医学基壤中有对逻辑思维的内在需求。而吴有性之所以发明膜原说，恐怕也反映出他内心的焦虑——他不能完全无视旧说，膜原说可以解释为何戾气通过口鼻进入人体之后，为害甚于六淫，六淫只是伏于肌肤浅层，故不及戾气为害之大。这又反映出吴有性在颠覆旧说的时候不得不顾及持旧论人们的怀疑，中国的思想史历来缺乏颠覆性的质变，这种进两步退一步的思想历程在中国历史上是屡见不鲜的。

　　通过对思维模式的把握来理解古人的瘟疫观，毫无疑问是研究古代疫病史的一把钥匙，在中国古人的疫病观中，气始终是一条主线，它最大的特点就是弥漫性。弥漫性可以用来阐释瘟疫两大要素：第一，存在的广泛性；第二，流动及传染性。形象语言

---

　　① （清）永瑢等：《四库全书总目》卷一〇四《子部·医家类二》，中华书局，1965 年，第 877 页。

对概念的模糊导致这种思想有了存在的基壤，历代对"气"的内涵都有自己的解释，其概念在漫长的历史中不断被阐释，被置换，被各种思想反复拉扯；但即便是在逻辑思维取得进步之时，新事物仍被置于"气"的框架下。这里举一个有趣的例子——美洲被发现之后，梅毒传向旧大陆，[①] 明代后期该病自岭南传入中国。面对着这样一个全新的疾病，如果是今天的话，会从流行病学调查、概念确定入手，但古代医者则几乎不假思索地将其纳入"气"的范畴内，例如李时珍《本草纲目》卷一八"土茯苓"条：

> 杨梅疮古方不载，亦无病者。近时起于岭表，传及四方。盖岭表风土卑炎，岚瘴熏蒸，饮啖辛热，男女淫猥。湿热之邪积畜既深，发为毒疮，遂致互相传染，自南而北，遍及海宇，然皆淫邪之人病之。[②]

杨梅疮即梅毒在中国的早期称呼之一，另还有"霉疮"、"广疮"、"时疮"等称呼。面对这样一种新型疾病，李时珍却并无隔阂感，而是直接将其纳入六淫框架内，而且看起来天衣无缝。唯有一点较难解释，即该病通过性渠道传播，要知道虽然广义的性病在中国古已有之，但像梅毒这样的烈性传染病还是极其罕见的，所以必须找到它与其他传染病不同的原因，李时珍敏锐地捕捉到了该病的传播渠道，将其纳入道德评判的范畴内，指出淫邪

---

① 有关梅毒是由美洲传向旧大陆的，还是旧大陆古已有之的疾病，学界目前还有不同的看法，详见本书第八章第三节"梅毒如何进入中国"。但就本节主题而言，梅毒是由西方传入，并且是在广东沿海登陆的，这一点学界并无大的分歧。

② （明）李时珍：《本草纲目》卷一八《土茯苓》，人民卫生出版社，1979 年，第 1296 页。

之男女是高危人群。这则是中国古代有关传染病的另一观念的体现，即道德在传染机制中的作用问题，这一点后文会涉及。

这个例证反映出传统医学早已有固定之六淫理论框架，遇到新型疾病便可将其纳入其中，即这是湿（气）热（气）之邪导致。所以说所谓"李约瑟难题"本身是一个伪命题，因为中国式的思维注定不会对新事物先进行细致的观察分类，再进行概念的建构和分析。而"科学"的特征之一就是将各种知识通过细化分类形成逐渐完整的知识体系，或者如《辞海》1999 年版所说："（科学是）运用范畴、定理、定律等思维形式反映现实世界各种现象的本质和规律的知识体系。"① 在面对梅毒这个新型疾病的时候，中国传统医学的思维模式可谓袒露无遗。"气"观念的包容性和普适性由此可见一斑。

也正因为气观念的强大张力，新旧思想不能截然分离，对于社会思想没有形成全面的影响和冲击，所以我们可以看到巢元方、吴有性以后，"气"的各种阐释依旧被人各取所需。甚至于与自然现象不相干的"王化"也可以被看作是气的一种，这是一种至高的德化，而且因为其高其大，因此可以用来抵御致病之气。

---

① 舒新城主编：《辞海》（缩印本），上海辞书出版社，1999 年，第 1154 页。

四、气、水、火——弥漫性的对抗

值得注意的是——针对"气"这种弥漫性的病源，人们把对抗的希望也寄托在弥漫性物质上面，可谓"兵来将挡，水来土掩"。医者尚能针对不同的疫病辨证施治，但"文本历史"的背后有着更"宽广"的真实，在对抗疾病的力量中，医从来只是其中的一部分罢了，有时甚至不是主要力量。[①] 民众有自己的应对思维，而这里面，气、火、水等具备弥漫特征的物质受到极大关注，反映了以弥漫性物质针对弥漫性病源的比类思维。

《云笈七签》卷三三引《摄养枕中方》："故行气可以治百病，可以去瘟疫，可以禁蛇兽，可以止疮血，可以居水中，可以辟饥渴，可以延年命。其大要者，胎息而已。胎息者，不复以口鼻嘘吸，如在胞胎之中，则道成矣。"[②] 这里行气被视为是去瘟疫的手段。所以治未病也好，祛疾也好，防备瘟疫也好，均以培养正气为目标，甚至于卫生工作也可以"申通和气"为形为出发点。《唐大诏令集》和《全唐文》中保留有唐玄宗、代宗、文宗，后唐闵帝时期多道有关清查冤狱的敕文，时间多为夏季，目的是避免郁蒸之气导致囚徒死亡，[③] 但在官方表述中则表达为"申通和气"，避免更大灾异。《册府元龟》记载后唐明宗长兴元年二月乙

---

① 参看于赓哲：《汉宋之间医患关系衍论——兼论罗伊·波特等人的医患关系价值观》，《清华大学学报（哲学社会科学版）》2014年第1期，第100—117页。
② （宋）张君房著，李永晟点校：《云笈七签》，中华书局，2003年，第744页。
③ 参看杜文玉：《论唐宋监狱中的医疗系统——兼论病囚院的设置》，《江汉论坛》2007年第5期，第90—97页。

卯制:"欲通和气,必在申冤。"① 《旧唐书》卷七二《虞世南
传》:"又山东足雨,虽则其常,然阴淫过久,恐有冤狱,宜省系
囚,庶几或当天意。"② 冤狱会导致天地灾异,故录囚成为重要
工作,这其中虽然包含着对于夏季人口密集、环境污秽导致疫病
爆发的认知,但总的来说仍属于从"气"的概念出发的行为。

相关史料可谓汗牛充栋,兹不赘言。这里专门提一下以往学
界论述较少的另外几件具有弥漫性特征的防治瘟疫的手段:水、
火、德行。

三国以降曾有对圣水的崇拜,而这些崇拜往往发生在瘟疫爆
发时期,兹列若干条如下:

《北史》卷二七《李先传》:"灵太后临朝,属有沙门惠怜以
咒水饮人,云能愈疾,百姓奔凑,日以千数。"③

《高僧传》卷一〇《晋洛阳大市寺安慧则》:"晋永嘉中,天
下疫病,则昼夜祈诚,愿天神降药以愈万民。一日出寺门,见两
石形如瓮,则疑是异物,取看之,果有神水在内。病者饮服,莫
不皆愈。"④

《云笈七签》卷二八《二十八治部》:"治在遂宁郡小汉县界,
上有泉水,治万民病,饮之无不差愈,传世为祝水。"⑤

葛洪《抱朴子内篇》:"后有一人姓李名宽,到吴而蜀语,能

① (宋)王钦若等编纂,周勋初等校订:《册府元龟》卷九三《帝王部》,凤凰出
版社,2006年,第1024页。
② (后晋)刘昫等:《旧唐书》卷七二《虞世南传》,中华书局,1975年,第
2567页。
③ (唐)李延寿:《北史》,中华书局,1974年,第979页。
④ (南朝梁)慧皎撰,汤用彤校注,汤一玄整理:《高僧传》,中华书局,1992
年,第372页。
⑤ (宋)张君房编,李永晟点校:《云笈七签》,中华书局,2003年,第640页。

祝水治病颇愈，于是远近翕然。……又洛西有古大墓，穿坏多水，墓中多石灰，石灰汁主治疮，夏月，行人有病疮者烦热，见此墓中水清好，因自洗浴，疮偶便愈。于是诸病者闻之，悉往自洗，转有饮之以治腹内疾者。近墓居人，便于墓所立庙舍而卖此水。而往买者又常祭庙中，酒肉不绝。而来买者转多，此水尽，于是卖水者常夜窃他水以益之。其远道人不能往者，皆因行便或持器遗信买之。于是卖水者大富。人或言无神，官申禁止，遂填塞之，乃绝。"①

按以水治病，古已有之（这里指的不是以水入药或熬药，而是指以水的特性为主进行治疗，其中很多含有"超自然力"），甚至在医学理念的塑造方面也曾大量借鉴水的形象和特质。杨泉《物理论》："夫水，地之本也。吐元气，发日月，经星辰，皆由水而兴。……星者，元气之英……气发而升……名之曰天河。……游浊为土，土气合和，而庶类自生。"② 这种思想是将水与生命之起源挂钩。加纳喜光认为，早期经络概念就是在观察水道基础上诞生的，与其说中国早期医学经络观念的产生是基于针感反应点（穴位）—连接线—脉络这样的"原子论式"的思想，不如说是用水来推拟人体的结果。他指出："作为生理构想设想了流体通行的经络，这样才演绎成经络概念的。"③ 罗根泽以前曾指出《管子·水地篇》是汉初医家的著作，加纳喜光更是

① （晋）葛洪著，王明校释：《抱朴子内篇校释》，中华书局，1985 年，第 174 页、第 176 页。
② （晋）杨泉撰，（清）孙星衍辑，翟江月点校：《物理论》，载王承略、聂济冬主编《子海精华编》，山东人民出版社，2018 年，第 92—97 页。
③ ［日］小野泽精一、福永光司、山井涌编，李庆译：《气的思想——中国自然观与人的观念的发展》，上海人民出版社，2007 年，第 278 页。

强调其重要性。他根据内中"男女精气合，而水流行"认为《管子》中的水相当于内经医学中的"气"，同时认为水、气二说在秦汉是并行的。他认为"经"是纵贯流通到海之川，而"落渠"是横着与经水联络的沟渠，他认为"落"等于"络"："由此看来，人体中的经脉和络脉从水利工程的思想中产生出来的可能性是不能否认的。"① 他还列举了汉代王充《论衡》里"水之在沟，气之在躯，其实一也"和"夫血脉之藏于身也，犹江河之流地"等语，指出："把血作为说明生理、病理的概念，虽完全是由于经验性的动机，但'气'的导入可以认为，《管子》、《吕氏春秋》、《淮南子》等的思想起了很大的中介作用。"② 所以自先秦以来中国并不缺乏以水治病的传统。然以水为"圣"，对特定地点或者特定方式获取的水进行神化，概取其禳灾去疫之神效，又反映出人们对于弥漫性物质（气）所导致的疾病的焦急，有兵来将挡、水来土掩之用意，即以水的弥漫性对抗气的弥漫性。

为此甚至引发过群体性事件，唐李德裕《会昌一品集·亳州圣水状》有过详细记载，当时亳州出现所谓"圣水"，可以愈疾，整个江南都陷入癫狂，每三十家雇一人远道取水，每日渡江者不下三五十人，李德裕评价说："昔吴时有圣水，宋齐有圣火，事皆妖妄，古人所非，乞下本道观察使令狐楚，速令填塞，以绝妖源。"③《白氏长庆集》卷六七有白居易判文《得有圣水出，饮者

---

① ［日］小野泽精一、福永光司、山井涌编，李庆译：《气的思想——中国自然观与人的观念的发展》，上海人民出版社，2007年，第279页。

② 同上书，第280页。

③ （唐）李德裕：《会昌一品集》，《景印文渊阁四库全书·集部·别集类》，台湾商务印书馆，1983年，第1079册第273页。

日千数》："从古未闻圣水，无听虚诞之说，请塞讹伪之源。"①
白与李是同时代的人，是否受到了亳州事件的影响不可备知，但
他们对圣水均持否定态度。白指出圣水之事是近世产物，古代没
有，李则提及三国已有此物，所以不能排除圣水崇拜受到了汉末
以来佛教的影响。

　　李还提及南朝有圣火，亦与疫相关，此事见于《南史》卷四
《齐本纪》："有沙门从北赍此火而至，色赤于常火而微，云以疗
疾。贵贱争取之，多得其验。二十余日，都下大盛，咸云'圣
火'。诏禁之不止。"②《太平御览》卷四二引戴延之《西征记》：
"邙山西匡东垣，亘阜相属，其下有张母祠，即永嘉中，此母有
神术，能愈病，故元帝渡江时，延圣火于丹阳，即此母也。今祠
存焉。"③《建康实录》卷五："初随帝过江有王离妻者，洛阳人，
将洛阳旧火南渡，自言受道于祖母王氏，传此火，并有遗书二十
七卷，临终使行此火，勿令断绝。火色甚赤，异于余火，有灵
验，四方病者将此火煮药及灸，诸病皆愈。转相妖惑，官司禁不
能止。"④ 六朝时南方曾有祆教流行⑤，这种圣火崇拜可能与祆教
有关。

　　水、火之所以会成为民众迷信的对象，除了宗教影响之外，
恐怕与以弥漫性物质应对弥漫性邪气的比类思维有关，水的流动

　　① （唐）白居易著，朱金城笺校：《白居易集笺校》卷六七《判凡五十道》，上海古籍出版社，1988年，第3635页。
　　② （唐）李延寿：《南史》卷四《齐本纪上》，中华书局，1975年，第125页。
　　③ （宋）李昉等：《太平御览》卷四二《地部七·河南宋郑齐鲁诸山·邙山》，中华书局，1960年，第199页。
　　④ （唐）许嵩著，张忱石点校：《建康实录》，中华书局，1986年，第134页。
　　⑤ 王素：《魏晋南朝火祆教钩沉》，《中华文史论丛》1985年第2辑，上海古籍出版社，第225—233页。

与火的光照都可以应对邪气，尤其在患者日益增多的情况下，弥漫性物质可以满足"面对面"大规模治疗的需求，变成了想象中对付瘟疫的"终极手段"，试看以下二例：

《高僧传》卷一〇《晋洛阳娄至山诃罗竭传》："晋武帝太康九年（公元二八八年）暂至洛阳，时疫疾甚流，死者相继，竭为咒治，十差八九。"后面又开辟泉源，"来饮者皆止饥渴，除疾病"。①

《历世真仙体道通鉴》卷三《负局先生》："负局先生不知何许人，语似燕代间人。……后大疫，家至户到与药，活者万计，不取一钱，吴人乃知其真人也。后上吴山绝崖头，悬药下与人，将欲去时语下人曰：吾还蓬莱，为汝曹下神水。崖头一旦有水，白色，流从石间来下，服之多愈疾。立祠十余处。"②

两个传说都有共同点：瘟疫流行之初，高人以药物或者咒禁治疗患者，可谓"点对点"的治疗，当患者日益增多之时，则开辟水源，以神异之水实行"面对面"的治疗。当"气"仍被视为是天气、气候之属的时候，人力自然无法复制并加以利用，那么就有了对水、火等等而下之的弥漫性物质的迷信传说，这些物质最能满足瘟疫时期人们对医疗效率的需求。

"德行"也被视为一种具备弥漫性的抵御疫病的手段，一国之君、一郡之长、一家之主，德行可以庇佑全境域，反之则会导致瘟疫蔓延。《左传》："上下和睦，周旋不逆，求无不具，各知

---

① （南朝梁）慧皎撰，汤用彤校注，汤一玄整理：《高僧传》，中华书局，1992年，第370页。

② 《正统道藏·洞真部·记传类·历代真仙体道通鉴》卷三《负局先生》，新文丰出版社，1977年，第八册，第0342页。

其极。故诗曰'立我烝民，莫匪尔极'，是以神降之福，时无灾害。"① 独孤及《唐故洪州刺史张公遗爱碑》："人相食，厉鬼出行，札丧毒痛，淮河之境，骼胔成岳，而我仓如陵，我民孔阜，犬牙之境，疵疠不作，灾不胜德也。"② 意即境无瘟疫全靠长官功德。皮日休《祝疟疠文》将疟疾的发作与人的德行联系起来，认为"疠之能祸人，是必有知也"，既然如此，那就应该降临在不忠、不孝、谄媚之徒身上。③ 宋洪迈《夷坚志》丁卷"管枢密"条云疫鬼不犯之家是"或三世积德，或门户将兴"④。

　　唯象思维对整体性的强调导致气传染的具体渠道、机理被忽视或被赋以形而上学的解释，它并不注重区分对象的层次，特别注重整体层面的表象，同时十分关注这些表象与环境的互动关系，从而凝结成总体性的认识。这也就是"气"等弥漫性物质在瘟疫观中左右通吃的原因。气的观念的诞生是中国式思维的产物，而它的内核出现变化是医学的需要，也是逻辑思维发展的产物。但是这种变化是缓慢的，这也就是在西学东渐之时，传染病这个领域内西学迅速占据主动地位的原因之一。

---

① （清）阮元校刻：《十三经注疏·春秋左传正义》卷二八"成公十六年"，中华书局，2009 年，第 4162 页。

② （清）董诰等编：《全唐文》卷三九〇，中华书局，1983 年，第 3966 页。

③ （唐）皮日休著，萧涤非、郑庆笃整理：《皮子文薮》，上海古籍出版社，1981年，第 45—46 页。

④ （宋）洪迈著，何卓点校：《夷坚志》，中华书局，2006 年，第 546 页。

第八章

性病与中国的青楼文化

——认知限制的历史

　　古来对性病的认识可谓"认知史"的演变。青楼之形象一直与文人雅兴、诗词弹唱密切相关，能影响其地位、形象的唯有历代政府对于官员嫖娼之不同政策以及社会舆论的道德批判。而性病之影响在明代以前似乎并不显著，例如张邦炜讨论宋代妓女问题时候说："性医学的发展在很大程度上取决于性疾病的发病率。综观人类文明史，性医学的大发展都出现在性疾病的大流行之后。两宋时期无性疾病流行的迹象，性医学无大发展，自在情理之中。"[①] 不仅两宋，置之更长时段中观察，亦未见广泛的性病恐慌。是什么原因造成性病在青楼文化叙事过程中的缺位？是真的没有性病的困扰，还是什么因素在干扰古人对于性病的"病"与"因"的归纳？外来的疾病又是如何影响国人对于青楼的印象？这是本章要阐述的问题。

一、性病从未缺席

　　性病从未缺席，缺席的是对它的认知。中国古代史问题的建构，往往要从近现代来寻找根源。正是 16 世纪以来进入中国的梅毒逐渐改变了青楼文化的形象，而国人的认知从最初的"气论"、淫邪与娼家责任的讨论，到最后逐渐形成共识，在清末民国时期这种共识转化为民族主义的焦虑，进而带来对青楼前所未有的否定浪潮。在这个过程中，产生了道德洁癖想象，塑造出

---

　　①　张邦炜：《两宋时期的性问题》，载邓小南主编《唐宋女性与社会》，上海辞书出版社，2003 年，第 451 页。

"卖艺不卖身"的清倌人、歌女形象，而这一切的根源，不能不承认起码原因中的一部分与性病认识的发展密切相关。

清末民国以来学者认为性病主要有淋病、梅毒、软性下疳，陈邦贤："现世界以显微镜研究花柳病之病原菌有三，故分花柳病为三种，一梅毒，二软性下疳，三淋病。"① 余云岫《花柳病之识别》："花柳病分为三种……三种为何？曰梅毒，曰淋病，曰软性下疳也。"② 俞凤（风）宾 1921 年所写《花柳病之陷溺个人与危害群说》则认为有"梅毒"和"淋病"两种："花柳病中，常见者有二种，一曰淋病，一曰梅毒。"③

古代医者的疾病分类与今迥异，而且对于性病的认识也不仅仅是医者的事情。在经验主义至上的年代里，对疾病的认识必然受到各种医学外社会因素的影响，再加上性病不同于其他疾病，此病常为人所讳言，故更缺乏统计及普遍认识之根基，各种混乱认识的产生也就不足为奇了。

这不是中国独有的现象，在欧洲长时间以来也有性病分类的混乱认知：

> 此后（按：16 世纪以后）有两世纪之久，流行的便是这种"同一论"，把梅毒、下疳、淋病看作同一疾病的不同的形式。……直到十九世纪的三十年代，法国研究家黎科尔

---

① 陈邦贤：《花柳病救护法》上编《总论》第一章《花柳病之绪论》，上海医学书局，1917 年，第 3 页。

② 余岩原著，祖述宪编注：《余云岫中医研究与批判》，安徽大学出版社，2006 年，第 381 页。

③ 俞凤（风）宾：《花柳病之陷溺个人与危害群说》，上海进德会，1921 年，转引自池子华、崔龙健主编《中国红十字运动史料选编》第 1 辑，合肥工业大学出版社，2014 年，第 386 页。

（Philippe Ricord）才把一向盛行的"花柳病"同一论打倒。他相信，一世纪之久的医学界也都相信，淋病、软性下疳、硬性下疳（初起的梅毒病象），是由三种不同的毒质引起的。不过，在细菌学确立以前，这问题并未结束。在一八七九年，奈塞尔（Neisser）发现造成淋病的淋病菌（gonococcus）；在一八八九年，杜克里（Ducrey）发现生出软性下疳的有机体（Stre-ptobacillusulcerismollis）；最后，在一九〇五年，勺丁（Schaudinn）与霍普曼（E. Hoffman）共同发现梅毒的真正原因（Spirochaeta Pallida）。[①]

中国历史上对于性病的认识，尤其是感染渠道的认识也存在着一个逐步发展的过程，而伴随着这个过程的则是青楼形象的逐渐蜕变。

---

① ［德］布式克（Buschke）、雅各生（Jacobsohn）著，董秋斯译：《性健康知识》，生活·读书·新知三联书店，1991年，第144—145页。

二、未被认识为性病的淋病与软性下疳

在梅毒进入中国之前，中国的性病主要就是淋病。在三种性病之中，淋病是古已有之且已经被诸医家详细记载并分析者。然淋病之认识并未影响到青楼文化，因为淋病之感染渠道未能与青楼和房事清晰挂钩，故未能引起足够之警觉。

淋病自何时而起已不可考。《左传·昭公元年》有"是谓'近女室，疾如蛊'"[1]，而《黄帝内经·素问·玉机真藏论篇》有云："少腹冤热而痛，出白，一名曰蛊。"[2] 余云岫就此认为这是中国最早的淋病记载："膀胱炎不皆近女，而近女所生之病，往往与膀胱炎之候相似，故曰如蛊，窃以为即今之花柳病淋病。"[3] 彭卫则认为截止到汉代尚无淋病，当然也没有梅毒。[4] 隋代《诸病源候论》对于淋病症状的记载和分析则比《内经》更为详细，提出了七淋和白浊的概念，该书卷一四《诸淋候》：

> 诸淋者，由肾虚而膀胱热故也。膀胱与肾为表里，俱主水。水入小肠，下于胞，行于阴为溲便也。肾气通于阴，阴，津液下流之道也。若饮食不节，喜怒不时，虚实不调，则腑脏不和，致肾虚而膀胱热也。膀胱津液之府，热

① （清）阮元校刻：《十三经注疏·春秋左传正义》，中华书局，2009年，第4396页。
② 《黄帝内经素问》卷六《玉机真藏论篇第十九》，人民卫生出版社，1963年，第124页。
③ 余云岫：《古代疾病名候疏义》，人民卫生出版社，1953年，第326页。
④ 彭卫：《脚气病、性病、天花——汉代疑问疾病的考察》，《浙江学刊》2015年第2期，第54—70页。

则津液内溢，而流于睾，水道不通，水不上不下，停积于
胞。肾虚则小便数，膀胱热则水下涩。数而且涩，则淋沥
不宣，故谓之为淋。其状，小便出少起数，小腹弦急，痛
引于齐。①

在病因分析上，《诸病源候论》指出所有"淋"皆"由肾虚
膀胱热故也"。"诸淋"涵盖七种，分别是血淋、劳淋、膏淋、石
淋、气淋、热淋、寒淋，七淋及白浊病征记载如下：

《诸病源候论》中的七淋和白浊

病名	症　状
血淋	是热淋之甚者，则尿血，谓之血淋。心主血，血之行身，通遍经络，循环腑脏。其热甚者则散失其常经，溢渗入胞，而成血淋也。
劳淋	劳淋者，谓劳伤肾气，而生热成淋也。肾气通于阴。其状，尿留茎内，数起不出，引小腹痛，小便不利，劳倦即发也。
膏淋	膏淋者，淋而有肥，状似膏，故谓之膏淋，亦曰肉淋，此肾虚不能制于肥液，故与小便俱出也。
石淋	淋而出石也。肾主水，水结则化为石，故肾客沙石。肾虚为热所乘，热则成淋。其病之状，小便则茎里痛，尿不能卒出，痛引少腹，膀胱里急，沙石从小便道出。甚者塞痛，令闷绝。
气淋	肾虚膀胱热，气胀所为也。膀胱与肾为表里，膀胱热，热气流入于胞，热则生实，令胞内气胀，则小腹满，肾虚不能制其小便，故成淋。其状，膀胱小腹皆满，尿涩，常有余沥是也。亦曰气癃。诊其少阴脉数者，男子则气淋。

① （隋）巢元方著，南京中医学院校释：《诸病源候论校释》卷一四，人民卫生出版社，1980年，第464页。

续表

病名	症　　　状
热淋	三焦有热，气搏于肾，流入于胞而成淋也。其状，小便赤涩。亦有宿病淋，今得热而发者，其热甚则变尿血。亦有小便后如似小豆羹汁状者，畜作有时也。
寒淋	其病状，先寒战，然后尿是也。由肾气虚弱，下焦受于冷气，入胞与正气交争，寒气胜则战寒而成淋，正气胜则战寒解，故得小便也。
白浊	劳伤于肾，肾气虚冷故也。肾主水而开窍在阴，阴为溲便之道。胞冷肾损，故小便白而浊也。

这些"淋"中，的确某些症状与现代意义"淋病"较为相似，但又缺乏完全对应者。汪于岗认为："如淋病而有石淋、膏淋、气淋、痨淋、赤淋、热赤淋、寒淋之分，实则此等症状，或为真性淋病，或为非淋毒性之他种疾病，今尽入于淋病中。"[1] 余云岫《古代疾病名候疏义》："要之，凡小便频数而涩，淋沥有痛者，旧医籍皆名为淋，非如今日专属之于传染性花柳病之一种也。"[2] 而所谓"白浊"的症状描述则更接近于现代意义上的"淋病"，如"小便白而浊也"可能就是对淋病大量脓性分泌物的描述，但这里的描述依旧是较为模糊的。《证治准绳》卷一四《赤白浊》："今患浊者，虽便时茎中如刀割火灼而溺自清，唯窍端时有秽物如疮脓目眵，淋漓不断，初与便溺不相混滥。"[3] 此

---

[1] 汪于岗：《花柳病概论》，载中国卫生社编《国民卫生须知》，中国卫生社，1935 年，第 166 页。
[2] 余云岫：《古代疾病名候疏义》，人民卫生出版社，1953 年，第 240 页。
[3] 王肯堂辑，倪和宪点校：《证治准绳》，人民卫生出版社，1991 年，第 613 页。

处对于"白浊"的描述则基本可以确定为现代意义的淋病。

对于淋病的感染机制认知，则长期处于模糊状态，首先未能与传染病挂钩，其次未能与性生活挂钩。

对于白浊病因，上引《诸病源候论》认为是"劳伤于肾，肾气虚冷故也"[①]。《证治准绳》卷一四《赤白浊》："盖由精败而腐者什九，由湿热流注与虚者什一。丹溪云：属湿热，有痰有虚。赤属血，由小肠属火故也。"[②] 这里对于淋病的认识已经联系到了生殖系统，"精败而腐者"，但并未直接与性生活以及传染性相联系。陈邦贤《花柳病救护法》："巢元方之《病源候论》曾记载此事……且不言其传染。"[③]

明代孙一奎《赤水玄珠》卷一五："方古庵曰：淋症其感不一，或因劳房、厚味、醇酒、忿怒所致。夫房劳者，阴虚火动也。忿怒者，气动生火也。醇酒厚味者，酿成湿热也。积热既久，热结下焦，所以小便淋沥，欲去不去，不去又来，而痛不可忍者。初则热淋、血淋，久则煎熬水液，稠浊如膏、如沙、如石也。"[④] 这里虽然与"劳房"相联系，但却把可能的现代意义上的"淋病"与前列腺炎、膀胱炎、尿道炎、膀胱结石相混淆，统归为"积热既久，热结下焦"，所以说此处的"劳房"认知更类似一种脏象分析，并不见得是真的意识到性传染渠道。不过在另

---

① （隋）巢元方等撰，南京中医学院校释：《诸病源候论校释》，人民卫生出版社，1980年，第228页。

② 王肯堂辑，倪和宪点校：《证治准绳》，人民卫生出版社，1991年，第614页。

③ 陈邦贤：《花柳病救护法》下编《各论》第二章《淋病》，上海医学书局，1917年，第37页。

① （明）孙一奎著，周琦校注：《赤水玄珠》，中国医药科技出版社，2011年，第328页。

一处，作者有更清晰一些的认识："若小便将行而痛者，气之滞也；行后而痛者，气之陷也；若小便频数而痛，此名淋浊。"①这个淋浊病因又被归结为"又醉以入房，或临房忍精，以致小肠膀胱热郁不散，而为淋浊者"②，《医案》也说："总由酒后竭力纵欲，淫火交煽，精离故道，不识澄心调气、摄精归源之法，以致凝滞经络，流于溺道，故新血行至，被阻塞而成淋浊也。"③也就是说意识到这个病和性生活有关，却没意识到这是传染病，而以为是患者自己性生活方式不当造成。《傅青主男科·浊淋门》："浊淋二症，俱小便赤也。浊多虚，淋多实，淋痛浊不痛为异耳。浊淋俱属热症，惟其不痛，大约属湿痰下陷及脱精所致；惟其有痛，大约纵淫欲火动，强留败精而然。不可混治。"④这里的论述包括现代意义的淋病，而原因则是"强留败精而然"。综合以上可以看到，对于淋病的归类本身存在模糊和前后期的变化，而病因分析虽然已经意识到了与性生活有关，却并未意识到传染的存在。

另外，还有一个因素也是古人未能认知淋病与性渠道传染的关系的可能原因——淋病的男女症状不一样，古人极可能并未能意识到两种不同的症状是同一种疾病，自然也就没有会导致感染的认知。男性淋病患者的症状分为急性和慢性两种，急性症状为尿道口灼痒、黏膜红肿，尿频、尿痛，尿道口有少量黏性分泌

---

① （明）孙一奎著，周琦校注：《赤水玄珠》，中国医药科技出版社，2011 年，第 250 页。

② 同上书，第 15 页。

③ （明）孙一奎著，杨洁校注：《孙文垣医案》，中国医药科技出版社，2012 年，第 213 页。

④ （清）傅山著，岳雪莲、李占永、李晓林校注：《傅青主男女科》，中国中医药出版社，1993 年，第 184 页。

物，3—4 天后则产生大量脓性分泌物（白浊的名号应该由此而来）。而慢性淋病一般表现为尿道炎症状，平时症状不明显。而女性患者则有 3—5 天的潜伏期，然后会出现尿道炎、宫颈炎、前庭大腺炎、直肠炎等，其中以宫颈炎、尿道炎最常见。慢性患者会有下腹坠胀、腰酸背痛、白带多等症状，这些症状与男性症状不大相似，可能会产生误导，也就是说即便发生了男女之间的传染，也极有可能没有被准确认知为男女同病。在古人对传染病的认知中，必须症状相似才能认定为"相染"。"瘟疫"是古代对传染病（包括流行病）的称谓，《说文解字》说："疫，民皆疾也。"①《字林》："疫，病流行也。"② 这里应该包括"同时"、"症状类似"两层含义，正如所谓《素问》遗篇之《刺法论》所云："余闻五疫之至，皆相染易，无问大小，病状相似。"③ 再例如《诸病源候论》对注病（疰病）的认识也是如此，该书卷二四《诸注候》："凡注之言住也，谓邪气居住人身内，故名为注。"④其中的生注、死注、食注、殃注等具有较为典型的传染病特征，这一点在本书第七章已有论述，兹不赘言。

　　"注"体现了传染病的特点，可以看出来，《诸病源候论》反复强调的是症状与病者或者死者相似，才可以称为注病，那么面

---

① （汉）许慎：《说文解字》卷七下，天津古籍出版社，1991 年，第 156 页上栏。

② （宋）丁度等编：《集韵》去声七引《字林》，上海古籍出版社，1985 年影印本，上册，第 478 页。

③ 该篇应该为唐宋之间人伪托之作，参见甄志亚：《中国医学史》（修订版），上海科学技术出版社，2001 年，第 34 页。裘沛然：《中国医籍大辞典》，上海科学技术出版社，2002 年，第 4 页。

④ （隋）巢元方等撰，南京中医学院校释：《诸病源候论校释》，人民卫生出版社，1980 年，第 689 页。

对男女淋病不一样的临床表现，古人意识不到其传染性也是很有可能的。笔者这样的推测是有理由的，即便到了近代，对于女性是否会有淋病，社会上仍然存在模糊认识，陈邦贤指出：

> 误认花柳病为别种病，不独为普通人所误认，即吾国号称医生者犹比比是也。余为此言非固作苟论，实有据可稽也。何以见之？以淋病见之。他种花柳病世人多知其惨，惟淋病人多不注意。淋病非吾人所谓最轻者乎？又非以为其纯为男子溺道之病乎？以为妇女无淋病，岂知淋病妇女尤多，盖妇女生殖器之构造及位置尤宜于淋病菌之生长也。[①]

此书撰于 1917 年，但那时社会上还存在着"纯为男子溺道之病"、"妇女无淋病"的错误认识，考诸医籍，的确可以发现古代医者对于淋病的记述分析主要是针对男性的，前引诸医籍对病因的解释也不离"脱精"、"败精"、"茎中如刀割火灼"之类的"偏男性"描述。在这样的思想背景下，更加难以认识到淋病与男女性交的关系。马伯英《中华医学文化史》指出："淋病在中国历史已久……但一般多未指明与性交的关系。"[②] 此为的论。

软性下疳也是古老的性病的一种。但是此病容易和梅毒下疳相混淆，故多人以此断定梅毒古已有之。余云岫《花柳病之识别》："以为从花柳界来者，淋即是梅，梅即是疳。其谬甚矣！"[③]

---

① 陈邦贤：《花柳病救护法》上编《总论》第一章《花柳病绪论》，上海医学书局，1917 年，第 3 页。
② 马伯英：《中国医学文化史》，上海人民出版社，2010 年，第 628 页。
③ 余岩原著，祖述宪编著：《余云岫中医研究与批判》，安徽大学出版社，2006 年，第 381 页。

"不洁性交后，越一日即阴部生小疬，三日而溃烂流脓者，软性下疳也。世人往往误认此为梅毒，而要求医生施行梅毒治疗，耗费而无功，真无谓之举也。"① 前揭布式克、雅各生《性健康知识》也指出了这种"同一论"，即把梅毒、下疳、淋病混同为一种疾病的不同阶段症状。②

《备急千金要方》卷二四称软下疳为"妒精疮"："夫妒精疮者，男子在阴头节下，妇人在玉门内。并似甘疮。"③ 这里明确指出男女皆有可能患病，男子之疮在龟头下，而女子之疮在阴道内，但是仍然未能发现与性交传染的关系。而且从比《千金方》更晚的宋代张杲《医说》的描述来看，认知并没有多少进步。《医说》卷一○：

> 有富家子唐靖，年十八九未娶，忽于阴头上生疮，初只针眼来大小，畏疼不敢洗刮，日久攻入皮肉，连茎烂一二寸许，医者止用膏药贴之，愈疼，亦无人识此疮。有贫道周守真曰：此谓下疳疮，亦名妒精疮。缘为后生未娶，精气益盛，阳道兴起，及当泄不泄，不泄强泄，胀断嫩皮，怕疼痛失洗刮，攻入皮内，日久遂烂，有害却命者。靖告先生为治之，守真曰：若欲治此疾，须是断房事数日，先用荆芥、黄皮、马鞭草、甘草，锉，入葱煎汤洗之，去脓靥，以诃子烧

---

① 余岩原著，祖述宪编著：《余云岫中医研究与批判》，安徽大学出版社，2006年，第 382 页。

② ［德］布式克（Buschke）、雅各生（Jacobsohn）著，董秋斯译：《性健康知识》，生活·读书·新知三联书店，1991 年，第 144 页。

③ （唐）孙思邈撰，高文柱、沈澍农校注：《备急千金要方》卷二四，华夏出版社，2008 年，第 442 页。

灰，入麝香，干掺患处，令睡，睡醒服冷水两三口，勿令阳道兴起，胀断疮靥，靥坚即效。[①]

这种症状可能就是软下疳，但是在病因分析中，道人周守真将其称为"妒精疮"，而病因阐述与前面的淋病的阐述基本类似，是因为精气益盛、当泄不泄造成的，这里没有把软下疳归为传染病，更谈不到性交渠道的问题，与"精"的挂钩可能还是一种脏象分析的逻辑。

其实在另外在《金瓶梅》第七十九回中也涉及软下疳的描述，这一回中西门庆垂危之际临床表现包括肾囊肿痛、排尿困难、龟头疳疮。医人诊断说："官人乃是酒色过度，肾水竭虚。"[②] 小说作者有诗云："醉饱行房恋女娥，精神血脉暗消磨。遗精溺血流白浊，灯尽油干肾水枯。"[③] 这里所描述的症状应该同时包括了淋病和软下疳，原因是"酒色过度"，在这种文学化的描述中作者还加入了遗精、血尿等与性病不一定有关的症状，用来强调西门庆的荒淫，其病因究竟是道德的原因还是有具体的感染渠道和方式？作者显然用意不在后者。这里大约能曲折反映出人们对于性病的认识——性病与淫荡的私生活密切相关，但感染的渠道并不见得真的明了。

当然，历史上也有对软下疳性渠道传染的认知，例如《唐会要》卷一百《诃陵国》："诃陵在真腊之南海中洲……有毒女，与

---

① （宋）张杲著，曹瑛、杨健校注：《医说》，中医古籍出版社，2013年，第368—369页。

② （明）兰陵笑笑生著，卜键重校评批：《金瓶梅》第七九回，作家出版社，2010年，第1924页。

③ 同上书，第七九回，第1924页。

常人居止宿处，即令身上生疮，与之交会即死。"① 这种由性交传染的"毒疮"应该不是淋病，是软下疳的可能性不小，这里已经意识到"毒女"是传染渠道。但是请注意，这里依然缺乏完整的传染机制的认识，而且这似乎是一种对于"域外风情"的猎奇性描述，几乎没有对传统医学的主流观点产生任何影响。

其实对性病传染渠道认识之不足，是中国古代传统医学致病观的体现之一罢了。上一章中，笔者已经论述了在中国古人的疫病观中，气始终是一条主线，是联系一切概念的纽带。气有正邪之分，所以瘟疫来临时，患病与否几乎就成了个人正气是否充足的"个人事务"，个人秉性和体质都是抵御瘟疫的工具，这里可以再补充一个例子：宋文天祥《正气歌》。在这首千古名作的序言里，文天祥描述了自己被元人系于囚室的惨景："或圊溷、或毁尸、或腐鼠，恶气杂出，时则为秽气，叠是数气，当之者鲜不为厉。"② 此处之恶气、秽气，基本可以视为"厉气"之流，人处其中，难免感染，但紧跟着他提出：

> 而予以羸弱，俯仰其间，于兹二年矣，幸而无恙，是殆有养致然。然尔亦安知所养何哉？孟子曰："吾善养吾浩然之气。"彼气有七，吾气有一，以一敌七，吾何患焉！况浩然者，乃天地之正气也，作《正气歌》一首。③

《正气歌》历来被视为爱国主义诗歌，此固确论，然其背后

---

① （宋）王溥：《唐会要》卷一〇〇，上海古籍出版社，2006年，下册，第2117页。
② （宋）文天祥：《文天祥全集》卷一四，中国书店，1985年，第375页。
③ 同上。

"无意识"透露出来的信息亦值得玩味：此乃当时社会疾病观之流露，即将传染病视为气的产物，同时又将个体差异视为个体正气多少之差异，仍然是个人事务。在这样的思想背景下，传染病的渠道被模糊化，传染病中个体抵抗力的问题被归结为道德问题。这固然是借喻，但逻辑之基础仍是时代疾病观。[①]

对于性病的认识也不会超出这个范畴，前文在论述淋病、软下疳的时候已经提到，古人凭借经验可以意识到性病与性渠道的关系，但具体病理依旧不脱"气"的范畴。

---

① 参见本书第七章《弥漫天地间——气与中国古代瘟疫的"致"与"治"》。

三、梅毒如何进入中国

　　性病问题介入中国青楼文化叙事是从梅毒时代开始的。从此以后，性病与性交的关系、青楼的社会地位都在被重新认知、重新评价之列。

　　传统看法认为，梅毒是旧大陆没有的疾病，是哥伦布的船员自美洲带到了欧洲，然后又传播向全世界。但是反对的意见认为，梅毒可能早已在旧大陆存在，"在十九世纪末和二十世纪初，专家们依然一致相信，梅毒是一种比较现代的灾殃，在古代或中世纪（至少就欧洲而言）并不曾存在。但在近来，流行的见解是，梅毒是一种古老得多的病，开始时或许很厉害，后来变得比较温和，直到十六世纪，这种病才厉害起来，而且成为一种流行病了。……可以断言的是，梅毒的流行病开始于一四九三年，从西班牙发展开来，在一四九五年，在查理八世的雇佣兵夺取那不勒斯以后盛行于意大利。解散的兵士把这种病带到欧洲各国，不久也由葡萄牙人带到远东，带到印度、中国和日本。这种流行病的一般现象是极端严重的，在皮肤、骨头和内部器官中现出化脓和溃烂的样子，在严重阶段常是致命的。直到十六世纪中叶，这种猖獗才平静下来，成为现时我们习见的样子"①。梅毒病与雅司病之间难以区分的特点是导致学者分歧的主要原因，威廉·麦克尼尔（William H. McNeill）说："当代史料充分证明，梅毒

---

①　［德］布式克（Buschke）、雅各生（Jacobsohn）著，董秋斯译：《性健康知识》，生活·读书·新知三联书店，1991年，第143页。

至少就其经性交而传染的传播方式，及其症状的前所未见来说，其在旧大陆乃是一种新疾病。但是，正如我们在前一章所看到的，这或许不能归因于与美洲的接触，只要有某种引发雅司疹的螺旋体，在皮肤对皮肤的感染越来越无效的情况下，转而通过性器官的黏膜在宿主间传播，这种情形即是梅毒。然而，医学界的观点并不一致，有些专家依然相信梅毒是美洲的舶来品，由此也佐证了当时人们的说法——这是一种欧洲人尚未形成免疫力的新疾病。梅毒第一次在欧洲爆发的时间和确切地点恰好又符合这一假说。……直到证明导致雅司疹和梅毒的螺旋体在实验室里根本无法区分时，一派医学史专家才彻底摒弃了上述理论。……但如果这将是生物化学技术永远无法企及的话，便不可能取得充分证据，在这两种有关梅毒起源的对立理论中做出选择。"① 洛伊斯·玛格纳（Lois N. Magner）也说："梅毒引起的症状可与结核、麻风疥疮和多种皮肤癌混淆。在特殊细菌和免疫学检查运用之前，这种高度的相似性对诊断来说具有如此的挑战性，以至于有的人说'谁完全通晓了梅毒，谁就通晓了所有疾病'。"② 约翰·伯纳姆（JohnBurnham）则称梅毒发源问题是学术界的"地雷阵"。③ 可以说，梅毒究竟是美洲传向旧大陆的疾病，还是古已有之的疾病的变种，目前还没有定论。

不论梅毒在欧洲是否古已有之，在中国，它应该就是一种明

---

① ［美］威廉·麦克尼尔著，余新忠、毕会成译：《瘟疫与人》，中国环境科学出版社，2010 年，第 131 页。
② ［美］洛伊斯·玛格纳著，刘学礼译：《医学史》，上海人民出版社，2009 年，第 195 页。
③ ［美］约翰·伯纳姆著，张大庆注，颜宜葳译：《什么是医学史》，北京大学出版社，2010 年，第 66 页。

代中期以后才进入的新病。但对于此我国学者也有不同认识，例
如贾得道《中国医学史略》根据宋窦汉卿著《疮疡经验全书》认
为梅毒在宋代已有，但是《疮疡经验全书》成书时代是成疑的，
干祖望经过系统考证认为该书实际上是假托窦汉卿之名："本书
是明末之作，而伪托古人的伪书。"① 既然如此，《疮疡经验全
书》就不足为据，因为那时梅毒早已进入中国。王书奴《中国娼
妓史》第二十一节也认为梅毒古已有之②，但是结论值得商榷。
例如该书也曾引用《疮疡经验全书》论证宋代已有梅毒，又如把
含义模糊的"疮"、"恶疮"都理解为梅毒，《神仙感遇传》中记
载某人症状为"眉发自落，鼻梁崩倒，肌肤有疮如癣，皆目为恶
疾"③，王书奴也认为是梅毒，但这种症状更有可能是麻风病，
尤其说"目为恶疾"，"恶疾"本就是中古时期对麻风病的称谓，
将此归为梅毒难以令人信服。该书类似处颇多，在此不一一
论证。

宋元时期成书的《岭南卫生方》卷中有"治杨梅疮法"④，
众所周知，"杨梅疮"是梅毒的别称。该书称"杨梅疮"又名
"木棉疔"、"天疱疮"，尽管没有仔细描述症状，也未提到感染渠
道，但治疗方法中提到了轻粉，而轻粉则是古代治疗梅毒的重要
药物，那么此处的"杨梅疮"指梅毒的可能性就比较大了。果如
是，则梅毒进入中国的时间起码要提前到宋元时期。但是，《岭

---

① 干祖望：《〈疮疡经验全书〉——伪书话题之三》，《江苏中医》2001 年第
6 期。

② 王书奴：《中国娼妓史》，上海书店，1992 年，第 252—259 页。

③ （唐）杜光庭撰，罗争鸣辑校：《神仙感遇传》卷六"崔言"条，中华书局，
2013 年，第 531 页。

④ （宋）李璆、张致远原辑，（元）释继洪纂修：《岭南卫生方》，中医古籍出版
社，1983 年，第 147 页。

南卫生方》原书已散佚，今本中有很多后人增补内容："本书初
由元海北廉访所刻，明景泰间重锓，岁久板不复存；明正德八年
（1513）广东行省据钞本重刊；万历四年（1576）复经邹善校刻，
并命娄安道增入八证及药性于其后。日本天保十二年（1841）梯
谦晋造氏据数本校雠付梓，附入《募原偶记》。"① 范行准认为：
"考棉花疮，即木棉疔也。木棉疔之名，明万历四年娄安道附论
已见之。见《岭南卫生方》卷中'治杨梅疮方'下夹注云：一名
木棉疔，一名天疱疮。按此方为安道所附，非释继洪之方。"②
如此则不能以《岭南卫生方》作为梅毒进入中国的判断依据。同
样的，署名为华佗所著，孙思邈、徐大椿作序的《华佗神医秘
传》卷一六也提到过"杨梅疮"和"广疮"，果如是则梅毒进入
中国要提早到汉唐之间，但此书后出名词众多，极可能是 20 世
纪早期伪托古人之作，不足为据。③

　　明代俞弁《续医说》（1522 年）记载："弘治末年，民间患
恶疮，自广东人始。吴人不识，呼为广疮。又以其形似，谓之杨
梅疮。"④ 这部书被认为是中国最早有关梅毒的记载。关于梅毒
进入中国的时间和路线，陈胜昆《梅毒的起源及传来中国的经
过》认为："中国的梅毒是由当时在印度及南洋营商而时常与欧
洲人接触的华侨，带回中国南方的；因为葡萄牙人以印度作根据
地，经营马来半岛，派二十位人员来广东侦察是 1515 年，这时

　　① 裘沛然主编：《中国医籍大辞典》，上海科学技术出版社，2002 年，第
393 页。
　　② 范行准：《明季西洋传入之医学》，上海人民出版社，2012 年，第 148 页。
　　③ 参看万方、宋大仁、吕锡琛：《古方"麻沸散"考——兼论〈华佗神医秘传〉
的伪托问题》，《山东中医药大学学报》1985 年第 4 期。
　　④ （明）俞弁著，曹瑛校注：《续医说》卷一〇，中医古籍出版社，2013 年，第
510 页。

候中国境内已经有梅毒了，所以中国的梅毒不是葡萄牙人带来的。"① 张箭《梅毒的全球化和人类与之的斗争——中世晚期与近代》综合学界观点以及自己的研究指出："1498 年葡萄牙人首次航达印度，1509 年葡船首次航达马六甲，1514 年葡人阿尔瓦雷斯率葡船到达中国广东珠江口屯门岛，并与当地中国居民通商。因此梅毒可能是由印度、东南亚作中介传入我国的。具体的情况既可能是中国人在南洋、印度染上后带回的，也可能是来华的南亚人、东南亚人传入的，还可能是由各国各地区的人逐段'接力'辗转传入的。"② 时间为 16 世纪早期。

　　比《续医说》稍晚的汪机《外科理例》（1531 年）也记载了梅毒症状，并且记载了十多个医案。他治疗的主张是"湿胜者，宜先导湿。表湿者，宜先解表。……表虚者，补气。里虚者，补血。表里俱虚者，补气血"③，但却没有分析病因，更没有指出性渠道传染路径。当然，《外科理例》的特点就是重治疗操作、轻病因分析，但是也可以依稀看出作者对预防的忽视，亦可见那时候面对梅毒这种新型疾病认识上的模糊。同样的，万历年间薛己《薛氏医案》卷五也说："杨梅疮乃天行湿毒，有传染，而患者有禀赋。"④ 这里比《外科理例》有了进步，明确指出这是传染病，然而进两步退一步，紧跟着认为患者"有禀赋"，即个人

---

① 　陈胜昆：《中国疾病史》第七章《梅毒的起源及传来中国的经过》，自然科学文化事业股份有限公司，1981 年，第 77 页。

② 　张箭：《梅毒的全球化和人类与之的斗争——中世晚期与近代》，《自然辩证法通讯》2004 年第 2 期。

③ 　（明）汪机编：《外科理例》，商务印书馆，1957 年，第 190 页。

④ 　（明）薛己撰，张慧芳等校注：《薛氏医案》卷五《保婴粹要·杨梅疮》，《文渊阁四库全书》本。

体质导致，这就又回到了老路上来。

李时珍《本草纲目》卷一八"土茯苓"条则对病因有自己的分析，并且明确指出了性渠道传染现象：

> 杨梅疮古方不载，亦无病者。近时起于岭表，传及四方。盖岭表风土卑炎，岚瘴熏蒸，饮啖辛热，男女淫猥。湿热之邪积畜既深，发为毒疮，遂致互相传染，自南而北，遍及海宇，然皆淫邪之人病之。[①]

要知道虽然淋病等性病在中国古已有之，但像梅毒这样的烈性传染病还是极其罕见的，所以必须找到它与其他传染病不同的原因。李时珍敏锐地捕捉到该病的传播渠道，将其纳入道德评判的范畴内，指出淫邪之男女是高危人群，这是一个历史的进步，虽然此时的感染渠道的认识还是不脱"气"的范畴，但是性病终于开始和性生活直接挂钩。

有关对梅毒的认识，明崇祯年陈司成撰《霉疮秘录》值得高度重视，从中可以看出对于梅毒与性渠道的关系尤其是与娼妓的关系的认识颇有些"多元声音"：

> 或问曰："霉疮为患，何自而昉乎？"余曰："岭南之地，卑湿而暖，霜雪不加，蛇虫不蛰。诸凡污秽蓄积于此，遇一阳来复，湿毒与瘴气相蒸，物感之则霉烂易毁，人感之则疮疡易侵，更逢客火交煎、重虚之人，即冒此疾。故始谓之阳

---

① （明）李时珍：《本草纲目》卷一八，人民卫生出版社，1979年，第1296页。

> 霉疮。云以致蔓延传染，所以娼家有过之说，皆由气运所
> 使，因渐而致也。"①

他也指出此病上古所无，对于病因的解释则与《本草纲目》有类
似之处，即都注意到此病来自岭南，于是将岭南的地理气候纳入
了分析范畴，认为"湿毒与瘴气相蒸"是主要原因，甚至将"杨
梅疮"解释为"一阳来复"造成的"阳霉疮"，对于"娼家有过
之说"则有自己的见解，认为主要原因是五运六气之气运所致，
但是他也不否认娼妓的推波助澜：

> 人妄沉匿花柳者众，忽于避忌，一犯有毒之妓，淫火交
> 炽，真元弱者，毒气乘虚而袭。初不知觉，或传于妻妾，或
> 传于姣童。上世鲜有方书可正，故有传染不已之意。②

这里的思想和前揭《正气歌》、《薛氏医案》一致，都是将染病与
否归结为个人体质，"初不知觉"则可能是在中国历史上第一次
提到了梅毒的潜伏期问题，这在现代人看来大约是在朝着"正
确"的道路上前进，但是：

> 或问："老幼之人，不近妓女，突染此疮，竟有结毒者，
> 何也？"余曰："不独交媾斗精，或中患者毒气熏蒸而成，或
> 祖父遗毒相传，此又非形接之比也。"

---

① （明）陈司成著，高丹枫注释，陈辉译文：《霉疮秘录》，学苑出版社，1994
年，第10页。
② 同上书，第11页。

　　或问："有人与患者同寝共食，不传染者，何也?" 余
曰："此由先天之气充固，邪气无间而入，所以有终身为妓、
半世作风流客者，竟无此恙。"①

　　这里认为除了性渠道还有"毒气熏蒸"这样一条平行的感染
渠道。不过要特别指出的是，《霉疮秘录》无论是对梅毒的认识
还是诊疗手段都超过了《本草纲目》，他甚至观察到了母婴垂直
感染先天性梅毒的染病渠道，虽然"一性模式"② 的医学学术语
言习惯使得他将婴儿染病归结为"祖父遗毒相传"，但是可以想
见，父辈之"毒"难免感染母亲，所以这里完全可以视为是对母
婴垂直感染梅毒的认识。
　　清乾隆时期官修《医宗金鉴》卷七三："（梅毒）其名形虽
异，总不出气化、精化二因。但气化传染者轻，精化欲染者重。
气化者或遇生此疮之人，鼻闻其气，或误食不洁之物，或登圊受
梅毒不洁之气，脾肺受毒，故先从上部见之，皮肤作痒，筋骨微
疼，其形小而且干也。精化者，由交媾不洁、精泄时毒气乘肝肾
之虚而入于里，此为欲染，先从下部见之，筋骨多痛，或小水涩
淋，疮形大而且坚。"③ 这里对于梅毒传染渠道的认识是比较准
确的（虽然其思想依然不出"气化"之范畴），梅毒感染绝大多
数通过性渠道或者母婴垂直感染，但的确也有少部分因为接触患

　　① （明）陈司成著，高丹枫注释，陈辉译文：《霉疮秘录》，学苑出版社，1994
年，第11页。
　　② ［美］费侠莉（Charlotte Furth）《繁盛之阴——中国医学史中的性（960—
1665）》第一章《黄帝的身体》认为古代中国医者的叙述模式是"一性模式"，以气
统御，她称之为"黄帝的身体"（甄橙主译，江苏人民出版社，2006年，第18—
54页）。
　　③ 吴谦等：《医宗金鉴》卷七三，人民卫生出版社，1963年，下册，第380页。

者污染的器具和衣物感染。尽管此处的论述可能混淆了梅毒不同期的症状表现，但仍然可以看作是梅毒治疗和观察经验积累的产物。

可以看出来，从 16 世纪初梅毒进入中国开始，中国人对这种新型疾病的认识"新旧杂糅"，一方面注意到了性传播渠道，一方面对于具体的感染机制又没有细化分析，这是强调"气"概念的传统思维模式所致。

但是，李时珍指向了"男女淫猥"，陈司成也指出当时社会上有"娼家有过之说"，这比起淋病时代对性病的懵懂而言已经是一种进步，但是还是没有产生对预防机制的论述。而中国古代特有的两性关系导致梅毒的罪责最终归向了相对来说比较自由、与男性交往较多的青楼女子。

四、恐慌与排斥——青楼形象的改变

中国古代的青楼文化一直与"风流"、"才子佳人"相联系。在中国的两性关系中,"良家妇女"为礼教所束缚,"内言不出于阃",且多数文化水平有限并且循规蹈矩,而青楼女子则担负着男性的希冀——更有才华、更自由奔放的性格以及较大的性自由,可以给与男性更多的温存。在中古以前,史料话语权主要掌握在士大夫阶层手中,而起码自魏晋时代开始,他们就是青楼的主要恩客,至于无法统计的私娼和普通嫖客则湮没在历史长河中寂寂无闻。有关中国古代青楼文化之盛,研究者众多,兹不赘言。这里笔者所关心的是梅毒进入后"青楼"形象的变迁。

青楼原本指的是华丽高楼,《晋书》卷八九《麹允传》:"麹允,金城人也。与游氏世为豪族,西州为之语曰:麹与游,牛羊不数头。南开朱门,北望青楼。"① 《南齐书》卷七《东昏侯本纪》:"世祖兴光楼上施青漆,世谓之青楼。"② 又指女子居住之地,曹植《美女篇》:"借问女安居,乃在城南端。青楼临大路,高门结重关。"③ 施肩吾《冬日观早朝诗》:"紫烟捧日炉香动,万马千车踏新冻。绣衣年少朝欲归,美人犹在青楼梦。"④ 后来则代指妓院,《本事诗》卷三记载有杜牧名句:"落拓江湖载酒

---

① （唐）房玄龄等:《晋书》卷八九,中华书局,1974 年,第 2307 页。
② （南朝梁）萧子显:《南齐书》卷七《东昏侯本纪》,中华书局,1972 年,第 104 页。
③ （三国魏）曹植:《美女篇》,载（南朝梁）萧统编,（唐）李善注《文选》,商务印书馆,1936 年,第 602 页。
④ （清）彭定求等编:《全唐诗》卷四九四,中华书局,1960 年,第 5593 页。

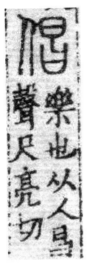

图 8-1
《说文解字》
释"倡"字

行，楚腰纤细掌中轻。三年一觉扬州梦，赢得青楼薄幸名。"① 自此青楼正式成为烟花柳巷的代名词。

古代妓女并不存在卖艺不卖身的现象，或者说绝大多数情况下不存在此类现象。娼、倡、妓、伎从字面上来说并无本质区别，《说文解字》："倡，乐也。"② 李善注《文选》曰："（倡）谓作妓者。"此处"倡"与"妓"等同。此时的"倡"男女皆有，指有技艺之乐人，《汉书》卷九三《李延年传》："李延年，中山人，身及父母兄弟皆故倡也。"③ 此即明证。而"娼"字乃是后出，要晚到魏晋南北朝，顾野王《玉篇·女部》："娼，婸也，淫也。"④ 明代《正字通》："倡，倡优女乐……别作娼。"⑤《康熙字典》："娼，俗倡字。"⑥ 唐房千里云："夫娼，以色事人者也，非其利则不合矣。"⑦ 清代赵翼《题白香山集后诗》有"尚无官吏宿倡条"一句，也就是说，起码在字面上不存在"娼"不等于"倡"的现象。

---

　　① （唐）孟棨撰，董希平等评注：《本事诗·高逸第三》，中华书局，2014 年，第 122 页。
　　② （汉）许慎：《说文解字》卷八上，天津古籍出版社，1991 年，第 166 页。
　　③ （汉）班固：《汉书》卷九三《佞幸传·李延年传》，中华书局，1962 年，第 3725 页。
　　④ （南朝梁）顾野王：《大广益会玉篇》，中华书局，1987 年，第 18 页。
　　⑤ （明）张自烈编，（清）廖文英补：《正字通》，中国工人出版社，1996 年，第 124 页。
　　⑥ （清）张玉书等编：《康熙字典》，上海书店出版社，1985 年，第 284 页。
　　⑦ （宋）李昉等编，汪绍楹点校：《太平广记》卷四九一《杨娼传》，中华书局，1961 年，第 4033 页。

至于"妓",本质上与"伎"也没有本质区别。廖美云在《唐伎研究》[①]中归纳了历史上"妓"的含义,《说文解字》:"妓,妇人小物也。"[②]《华严经音义》上引《埤苍》称:"妓,美女也。"[③]《康熙字典》:"妓,女乐也。"[④]然后就是一般意义上的"妓女"。在指美女和女乐方面,"妓"和"伎"没有本质区别。而正如前文所述,女乐与一般意义上的妓女没有本质区别,要说有区别,大约也就是以才艺为重还是以色相为重的区别,但不可简单地以"有"和"无"来衡量。

王书奴《中国娼妓史》(初版于1934年)是研究娼妓问题的奠基之作之一,他把中国的娼妓史划分为五个阶段:殷商巫娼阶段、周秦汉的奴隶娼和官娼阶段、魏晋南北朝家妓与奴隶娼妓并行阶段、隋唐至明代官妓鼎盛时代、清代以来私营娼妓时代。[⑤]青楼文化以唐代为最盛,文人墨客莫不以携妓春游为乐且津津乐道。当时法律亦不禁止官员宿娼,甚至有官妓专门为之服务,这一点颇引起后世之"羡慕",宋代《中吴纪闻》卷一:"白乐天为郡时,尝携容、满、蝉、态等十妓夜游西武丘寺,尝赋纪游诗,其末云:'领郡时将久,游山数几何?一年十二度,非少亦非多。'可见当时郡政多暇,而吏议甚宽,使在今日,必以罪去

① 廖美云:《唐伎研究》,学生书局,1995年。
② (汉)许慎:《说文解字》卷一二,天津古籍出版社,1991年,第262页。
③ 徐时仪校注:《一切经音义三种校本合刊》(修订版),上海古籍出版社,2008年,第2册,第864页。
④ (清)张玉书等编:《康熙字典》,上海书店出版社,1985年,第275页。
⑤ 当然,这种划分也有学者有不同意见,尤其是殷商所谓"巫娼",并无确切之史料证据,更多是受到西方史学和人类学影响,以古代巴比伦、希腊等地存在巫娼进而推演所致,武舟《中国妓女生活史》(湖南文艺出版社,1990年)对此加以辩驳,认为不存在巫娼阶段。黄仁生《巫娼时代纯属虚拟——中西妓女起源比较》(《湖南师范大学学报》1990年第3期)持同样观点。

矣。"① 赵翼《题白香山集后诗》:"风流太守爱魂消,到处春游有翠翘。想见当时疏禁网,尚无官吏宿倡条。"②

王书奴《中国娼妓史》将唐代妓女分为宫妓、官妓、家妓三种。③ 黄现璠《唐代社会概略》第一章第二节"娼妓阶级"中则将唐代娼妓分为家妓、公妓二类,而公妓中包括宫妓、官妓、营妓三种。④ 高世瑜《唐代的官妓》将唐代妓女划分为宫妓、官妓、家妓,将营妓归为官妓。⑤ 日本石田干之助《长安之春》(增订版)所收《长安的歌妓》将唐代妓女分为宫妓、官妓、家妓与民妓。⑥

但不管怎么划分,青楼文化最盛的唐朝的妓女在才艺赢人的背后仍然有皮肉生意,王书奴《中国娼妓史》第五章第七节认为,唐代妓女以言谈诙谐、善音律为主,"以色为副品"。宋德熹《唐代的妓女》中认为:"像北里(平康坊)这种有组织之妓馆的形成,在娼妓史上便代表一个新里程碑,意味着近代式商业化妓女的开始。"他还进一步认为,唐代的宫妓、官妓、私妓没有截然的鸿沟划分:"宫妓、家妓和官妓之间,尚有互相流通的现象。"⑦ 廖美云《唐伎研究》观点类似:"唐代各类型娼

---

① (宋)龚明之撰,孙菊园校点:《中吴纪闻》卷一,上海古籍出版社,1986年,第6页。

② (清)钱泳撰,张伟点校:《履园丛话》卷二一,中华书局,1979年,第572页。

③ 王书奴:《中国娼妓史》,上海书店,1992年。

④ 黄现璠:《唐代社会概略》,商务印书馆,1926年,第66—94页。

⑤ 高世瑜:《唐代的官妓》,《史学月刊》1987年第5期,第25—30页。

⑥ [日]石田干之助著,钱婉约译:《长安之春》(增订版),清华大学出版社,2015年,第60—74页。

⑦ 宋德熹:《唐代的妓女》,载鲍家麟编《中国妇女史论集续集》,台湾稻香出版社,1991年,第69页、第87页。

妓之角色身份并非一成不变。例如：民籍妓入乐营就成为官妓营妓；若被财富权势者拥有则为家妓，而色艺俱佳者被朝廷选入教坊成为宫妓，但是宫妓因天子将之赐与臣僚、裁汰冗员、年老色衰放还出宫，或乱世流离等因素，仍有可能再度成为家妓、民妓或女冠。"① 尽管《北里志》的妓女被理解为隶属教坊，但是有人认为，所谓"教坊"只是历史沿袭的习惯性称谓，唐代最有名的红灯区平康坊的妓女们与后世的妓女没有太大的区别，"总之，从《北里志》的内容看，书中娼妓均具商业性质，她们更接近于今天人们所理解的妓女，活跃于民间，服务于社会和私人，独立经营，自负盈亏。因此《北里志》中妓女的属性当为市井妓女"②。

至于宋代，虽然官府对官员狎妓有所禁止，但宋代发达的商品经济使得娼妓生意十分兴旺，梁庚尧《宋代伎艺人的社会地位》对于宋代包括妓女在内的"伎艺人"的组成、身份和社会地位进行了探讨，他指出："事实上，不少女伎艺人，在出卖伎艺的同时，兼且出卖色相。"他还对宋代有名的瓦子勾栏中倡优歌伎的阴暗面进行了论述："瓦子勾栏给人的印象所以如此恶劣，女色的引诱自然是原因之一。不仅在瓦子勾栏，即使在其他处所，有时倡优歌伎也被用来作为以色行骗的工具。"③ 明代谢肇淛的《五杂组》卷八《人部》对明代娼妓现象进行过概括："今时娼妓布满天下，其大都会之地动以千百计，其它穷州僻邑，在

① 廖美云：《唐伎研究》，学生书局，1995年，第129页。
② 巴冰冰：《从〈北里志〉看唐代的市井妓业》，首都师范大学硕士学位论文，2007年，第17页。
③ 梁庚尧：《宋代伎艺人的社会地位》，载邓广铭、漆侠主编《国际宋史研讨会论文选集》，河北大学出版社，1992年，第93页，第94页。

在有之，终日倚门献笑，卖淫为活，生计至此，亦可怜矣。两京教坊，官收其税，谓之脂粉钱。隶郡县者则为乐户，听使令而已。唐、宋皆以官伎佐酒，国初犹然，至宣德初始有禁，而缙绅家居者不论也。故虽绝迹公庭，而常充牣里闬。又有不隶于官，家居而卖奸者，谓之土妓，俗谓之私窠子，盖不胜数矣。"① 可以说，在清初期以前，娼妓与声乐密切相关，歌舞技艺、诗词歌赋、酒席间的诙谐机巧是她们的首要职能，其次则是以色娱人的功能，持类似观点的学者除了上述诸位之外还有严明《中国名妓艺术史》，徐君、杨海《妓女史》，萧国亮编《中国娼妓史》，郑志敏《细说唐妓》等。② 但是随着私娼甚至洋娼的兴起，清代的妓院更多看重的则是肉欲需求，"有清一代，娼妓可谓无所不在。近代以后，尤其是所谓同治中兴后，华洋娼妓云集，更是'繁荣娼盛'。所不同的是，近代以来，它的文化成分下降，旧时各擅一技之长，与文人骚客诗酒往还的情景已不复旧观，在商品经济发展的情况下，肉欲的内容大大增加了"③。

　　当梅毒这种全新疾病进入中国之后，国人第一次有了性传播疾病的观念，而梅毒那种恐怖的外在表征又足以引发社会恐慌，在那个时代性关系最为自由的青楼妓院自然也就成了社会舆论的焦点，以往对青楼妓院的指责多停留在道德层面，而此时则扎实引起了真正的担忧和厌恶。

---

　　① （明）谢肇淛：《五杂组》，中华书局，1959 年，第 225—226 页。
　　② 参见严明：《中国名妓艺术史》，文津出版社，1992 年；徐君、杨海：《妓女史》，上海文艺出版社，1995 年；萧国亮：《中国娼妓史》，文津出版社，1996 年；郑志敏：《细说唐妓》，文津出版社，1997 年。
　　③ 潘洪刚：《中国传统社会中的"具文"现象——以清代禁赌禁娼为例的讨论》，《学习与实践》2007 年第 5 期，第 142—150 页。

　　这种现象绝非中国所独有，梅毒在欧洲兴起后也曾有类似的事件。例如中世纪带有妓院色彩的浴室被大量关闭，1489年德国南部小城乌尔姆尚有浴室168家，梅毒传播开来后引起社会恐慌，当局强令浴室中带有色情服务的一部分关闭。在瑞士、德国很多地方都立法禁止梅毒患者去公共浴室，甚至于两性正常的交往也受到了冲击，恋人间的接吻都减少了。社会上还出现了对妓女和梅毒患者的歧视和迫害，例如新教改革领袖马丁路德甚至扬言应该处死那些患有梅毒的妓女。1656年成立的巴黎总医院要求梅毒患者入院前要忏悔并且接受鞭笞。①

　　中国亦不例外，前揭诸部医书对于淫邪与梅毒的论述意味着矛盾的焦点必然指向妓院。但是事情并非水到渠成，按理说，经过梅毒一百余年的肆虐和医学经验的积累，到了清代，梅毒应该引发人们对于妓院的大范围恐慌；然而事实恰恰相反，清代初期乐户等娼妓依旧盛行，后来屡行禁娼，但目的在于整饬风气，强化吏治，疾病的考量倒在其次。由于此时礼教盛行，人们讳言带下之疾，"况花柳病一名秘密病，乞医师之治疗者少"②，又缺乏检疫、隔离、汇报机制，信息传递无法形成共力，社会无法形成共识，连医者都不见得人人了解此病。那时也有对于嫖娼的危害的认识，但是认识中却有不少模糊之处，例如清代名医景仰山（1855—?）认为："此种病（梅毒）近年患者甚多，为害最烈。其致病之由，皆狎妓之人，因妓女阴户不洁，致生此病。夫妓女

　　① 张箭：《梅毒的全球化和人类与之的斗争——中世晚期与近代》，《自然辩证法通讯》2004年第2期，第70—76页、第111页。
　　② 陈邦贤：《花柳病救护法》上编《总论》第五章《花柳病之统计》，上海医学书局，1917年，第19页。

亦妇人耳，何以良家妇女无此病，妓女多有此病，其故何欤？盖良家妇女仅与其夫一人交合，所受者一人之精，妓女接客多，交合所受者非一人之精，二人之精相合，则化为毒物……若一阴承二阳，阳与阳不相顺而相争，则互相残害而为毒矣。……至于男子受妓女传染也，亦自有说。人之狎妓也，不必尽人染毒，一妓之客，或甲染而乙不染，说者谓强者难染，弱者易染，似矣，犹未抉其微也。当男子交合之时，阳物兴举，肾气正盛之时，虽有毒气，何能传人？唯贪恋不舍，泄精后不肯将阳物撤出，精泄气虚，妓女泄精，其气射入精孔，此传染之所由来。故久狎妓者，精泄急将阳物撤出，用净水洗之，故反不受病。"[①] 此处注意到了性病感染的或然性，与《正气歌》和《薛氏医案》一样，作者将这种或然性部分原因归为个人体质差异，但紧跟着，作者又认为更重要的是交媾之时的方式，方式不妥导致染病，只要方式合适就可以做到"不受病"。他对于梅毒的认识仍然不出"气论"的范畴，而他所倡导的"正确"方式对于该病预防来说更是毫无助益。从以上各部医籍来看，当时的医家认知大致如此，20 世纪初梅毒病因和传染渠道才有科学认知，对于古人自然不能强求，但显然古人这些认识对于疾病之预防无所助益。一直到清末民初尚且如此，"误认花柳病为别种病，不独为普通人所误认，即吾国号称医生者犹比比是也"[②]。余云岫回顾自己的从医经历说："余之诊所在大马路，故虽不以花柳病招牌相号召，而花柳

---

① （清）景仰山原著，张存悌、杨洪云点校：《景仰山医学三书》，辽宁科学技术出版社，2012 年，第 69 页。
② 陈邦贤：《花柳病救护法》上编《总论》第一章《花柳病之绪论》，上海医学书局，1917 年，第 3 页。

病人，亦往往杂沓而至。察其话言，窥其思想，直茫然不知花柳病为何物者，十居其九。此危道也。"① 所以社会上对于梅毒的恐慌并不明显，② 以至于外来的西方人误认为中国作为一个古老的民族有独特的体质能抵御梅毒，一直到 1913 年 James Maxwell 的研究才打破了这种错误认识，他以及其他相关研究者在中国找到了数万个梅毒病例，证明了晚清民国初期梅毒的盛行。③ 后来随着医学认识的进步和报纸、舆论界的宣传，性病问题逐渐浮出水面。

但不管怎么样，16 世纪以后青楼的形象地位已经开始下降，即便对性病感染具体渠道存在模糊认识，但潜意识里妓院与"疾病"、"肮脏"挂钩，更何况还有持之以恒的道德方面的指斥。清代所谓"清倌人"的出现或即与此有关。自古以来，男性对妓女的需求就分为精神和肉欲两个层面，清倌人的才艺自然能满足男性精神层面的需求，由于尚未接客，其"清白"又能克服部分男性由梅毒引发的对青楼女子的警觉和厌恶。另外，此阶段内还出现了卖唱、陪客但不卖身的歌女，大概由此时开始有了对于部分

① 余岩原著，祖述宪编注：《余云岫中医研究与批判》，安徽大学出版社，2006 年，第 381 页。

② 这种现象非中国独有，一直到 20 世纪 20 年代，美国也存在类似现象："在仅仅数年以前，除了堕落者外，几乎所有的女子都不晓得有所谓花柳病的存在。关于花柳病的一切问题都决口不说，视为可耻。在人前不必说，就是在新闻杂志、演讲、舞台等，也以为不能说及，或描摹及的。我所谓几乎所有的女子都不知有花柳病的存在，不晓得淋病梅毒等名词，这并不是过甚其辞的话，她们的确完全没有晓得。一切可以获得关于花柳病知识的路都闭塞了；她们想要晓得也无从晓得起。因为这个缘故，妻不幸从她的夫传染了花柳病，她竟不晓得这是花柳病和这病的原因。"（［美］维廉·鲁滨孙（W. J. Robinson）原著，昧辛译，章锡琛校订：《女子之性的知识》，商务印书馆，1927 年，第 94—95 页。）

③ ［美］James Maxwell，"Some Notes on Syphilis among the Chinese," in *Chinese Medical Journal*，Vol. 27，no. 6（November 1913）：379.

青楼女子"卖艺不卖身"的认知。另外，近代以来中国颇有人以明治维新以来之日本为学习目标，日本"艺伎"文化可能也是促生国人有关本国古史"伎≠妓"认知的侧面原因之一，日语称"艺伎"为"芸者"，汉语翻译为"艺伎"。最早出现于 17 世纪，由男性担任，后来才逐步被女性代替。艺伎从小接受严格训练，琴棋书画精通，颇类似于古籍中的中国青楼女子，"艺伎"卖艺不卖身，这种形象大约被潜移默化移植到中国人对国史的认知上来，配合以清倌人及歌女现象，形成了固有观念。例如上海话就有清倌人和歌女"只卖口不卖身"之说。

　　清倌人和歌女比之一般的妓女当然要"清白"，但暗地里操皮肉生涯者也并不罕见。《官场现形记》第十四回里的一段话是一个典型例证："周老爷道：'统领大人常常说凤珠还是个清的，照你的话，不是也有点靠不住吗？'龙珠道：'我们吃了这碗饭，老实说，那有甚么清的！我十五岁上跟着我娘到过上海一趟，人家都叫我清倌人。我肚里好笑。我想我们的清倌人也同你们老爷们一样。'周老爷听了诧异道：'怎么说我们做官的同你们清倌人一样？你也太糟蹋我们做官的了！'龙珠道：'周老爷不要动气，我的话还没有说完，你听我说：只因去年八月里，江山县钱大老爷在江头雇了我们的船，同了太太去上任。听说这钱大老爷在杭州等缺等了二十几年，穷的了不得，连甚么都当了，好容易才熬到去上任。他一共一个太太，两个少爷，倒有九个小姐。大少爷已经三十多岁，还没有娶媳妇。从杭州动身的时候，一家门的行李不上五担，箱子都很轻的。到了今年八月里，预先写信叫我们的船上来接他回杭州。等到上船那一天，红皮衣箱一多就多了五十几只，别的还不算。上任的时候，太太戴的是镀金簪子，等到

走，连奶小少爷的奶妈，一个个都是金耳坠子了。钱大老爷走的
那一天，还有人送了他好几把万民伞，大家一齐说老爷是清官，
不要钱，所以人家才肯送他这些东西。我肚皮里好笑：老爷不要
钱，这些箱子是那里来的呢？来是甚么样子，走是甚么样子，能
够瞒得过我吗？做官的人得了钱，自己还要说是清官，同我们吃
了这碗饭，一定要说清倌人，岂不是一样的吗？'"① 文学作品
虽然虚构，但是写作者的心态是值得玩味的，尤其以讽刺现实为
目的的《官场现形记》不会在借喻上向壁虚构，这是某种社会认
知的反映。

上海租界工部局曾在 1920 年试图向歌姬们颁布妓女执照，
此事遭遇歌姬们一致反对，认为是一种羞辱，1920 年 6 月 23
日，受部分歌姬委托，法国人 J. E. 勒米埃（J. E. Lemiere）向工
部局上书，反对颁发执照，理由就是"这些歌女是真正的艺术
家，她们依靠为客人提供娱乐而生活，从每场演出中获得正规的
报酬。她们就像女演员一样。……她们从来不把自己当成妓女，
实际上，许多人也从来没有偏离道德一步"②。1923 年租界道德
促进会会议上，考尔德（S. J. Calder）的发言就很符合近代以来
对于"伎"的认识："（歌女）并不是谁上门来都卖身的，而且因
为歌女的历史与中国本身的历史联系如此密切……歌女们属于提
供娱乐者而非腐化堕落之人。"他还表示，歌姬馆与西方的绅士
俱乐部没有本质区别，而且区别对待日本歌姬馆和中国歌姬馆是

① （清）李宝嘉：《官场现形记》，天津古籍出版社，2004 年，上册，第 184 页。
② ［美］贺萧（Gail B. Hershatter）著，韩敏中、盛宁译：《危险的愉悦——20
世纪上海的娼妓问题与现代性》，江苏人民出版社，2003 年，第 291 页。

一种民族歧视。[①] 但是，针对歌女们是否完全清白有人提出异议，"并不是所有人都同意歌姬是干净的另一类，基督教传教士弥尔顿·斯托夫（Milton Stauffer）在 1922 年写道：'歌姬或一流妓女的地位问题是一个经常要提出来的问题。这一类妓女既是献艺者，又是妓女，她们所得到的报酬是最高的。'"[②] 其实就是日本艺伎也颇有部分人涉及娼业，"（日本）艺伎（歌伎）、酌妇（侍宴席而酌酒之女子）类之花柳病数比娼妓更多。予就各种统计推测之，则艺伎百分之五以上、酌妇百分之十以上"[③]。

　　但不管怎么样，"清倌人"和歌姬的社会认可度是有别于一般妓女的，这也是她们的自我认知，一直到国民政府"新生活运动"时期依旧如此。1934 年 6 月，南京市议会为了配合新生活运动，特地下令全市歌女需要佩戴统一徽章桃花章，此举引发歌女强烈反对，因为桃花章在北洋政府时期是私娼的标志，歌女们认为这是人格侮辱，导致 8 月 1 日全体佩戴的计划不得不推后。[④]促生这种妓女"分层"的原因，起码其中"之一"是来自对传染性疾病恐慌所带来的对妓女的厌恶。按照中国传统的思维模式，以技侍人者皆属下九流，如前所述，历史上妓女与歌女是合二为一的，但偏偏在性病认识日渐完善的晚清民国时，两者出现分

---

　　① 　[美]贺萧著，韩敏中、盛宁译：《危险的愉悦——20 世纪上海的娼妓问题与现代性》，江苏人民出版社，2003 年，第 292 页。

　　② 　同上书，第 510 页。

　　③ 　陈邦贤：《花柳病救护法》上编《总论》第五章《花柳病之统计》，上海医学书局，1917 年，第 21 页。

　　④ 　实际上歌女中良莠不齐，有的歌女暗地里接客卖淫，甚至于有的人将桃花章利用为招嫖的工具，"其余素操副业者，则以佩带桃花引为美观，更乐得易于招徕狎客"。参看杨洋：《南京国民政府"禁娼"期间的"桃花章"风波》，《钟山风雨》2014 年第 1 期，第 52—53 页。

野，恐怕并非偶然。

进入 20 世纪，对于一般的妓院，取缔之呼声日高，而呼吁者的理由之一就是性病。晚清民国以来，由关注国民健康延伸到关注国家民族命运的思想浪潮甚为高涨，在性病领域亦如是，"到了 20 世纪 20 年代，性病问题成为中国关于娼妓业文字的最主要话题。……20 世纪的多次管制和改造娼妓业的运动都直接与对性病的恐惧有关。"① 1919 年 4 月 27 日，李大钊曾在《每周评论》第 19 号上发表《废娼问题》短文，力主废娼，并提出五大理由，其中第三条说："为尊重公共卫生不可不废娼。认许公娼的唯一理由，就是因为娼妓既然不能废止，对于花柳病的传染，就该有一种防范的办法，那么与其听他们暗自流行，不如公然认许他们，把他们放在国家监视的底下，比较的还可以行检查身体的制度和相当的卫生设施。可是人类的生活，不只是肉欲一面，肉欲以外，还有灵性。娼妓不能废止的话，实在是毫无根据。且据东西的医生考证起来，这种检霉法实是没有效果。因为检霉的人，每多草率不周，检霉的方法又不完备，并且不行于和娼妓相接的男子，结果仍是传染流行，不能制止。不但流毒同时的社会，而且流毒到后人身上。又据医家说，久于为娼的女子，往往发生变性的征候，这个问题，尤与人种的存亡，有狠大的关系。"② 《国民卫生须知》说："梅毒的为害，可以杀身，可以败

---

① ［美］贺萧著，韩敏中、盛宁译：《危险的愉悦——20 世纪上海的娼妓问题与现代性》，江苏人民出版社，2003 年，第 250—251 页。
② 李大钊：《废娼问题》，载朱文通等整理编辑《李大钊文集》，河北教育出版社，1999 年，第 3 卷，第 215 页。

家，可以灭种，可以亡国。"① 陈邦贤《花柳病救护法》上编
《总论》："疾病之能灭一家，能弱一国，为吾人之大害者，莫不
曰喉痧、鼠疫、猩红热、虎列拉等急性传染病，是故讨论急性传
染病者世人皆易于注意，盖赌（睹）其死亡之速、传染之盛，有
令人触目惨伤者也。古人有言曰：'火烈民畏，蹈之者少；水弱
易欺，溺之者多。'则有死人更多、害人更惨，甚于喉痧、鼠疫、
猩红热、虎列拉等而人不之察者，即花柳病是也。"②

陈邦贤同时指出，虽然无明确统计数据，但根据个人临床观
察，花柳病之危害在四种传染病之上。他进一步指出娼妓与疾病
的关系："花柳病以吾国广东、上海等处为最，英美各国来游内
地之医生，每于施诊时见花柳病之多，无不惊讶。盖吾国不独为
花柳发原之地，且无娼妓检查之律，娼妓中染花柳毒者十居其
九，无花柳毒者，百之四五耳。惜世人多误认花柳病为别种病，
若如他国之有疾病死亡册及有细菌学检查以助诊断，吾恐世人视
最可骇之急性传染病犹不及花柳病之惨烈也。"③

妓女染病者多达 90％以上，足以触目惊心。1941 年《申报》
曾经对上海性病流传情况做过报道，那时候的上海"至少有一半
人口患有性病，其中的 90％最初都是由妓女传染的；而 90％的
中国下等妓女和 80％的外国妓女都患有性病。新形式的变相卖
淫方式据说也不安全，向导社中 80％的向导据说都染了病，而

① 贾魁：《花柳病浅说》，载中国卫生社编《国民卫生须知》，中国卫生社，1935 年，第 196 页。
② 陈邦贤：《花柳病救护法》上编《总论》第一章《花柳病之绪论》，上海医学书局，1917 年，第 1 页。
③ 同上书，第 3 页。

按摩小姐不仅有病，她们穿的衣服也很脏，只有在极少数的高等妓院里，那里的中外妓女据说是采用了某些现代卫生措施，或一旦染病就停止接客。……低等妓女据说是最危险的，因为她们的性伙伴更多，分布也广，而她们和她们的嫖客都缺乏抵御性病的知识和经济能力。"①

随着对性病认识的深入，中国人越来越强烈地发出取缔妓院的呼声，并且将其上升为对国家和民族的拯救的高度，贺萧指出："中国形形色色的革新派作家——基督教的、民族主义的、女权主义的——都把花柳病视为对于中华民族和对妇女的一种威胁。在所有这些讨论中，妓女被描述为引发这种疾病的最致命的渠道。"②

梅毒自身的"外来"色彩更加引发民族主义的呼声，成了近代以来帝国主义侵略的另一种象征，"中国医生利用关于梅毒的讨论来证明是外国人造成了现代中国的窘境"③，"通俗作家们详细地描画了性病对于个人、家庭以及'民族'造成的种种令人毛骨悚然的后果……关于社会腐化堕落的文字再现，在与一个民族主义高涨的时代里正在崛起的所谓'民族'的思想同步增长……关于梅毒的文化表述，表达了中国受到了外来资本主义和致命病毒这双重势力的入侵。帝国主义入侵了中国的领土主权，而病菌侵犯了它的尿道"④。

---

① ［美］贺萧著，韩敏中、盛宁译：《危险的愉悦——20世纪上海的娼妓问题与现代性》，江苏人民出版社，2003年，第242页。
② 同上书，第238页。
③ 同上书，第246页。
④ 同上书，第251页。

　　当然，禁娼能否起到作用，在当时也不乏另一面的声音，在国民政府组织编写的《国民卫生须知》中，执笔《花柳病概论》的汪于岗指出："是以各国仁德之士，力主废娼，冀绝数千年来及今尤烈之弊政，以除体质、精神、德育上莫大之毒害。虽然义非不正，心非不仁，利非不巨，事非不急，而提倡至今，虽有一时一地行之者，终不能永继远播，举世风行。且其所行之处，百弊丛生，乱萌频起，终至视同虐政，不旋踵而政弛令除。是盖情欲本乎天性，由生理上观之，实为构成世界之原力。……废娼问题，不仅为未通人道，且为扰乱社会秩序之祸机。"他指出公娼之废，会导致私娼盛行，"黑幕重重，蕴毒其中"，反倒使性病之检查无从做起。[①] 不过这种声音在当时并非主流。性病的问题已经与当时知识界普遍的焦虑相结合，国民身体素质的羸弱、知识的缺乏、外来文化的凶暴和侵扰、妇女地位的低下……可以说在梅毒这个问题上集中展现了当时的数个重大社会问题，"回顾晚清以来有关妇女地位的讨论，我们可以清晰地看到，包括娼妓问题在内的许多问题都是与国家富强的紧迫要求联系在一起的。和缠足问题被赋予强国保种的政治含义一样，卖淫嫖娼问题也被政治性地刻画为中国孱弱的症候，和民族的落后和危机问题联系在一起，从而消除娼妓业被认为是国家从落后走向先进的保证之一。正如太平天国为了保存军队实力而废娼禁淫间接地解放了妇女一样，从晚清到'五四'时期的禁娼其实也是'强国保种'的民族主义话语的一种延伸。这样，妇女解放与政治动机之间的缠

---

　　① 汪于岗：《花柳病概论》，载中国卫生社编《国民卫生须知》，中国卫生社，1935 年，第 165—166 页。

绕就似乎成了 20 世纪中国妇女寻求自由、独立之路的难以摆脱的宿命。"① 虽然国民政府统治能力上的欠缺和当时思想的多元使得禁娼流于形式，但是这种呼声却是自古以来未有的高涨，这是疾病观进步的结果，这是现代化的结果，也是各种思潮综合作用的结果。

中国自古以来性病从未消失，但是青楼文化却长盛不衰，这与淋病等性病的"低烈度"有关，也与古人对性病感染渠道的模糊认识有关，所以性病曾在青楼文化叙事中长期缺位。这反映了古代对于某些传染病的认知体制和思维模式。16 世纪以来梅毒进入中国，其病情之酷烈、与性传染关系之明显、男女症状之类似不仅使得中国人对于性病的认识上升到了一个新的阶段，而且面对新型疾病的束手无措更加引发社会的焦虑，对于鸦片战争以后的国人来说，梅毒"外来"的色彩又具有极强的表喻意义，结合在一起由对疾病的关怀上升到对国家民族命运的关怀，对妇女地位的关怀，梅毒使得国人此阶段内的各种思潮都有所展现，而各种有关性病检疫体制的呼吁和努力又展现出国家走向现代化的图景，并且最终成为促生国家现代化的重要一环。

---

① 李蓉：《苦难与愉悦的双重叙事话语》，《文学评论》2006 年第 2 期，第 139—145 页。

第九章

备药图背后的
唐宋医药文化背景变迁

——以韩城盘乐村宋墓
壁画为核心

作为本书的最后一章，本章意图通过曾引起学界广泛关注的韩城盘乐村宋墓壁画《备药图》阐释并回应本书导论所提出的话题——"（儒医的出现）将几种本不兼容的层级糅合为一体，应该说折射出医学发展的内在要求，而且这其中大概也有所谓'唐宋变革论'题中应有之义"。历史规律的摸索总要落实在具体的"点"上，而盘乐村壁画墓应该说就是个合适的"点"。它不仅仅是一幅画，在墓葬壁画逐渐"平民化"的宋代，范式的选择、内容的创新背后都有医学背景的变化，但有意思的是，有些显性的医学元素却不一定如直观第一感觉所判断的那样。

一、能否从壁画判断墓主身份

2009 年陕西省韩城市盘乐村发现一座宋代墓葬，墓葬本身规格不高，但壁画极其精美，而且内容引人注目。有关墓主的身份与壁画的关系，学界已颇有论述，本章将从宋代医者地位和壁画中的医药场景出发，对墓主职业身份和壁画的性质提出自己的看法。对壁画的释读不能仅仅局限于壁画乃至墓葬本身，必须有更宏观的视野，与文学作品一样，对画者的心态的剖析更能体现所谓"中时段"要素对历史情境的影响。古代墓葬壁画的从业者身份较低，又多有依照"画样"的行为，所以绘画多有固定程式，不一定是现实生活尤其是墓主生活的"写真"。缪哲说："程式是滞后的，意义是飘忽的。故使用图像的证据，应纳回于其所在的美术史之传统，只有纳回于图像的传统中，我们才能分辨图

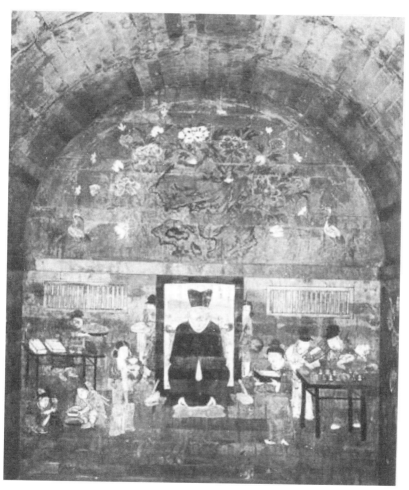

图 9-1　韩城壁画墓北壁壁画

像的哪些因素，只是程式的旧调，又有哪些因素，才是自创的新
腔。旧调虽不一定不反映'史'，或没有意义，但这个问题过于
复杂，不是孤立看图就能搞懂的。否则的话，则图像不仅不能

‘证’、反会淆乱‘史’。”① 回归到本章所要讨论的韩城盘乐村宋墓壁画，以中长时段的视角来看待，这座墓有范式、有虚拟，也有很多的创新，其中折射出时代观念和医学社会地位的变化，甚至涉及医学表征物文本化、“古方”与“今方”地位的转换等诸多问题。

墓葬本身规格普通，长 2.45 米、宽 1.80 米、高 2.25 米，"墓室内靠西壁有石床，长 1.95 米，宽 1.13 米，高 35 公分，石床至墓顶 1.65 米。石床上置木榻，而不用棺材。墓葬被发现时，木榻上并排躺有两具骸骨，经鉴定为一男一女，头北脚南，仰身直卧，显为一对夫妇。"至于下葬时间，女墓主手中握有北宋神宗熙宁年间（1068—1077）的"熙宁元宝"，发掘者据此断定为宋神宗以后，宋徽宗以前，即北宋末期。②

这座墓不仅没有棺椁，也没有墓志，墓主夫妇头发均发黄，

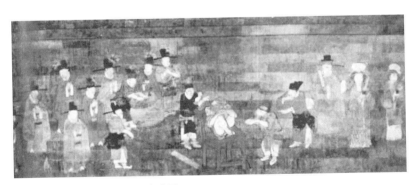

图 9-2 韩城壁画墓西壁壁画

① 缪哲：《以图证史的陷阱》，《读书》2005 年第 2 期，第 140—145 页。
② 康保成、孙秉君：《陕西韩城宋墓壁画考释》，《文艺研究》2009 年第 11 期，第 80 页。

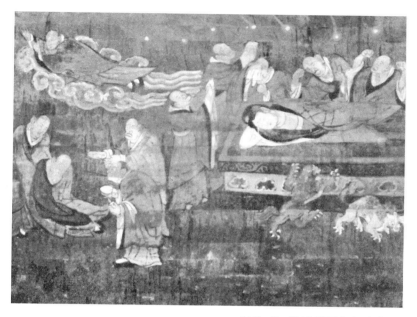

图 9-3 韩城壁画墓东壁壁画

这些与众不同的特点使得发掘者康保成、孙秉君怀疑其族属并非汉族。这一点的确值得重视，因为安伽墓、虞弘墓等都出现了类似葬式，而墓主均为胡族。假如推测成立，那么墓葬包括壁画的不拘一格也就可以得到侧面解释。① 最令学界感兴趣的是墓中壁画，该墓墙壁北、西、东三面均有色彩艳丽的壁画，北壁有男性墓主的形象，以及调和药物的场景，西壁有杂剧场景，东壁有完

① 康保成、孙秉君：《陕西韩城宋墓壁画考释》，《文艺研究》2009 年第 11 期，第 80 页。墓主族属的确值得讨论，尤其是只有榻而无棺椁这一点。但是从无缠足痕迹推断族属则不可靠，因为缠足虽然起自五代北宋，但宋代墓葬女性骸骨中极少有缠足者，只有 2012 年河北临漳县建安文化广场北出土一座宋墓发现了缠足，女性墓主年龄在 60 岁左右，脚骨因"缠足"严重畸形。这为缠足历史提供了新的证据。但这样的发现较罕见，足见五代两宋时期女性缠足并非全民行为。

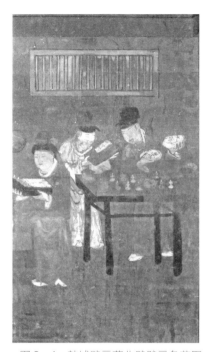

图9-4 韩城壁画墓北壁壁画备药图

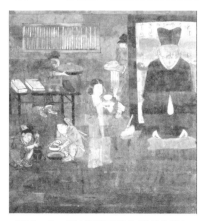

图9-5 韩城壁画墓北壁炮制图

整的佛祖涅槃图。

本文所要探讨的重点是北壁墓主身旁的备药图（图9-4）。由于没有墓志出土，所以墓主身份只能推测，这幅图曾被认为可以判断墓主身份。备药图位于整个北壁画面右侧，一张桌子上摆满各种瓶罐，两名男子正在紧张备药，左侧男子手持《太平圣惠方》，书籍装帧方式看起来可能是宋代颇为流行的"蝴蝶装"。右侧男子手持两个药包，上有"大黄"、"白术"字样，似乎在等待左侧男子查阅书籍之后的指示。又有一人双手端药盒，上有"朱砂丸"三字。

该图左侧另有人做正在炮制药物状（图9-5）。

在盘乐村宋墓之前，我国还没有类似的以医药为核心的壁画的出现，所以这幅画非常受考古学界、医史学界的重视，"总之，北壁图像所画，显然是中草药的一整套炮制过程，为研究中医史提供了可信材料。同时它透露出墓主人的身份应当是医生，或者是药材作坊的老板。"① 持类似看法的还有郑金生先生，他认为《太平圣惠方》是北宋官修并颁行全国各州县之书，成书后由于该书部头甚大，故在整个宋代很少再刊。一般都是州县主持医药的医官掌握。画面出现一人持书、一人持药的共同研究，推测墓主为当地医官。② Jee hee Hong 和 T. Hinrichs 也认为墓主可能是一位儒医。③

但问题在于——这样是不是足以判断墓主身份？

这就涉及范式与写真之间的关系。这座墓的大多数细节还是遵循了同时期墓葬的基本范式，墓室结构没有特别之处。杨效俊指出，壁画大多数图案都是宋辽时期业已成熟的图案，例如墙壁和券顶的山石牡丹，北壁是整个壁画的核心所在，墓主坐在屏风前，这种以屏风标志主人位置的做法也是一种固定的范式，宋陈祥道《礼书》卷四五有根据《左传》的发挥："会有表，朝有著，祭有屏摄，皆明其位也。"④ 屏风本就是尊位的象征，从南北朝时期开始就有这种以屏风标志主人位置的做法，郑岩在讨论魏晋南北朝时期邺城地区墓葬后壁绘制正面墓主像时认为："后壁绘正面墓主像，这种画像流于程式化和概念，并不是严格意义上的

---

① 康保成、孙秉君：《陕西韩城宋墓壁画考释》，《文艺研究》2009 年第 11 期，第 81 页。

② 梁永宣、梁嵘：《宋代医学壁画首次被发现》，《中国中医药报》2011 年 3 月 11 日第 8 版。

③ ［加］Jee hee Hong & T. Hinrichs, "Unwritten Life（and Death）of a 'Pharmacist' in Song China：Decoding Hancheng 韩城 Tomb Murals". Cahiers d'Extrême-Asie, vol. 24（2015）. 247 - 249.

④ （宋）陈祥道：《礼书》卷四五《屏摄》，中华再造善本 493，北京图书馆出版社，2006 年。

肖像，而是墓主灵魂的替代物，其正面的形式有着偶像的色彩。这一偶像式画像采取了人物最'标准'的姿态，加上它在墓室中的特殊位置，以及帷帐、屏风和侍从等辅助性图，使得墓室变得如同宫廷或官署。"① 李清泉也认为，北宋中期以后这种在墓葬后壁（一般也就是北壁）画出墓主或者墓主夫妇端坐宴乐的做法已经比较普遍。②

　　但是这座墓葬的确又有很多创新，例如佛祖涅槃图，这本是属于佛寺和舍利地宫、舍利塔、舍利容器、佛塔等佛教建筑的常见图案，韩城壁画墓涅槃图图案本身不算创新，就是当时流行的佛祖为中心，十大弟子、外道举哀，再加上了阿那律报丧及世俗弟子持香炉供养。创新之处在于这是首次在宋代世俗墓葬中发现佛祖涅槃图。杨效俊在总结大量宋辽时期涅槃图的基础上指出："图像独立的涅槃图具备脱离佛教建筑空间的可能性。"③ 唐末五代以来墓葬中佛教要素在不断增加："佛教图像一般描绘于墓道、墓门等过渡性建筑空间或墓室上层或顶部等上位建筑空间，表现为飞天、引路天女、佛像和弟子像，这种建筑与图像程序的意义是超度墓主人亡灵和往生。"④ 可以说，涅槃图本身没有大的突破创新，佛教元素在墓葬中频繁出现也是五代以来的大趋势，但是将整幅涅槃图绘制于东壁，不再是核心图案、从属于主人则是一种空间上的重接构造，而西

---

① 郑岩：《魏晋南北朝壁画墓研究》，文物出版社，2002年，第90页。
② 李清泉：《"一堂家庆"的新意象——宋金时期的墓主夫妇像与唐宋墓葬风气之变》，载巫鸿、朱青生、郑岩主编《古代墓葬美术研究》（第二辑），湖南美术教育出版社，2013年，第320页。
③ 杨效俊：《陕西韩城盘乐村宋墓壁画的象征意义》，《文博》2015年第5期，第60页。
④ 同上，第61页。

壁上的杂剧伎乐图则与东壁涅槃图是配套的，杨效俊指出河北定县净众院出土的北宋至道元年（995）的舍利塔基地宫就有与之相似的布局。他认为墓主的族属是他的墓葬既有汉民族特点又不拘一格的原因之一："因为墓主人非汉族的民族性、该墓所处宋金交替的转折时期及胡汉交汇的多元文化与宗教融合的独特地理环境，该墓壁画将宋辽时期业已成熟和完善的图像重新组合，将这些图像绘制在墓室的相应空间，从而产生了独特的建筑与图像程序和象征意义：寂灭为乐。通过戏剧化的墓室环境完成了墓主生死的转化和超越：从生的短暂到死的永恒，从俗世的有限欢乐到圣域的无限寂寥，而这种转化和超越具有戏剧性、艺术性的特征。"①

而享乐的内容不仅包括医药的侍奉，杨效俊结合众多宋代墓葬的普遍特点总结说：（盘乐村宋墓）备药图的构图方式与宋墓固有的墓主夫妻对坐画像两侧的备茶图、备酒图、备食图、备经图一致，都是仆从围绕桌子的准备活动，桌上摆放必要的用具。因此可见此备药图不一定是墓主人工作的表现，而可能与备茶图、备酒图、备食图、备经图一致，茶、酒、药等都是一种表征，起到与人生修养和日常治愈密切关联的礼仪规范的作用。②

崔兴众也认为北壁壁画总体来说是宋辽金时期流行的供养主题，他列举了与之相似的山西汾阳三泉东龙观金章宗明昌六年（1195）王立墓壁画（图9-6），墓室北壁为墓主端坐正中，二位

---

① 杨效俊：《陕西韩城盘乐村宋墓壁画的象征意义》，《文博》2015年第5期，第63页。

② 同上，第59页。

夫人陪伴左右。西北壁绘两侍女，皆双手端盘，画面上端墨书"香积厨"。东北壁绘两位男侍备茶，画面左侧男侍平端茶盏，右侧男侍刷洗茶具，画面上端墨书"茶酒位"。三幅壁画以墓主夫妇为中心，备食与备茶对称的场景分列左右。

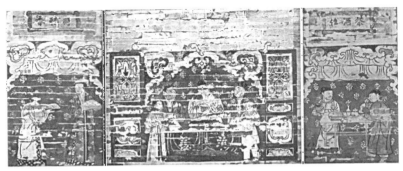

图9-6　山西汾阳三泉东龙观金章宗明昌六年（1195）王立墓壁画

　　除了崔文提到的王立墓，我们在很多宋辽金墓葬中都能发现类似的"备食图"、"备茶图"，例子甚多，比如下举河北宣化下八里辽墓壁画。

　　宣化辽墓由于是成龙配套出现的，具有关联性、延续性、集中性，所以备受研究者瞩目。尤其值得注意的是，这系列墓葬的年代与韩城壁画墓的年代基本相当，即11世纪后期到12世纪前期。李清泉在对这组墓葬进行系列研究后，总结了那个时代画工依赖范式的五种粉本绘制法：1. 依粉本原样复制或稍事移改；2. 粉本正面与背面的反转运用；3. 原粉本人物位置的腾挪闪让与打散重组；4. 不同粉本的相互拼合利用；5. 粉本的借用。他认为："宣化辽墓壁画中所见粉本使用方式表明，粉本并不仅仅是一件作品固定不变的样板或画稿，它同时又是可供画家创作时

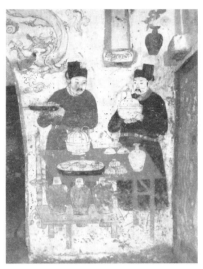

图9-7　宣化辽墓 M1 张世卿墓壁
画之一

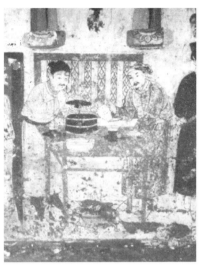

图9-8　宣化辽墓 M1 张世卿墓壁
画之二

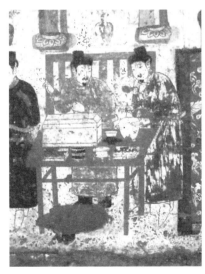

图9-9　宣化辽墓 M1 张世卿墓壁
画之三

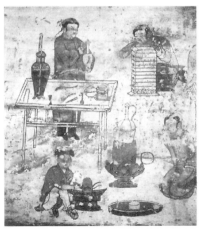

图9-10　宣化辽墓 6 号墓壁画

灵活搭配、拼凑使用的一套相对固定的绘画参考资料。"①

　　崔兴众认为，这种图像的配置已经成为宋金时期壁画装饰的一种固定模式，表现出庖厨题材的供养、祭祀之意。② 他进一步列举了侯马乔村 M4309 号墓北壁雕刻墓主对坐，中间为置酒食器皿的方桌，墓主夫妇的上方刻有"永为供养"的题记、侯马牛村 M1 墓室北壁刻男墓主画像，前方案桌置酒食茶器，左上方即刻有"香花供养"四字，并根据《增壹阿含经》内容，③ 认为韩城盘乐村宋墓壁画中供养画面与佛教因素并存是受到佛教的影响，"制药与备茶场景的组合出现显然也具有佛教影响的因素。"④

　　李清泉认为此阶段内的墓葬艺术形式突出的是供奉主题："墓中的墓主像，其意义无意也与供奉在影堂中作为神主的死者肖像一样，为的是让死者的灵魂得到享祠。这样，整个墓葬也就仿佛被做成了一对墓主夫妇的纪念堂。"⑤ 而韩城壁画墓备药图主旨大约也是体现供养。无独有偶，2004 年山西省稷山马村有段姓村民献出药方砖铭两块，其中提到段氏先祖段先，而段先的名字则出现在马村金代墓葬 M7 地碣中，根据砖铭 1 的记载，段

　　① 李清泉：《粉本——从宣化辽墓壁画看古代画工的工作模式》，《南京艺术学院学报（美术与设计版）》，2004 年第 1 期，第 39 页。
　　② 崔兴众：《韩城盘乐村宋墓墓主画像释读》，《艺术探索》2016 年第 2 期，第 93 页。
　　③ 《增壹阿含经》卷一三："国土人民四事供养，衣被、饮食、床卧具、病瘦医药，无所渴乏。" CBETA 2019.Q4，T02，no.125，p.610a13-14。
　　④ 崔兴众：《韩城盘乐村宋墓墓主画像释读》，《艺术探索》2016 年第 2 期，第 93 页。
　　⑤ 李清泉：《"一堂家庆"的新意象——宋金时期的墓主夫妇像与唐宋墓葬风气之变》，巫鸿、朱青生、郑岩主编：《古代墓葬美术研究》（第二辑），湖南美术教育出版社，2013 年，第 320 页。

先家族为世医，段先本人生活在宋太宗时代。段氏后人在金末遭到战火掳掠之时为了保存段先《贯通食补汤方》刻砖四块，现存两块，有《贯通食补汤方》、《贯通宴锅汤方》、《贯通妇疾汤方》等内容。在砖铭Ⅰ顶侧面有《段祖善铭》，文字曰："孝养家，食养生，戏养神。"① 稷山马村金墓多座墓葬砖雕中都体现出了孝道、戏剧等内容，起码在这里可以看到，墓葬中食疗＋戏剧所烘托的就是孝道供养主题，"孝养家，食养生，戏养神"是有具体表现的形式的，而这种表现形式应该不是稷山金墓所独有的。

所以笔者认为，从壁画推测墓主身份并不见得是一种可靠的路径，以目前的证据来看，从备药图判断其身份的确略显单薄。类似备茶图、备食图的范式在那个时代大量出现，各有粉本，韩城壁画墓的备药图只不过是稍有改变而已，其基本要素实与上述范式基本相当：绘制在主人身旁、围绕桌子工作、工作内容体现供养主题，甚至在图九辽张世卿墓里看到的工作场景与韩城壁画墓适相神肖：两个男子站在桌旁工作，画面中都有书籍起到指导作用，只是备茶、备食转化为备药而已。这种转变不足以说明墓主就是一个与医药行业有关之人，正如我们不能因为有备茶图、备食图而认为墓主与茶叶行业、烹饪行业有关一样。

---

① 中国考古学会编：《中国考古学年鉴（2005）》，文物出版社，2006年，第148—149页。

二、汉魏至隋唐的墓葬壁画

但是正如前文所述，这座墓葬同时具有范式的延续和创新，无论体现的是供养主题还是墓主"职业"，这座墓葬都与时代观念的变迁密切相关。这里关注的重点有二：艺术表现形式中医学的"文本化"，《太平圣惠方》的"医学象征"地位。

研究韩城壁画墓主题的选择与绘制必须考虑到时代心态的变化，这种主题与表现形式在宋代以前未曾出现，恐非偶然。首先，这种世俗供养的主题在宋以前并不流行；其次，宋代以前类似的医学主题是不可能出现的。汉魏壁画多以升仙、引导为主题，几乎没有涉及世俗医药者；至于隋唐，在目前所发现的全国不到二百座隋唐壁画墓中还没有看到世俗医药主题。敦煌壁画中则多有与医疗、卫生有关者，例如中唐 159 窟洗浴图、隋 302 窟浴池图、盛唐 445 窟剃度图、北周 290 窟清扫图、北周 296 窟诊病图、隋 302 窟救治图、盛唐 217 窟得医图、盛唐 31 窟如病得医图、榆林窟 25 窟清扫图。但这些和医药有关的画面一般与具体的药物和医学典籍无关，即便是直接相关的"诊病图"、"救治图"等，也并非以文本为核心，而是体现佛教主题，强调人的生死病苦或者佛本生故事。去除掉本身与医药关系不够大的洗浴图等，我们来看一下北周 296 窟诊病图、隋 302 窟救治图、盛唐 217 窟得医图、盛唐 31 窟如病得医图。

图 9-11 是"福田经变画"的组成部分，是根据《佛说诸德福田经》"常施医药，疗救众病"经文绘制而成。

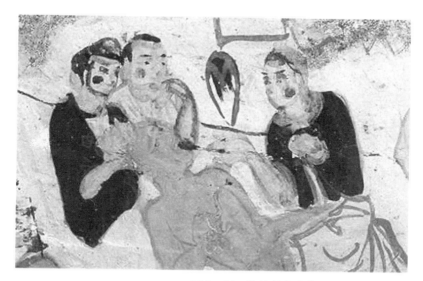

图 9 - 11　敦煌莫高窟北周 296 窟诊病图

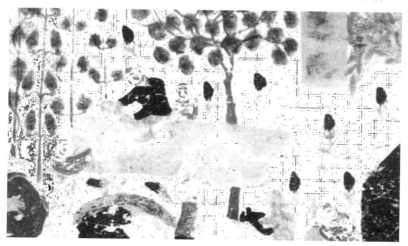

图 9 - 12　敦煌莫高窟隋 302 窟救治图

图 9 - 12 的来源与北周 296 号窟一致，也是福田经变画中的
"疗救众病"。

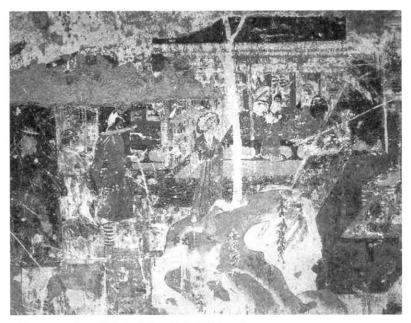

图 9-13 敦煌莫高窟盛唐 217 窟 "得医图"

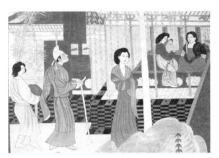

图 9-14 段兼善临摹敦煌莫高窟
盛唐 217 窟 "得医图"

图 9-13 定名来自《妙法莲华经》中 "如子得母"、"如病得医" 经文，经曰："此经能大饶益一切众生，充满其愿，如清凉池能满一切诸渴乏者。如寒者得火、如裸者得衣、如商人得主、如子得母、如渡得船、如病得医、如暗得灯、如贫得宝、如民得王、如贾客得海、如炬除暗"。该画破损较为严重，斑驳不清，现代有段兼善临摹图（图 9-14），

可以看到女主人迎接引导医者进入内宅的景象，医者及其侍者似乎携带药物或者医疗器械，至于是什么药材或者器械，画者并不打算具体描述。

与 217 窟类似，图 9 - 15 也是来自《妙法莲华经》中的"如病得医"，也是迎接医者的图景。依旧未出现具体的医药内容。

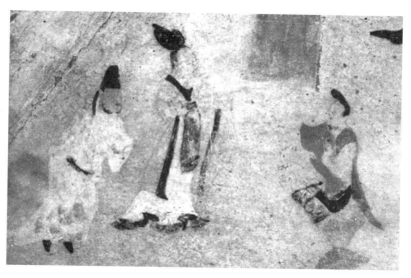

图 9 - 15　敦煌莫高窟盛唐 31 窟如病得医图

总之，在宋代以前的墓葬壁画中基本没有可以明确定为世俗医疗场景的图案，而在以佛教为主题的敦煌壁画中几乎所有医药场景的出现均是衍变自佛经，重点在于重现经文场景，而不在于具体医疗行为的描绘。可以说此阶段的绘画中，医是背景，是陪衬，具体的医籍或者医疗技术并不是描绘的重点，是"无医学的医疗绘画"。这与当时对"医"的轻视是密切相关的。

三、宋代儒医的出现

但是到了北宋，情况出现了较大的改变，笔者认为，韩城壁画墓中备药图的出现不是偶然的，一方面它是宋代墓葬形制演变大趋势的产物，另外一方面，它体现出宋代医学文本化的倾向。

宋代儒医阶层的出现是唐后期士大夫阶层"尚医"行为的延续和升华，而这种行为的体现就是士大夫们之间医学文本的交换。士大夫以交换"信方"的方式公开探讨医理，并进一步塑造起以文本为基础的"更高"等级的医学研讨模式，相关问题请参看范家伟《刘禹锡与〈传信方〉——以唐代南方形象、贬官和验方为中心的考察》[1]、陈昊《读写之间的身体经验与身份认同》第六章[2]、笔者《唐代的医学教育及医人地位》[3]。阅读并且传承医学文本，原本就是医者的理想，是多种医学知识传授方式中最高端的，唐人孙思邈《备急千金药方》序文中将自己的著述初衷表达如下："余缅寻圣人设教，欲使家家自学，人人自晓。君亲有疾不能疗之者，非忠孝也！末俗小人，多行诡诈，倚傍圣教而多为欺绐，遂令朝野士庶咸耻医术之名，多教子弟诵短文，构小策，以求出身之道。"[4] 他希望通过《千金方》的撰写，改变知识分子们只习阅经学和文学书籍的风气，以求人人通晓医术。中

---

① 李建民主编：《从医疗看中国史》，联经出版事业公司，2008 年。

② 陈昊：《读写之间的身体经验与身份认同——唐代至北宋医学文化史述论》，北京大学博士学位论文，2011 年。

③ 于赓哲：《唐代的医学教育及医人地位》，《魏晋南北朝隋唐史资料》第 20辑，武汉大学出版社，2003 年，第 155—165 页。

④ （唐）孙思邈：《备急千金要方》序，人民卫生出版社，1955 年，第 6 页。

古时期医学知识的流传中，自学、家学、师徒相授都是重要的渠道，"关于春秋以迄于隋唐这段时空长河中的医学知识掌握者，个人基本上是以'知识人'这个词汇来概括他们。这里说的'知识人'，在意义上其实是很笼统的，一个人只要在能读会写之外，再具备对传统中国医学知识思辨体系的理解能力，大概便能够纳入此一范畴"①。

但是毫无疑问，起码在"知识人"的认知中，拥有阅读书籍、解读书籍的本领才是一个医者鹤立鸡群的必要条件，例如许翰《修职郎宋侯墓志铭》："宋侯讳道方，字义叔，世河东人。父曰可德，有隐操，好五行三式、星历丹经神奇奥衍之学，从方外士客游梁宋间，遂家襄陵。义叔年十五，念贫无以为养，则辍其所学诗书而学为医，取神农、帝喾以来方术旧闻，昼夜伏而读之，二年曰：可矣！始出刀圭以治人病，往往愈，益自信。……义叔非有世业资借，专用古法以治人，邃张仲景，尊孙思邈。初以年少后起，邑中老医俗学者皆意轻之窃笑，已而见其议论博综群书，药石条理皆有本原，据依不妄，稍复畏而忌之。久而靡然屈服以定，遂为医宗，名号闻四方，缙绅大夫道过邑者必求见之。"② 在许翰的表述中，宋义叔卓然于众医者的原因是"议论博综群书，药石条理皆有本原"，从而使那些庸俗医者折服，使"缙绅大夫"无不视其为同类。《宋以前医籍考》中有包恢为黎民寿《黎居士简易方》所作序文："今有迂江黎民寿，字景仁，资

① 陈元朋：《两宋"尚医士人"与"儒医"——兼论其在金元的流变》，台湾大学出版社，1997年，第55—56页。
② （宋）许翰著，刘云军点校：《许翰集》，河北大学出版社，2014年，第173页。

沉敏而思精密，学有师传，意兼自得，悟法之精，蓄方之众，试之辄效，信者弥众，争造其门，或就或请，日夜不得休。……虽然，君虽以医鸣，而其渊源则有在矣。盖君之考何，精于举业之文，予尝与之通预计偕，乡之彦也。君少习父学，知自贵重，后忽自叹曰：'民寿既未能得志科第，以光先世，则医亦济人也，与仕而济人者同。'于是始进医学，以志在济人，与泛泛谋利而医者已异。且以士为医，故读医书尤机警，而知道理深处。"① 在这段表述中，黎民寿之所以是个与"泛泛谋利而医者"迥异的优秀的医者，原因是志向的高远与"以士为医，故读医书尤机警"的优良条件。陈自明《外科精要》序言中写道："仆家世大方脉，每见沾此疾者十存一二，盖医者少有精妙能究方论者。闻读其书，又不能探赜索隐，及至临病之际，仓卒之间，无非对病阅方，遍试诸药。况能疗痈疽、持补割、理折伤、攻牙疗痔，多是庸俗不通文理之人，一见文繁，即便厌弃。"② 与欧洲古代的状况相似，宋代从事所谓"外科"和牙科治疗的一般都被视之为赳赳莽夫，"一见文繁，即便厌弃"，这势必便会招来时人尤其是儒者的鄙视，所以能否读书、能否通晓文理是衡量医者水平的重要标准，起码在知识分子所撰写的典籍中是如此。

"儒医"的关键就在于儒，众所周知，宋代儒医的出现与宋代全民知识水平的提高、科举考试失意儒者的增多密切相关，儒医的特点是在掌握医疗技术的同时，行为合乎儒家行事的标准，这样的人便可以被时人称为"儒医"，在人们的眼中，儒医才是

———————

① ［日］冈西为人：《宋以前医籍考》，人民卫生出版社，1958 年，第 1146 页。
② （宋）陈自明编，（明）薛己校注：《外科精要》，人民卫生出版社，1982 年，第 1 页。

高明的医生，而且其身份地位也因为近"儒"而有所提高。而且儒医的崛起始终伴随着一句口号，那就是《能改斋漫录》所记载的出自范仲淹的"不为良相便为良医"，这句口号巧妙地将"医"与儒家传统的"治国平天下"的理想结合起来，使得儒而从医者可以摆脱心理上的羞耻感，安心于岐黄之术。有关儒医对中古时代"士人"与"医者"、"鬻技"与"医学爱好"诸多分层的整合，前言中已经涉及，不再赘述，但本章要再次提请对祝平一《宋明之际的医史与儒医》下列文字的重视："宋代以降，随着印刷术的普及，医学知识随文本流传之势，益不可挡，其他各种依赖心传口授的技术却有渐被排挤的现象。"① 但这是一把双刃剑："'儒医'如医之资来自研读医学文本，或宣称掌握了医学经典的精髓。他们强调文本知识的重要，并边缘化了其他不依赖文本的医疗传统。而在商业出版较前代普及的情况下，'儒医'无法垄断文本知识，其他的医者和文人亦能掌握文本知识而自称儒医，甚或有文人自认研读医学典籍的能力高于医者，反以自己的文本知识与医者颉抗。文本知识因此成为双面刃，一方面使儒医能隔离其他医者，却也使文人学士永远得以渗透其边界，挑战其权威，儒医因而无法排除其他医者，垄断医疗市场；社会上亦无任何标准能确认儒医成员的身份。"② 也就是说，儒医与世俗医之间有一道学术篱笆，就是文本，能通晓文本者就能获得儒医的认同。Jee hee Hong、T. Hinrichs 也有类似表述，他们认为，韩城壁画墓之所以出现《太平圣惠方》与那时社会上对儒医阶层的

① 祝平一：《宋明之际的医史与儒医》，《"中央研究院"历史语言研究所集刊》2006 年第 77 本第 3 分，第 413 页。

② 同上，第 402 页。相关论述又见第 410 页。

认定标准有关："我们知道，当时的医生根据自己的知识和经验，以及师徒相授的知识和经验来写作和传播医书。医学知识是一种资本，而且儒医则倾向于把医书视为具有独占或排他性的传承方式。"①

　　笔者向来认为，古代医术的传播方式是多种多样、纷繁复杂的，绝不可一概而论，目前学界对于所谓"文本"的重视某种程度上来说是受到了史料话语权的影响。历史上的文本的撰写者、受众、传承者当然会强调文字的重要性，也会在时光流逝中逐渐以文字固有的优势凸显在历史记忆中，但是这种话语权的表达并不是务虚的，它最终一定会影响到后世的历史观和价值观，在历史记忆中像大浪淘沙一般淘去其他模式，凸显自己，使得后世——尤其是像宋代这样高度崇尚文化的时代——更加认同文本所构建的价值观，使得"文本"成为衡量医者水平、传递知识的象征物，进一步发展则成为整个医学的象征。不仅仅是医学，很多知识领域都存在类似现象。

　　所以说，《太平圣惠方》出现在这幅壁画中是当时医学的"文本化"的象征，当绘画中需要描述医学的时候，画师不再像前面的唐代画师那样笼统泛泛地以人物为中心、不描绘具体的医学行为。相反，他们的绘画以具体的典籍作为象征，让医学文本成为供养和孝顺的标志，这有意无意的行为是当时社会思想的流露。

---

　　① ［加］Jee hee Hong and T. Hinrichs，"Unwritten Life（and Death）of a 'Pharmacist' in Song China：Decoding Hancheng 韓城 Tomb Murals，"*Cahiers d'Extrême-Asie*，vol. 24（2015）：pp. 247—249.

四、《太平圣惠方》与官修方书的地位

下一个问题是：为什么是《太平圣惠方》？画师为什么选择这本书而不是其他？这大约与《太平圣惠方》特殊的地位密切相关。

首先，《太平圣惠方》象征着皇帝对子民的关怀。宋代最重医药，官方推广医学力度之大前无古人后无来者。宋人云：

> 本朝累圣笃意好生，务使方论著明，以惠兆庶。①

此非虚言。该书是宋太宗下诏编修，宋太宗在潜邸就很关注医术，搜集了很多药方，② 太平兴国六年（981）下诏搜集医籍："宜令诸路转运司，遍指挥所管州府，应士庶家有前代医书，并许诣阙进纳，及二百卷已上者，无出身与出身，已任职官者亦与迁转。不及二百卷，优给缗钱偿之，有诣阙进医书者，并许乘传，仍县次续食。"③ 这是《太平圣惠方》编纂的预备阶段。淳化三年（992），《太平圣惠方》编成，宋太宗亲自赐名，亲自作序，"仍令镂板颁行天下，诸州各置医博士掌之"④。在宋太宗之前，也有由皇帝直接下敕编撰的方书，例如隋炀帝的《四海类聚方》及稍后的简易版本《四海类聚单要方》、唐玄宗的《广济方》、唐德宗《贞元广

---

① （宋）楼钥：《攻媿集》卷五三《增释南阳活人书序》，中华书局，1985年，第739页。

② （元）脱脱等：《宋史》卷四六一《王怀隐传》："初，太宗在藩邸，暇日多留意医术，藏名方千余首，皆尝有验者。"中华书局，1985年，第13507页。

③ 司祖义整理：《宋大诏令集》卷二一九，中华书局，1962年，第842页。

④ （元）脱脱等：《宋史》卷四六一《王怀隐传》，中华书局，1985年，第13508页。

利方》、唐文宗《大和济要方》等，但限于当时的技术手段，这些书在宋代已经基本散佚，社会影响力有限。对于韩城壁画墓所处的北宋末期人来说，当然以本朝的《太平圣惠方》影响力为大。

其次，《太平圣惠方》受到全社会的青睐。《太平圣惠方》涉及医德、诊脉法、处方法、诸病药方，对于药物的炮制、禁忌、三品药、反恶乃至当时威胁较大的传染病均多有论述，具有较强的可操作性。这也使得该书在人们心目中具有较高的地位，可以说，在《太平惠民和剂局方》出现之前，《太平圣惠方》地位崇高，《崇文总目》评价它为"国朝第一方书"[①]，绝非浪语。

但是此书在流传过程中颇多坎坷。《太平圣惠方》虽然付梓印刷，但也只限于各州医博士掌管（笔者相信这就是前文所述郑金生先生观点"一般都是州县主持医药的医官掌握"的由来），官僚主义的惰性和技术条件限制导致该书传播并不顺利，庆历六年（1046）蔡襄云："太宗皇帝平一宇内，极所覆之广，又时其气息而大苏之，乃设官赏金绘之利，购集古今名方与药石诊视之法，国医诠次，类分百卷，号曰《太平圣惠方》，诏颁州郡，传于吏民，然州郡承之，大率严管钥，谨曝凉而已，吏民莫得与其利焉。"[②]但是官方对推广此书所做的努力也是引人注目的，《重订唐王焘先生外台秘要方》："宋皇祐三年（1051）五月二十六日，内降札子，臣寮上言。臣昨南方州军连年疾疫瘴疠，其尤甚处，一州有死十余万人。此虽天令差舛，致此扎瘥，亦缘医工谬妄，就增其疾。臣

---

①　（宋）王尧臣：《崇文总目》卷七《医书类》，《丛书集成初编》第 22 册，商务印书馆，1937 年，第 195 页。

②　（宋）蔡襄：《圣惠选方》后序，载 [日] 冈西为人《宋以前医籍考》，人民卫生出版社，1958 年，第 928—929 页。

细曾询问诸州，皆阙医书习读，除《素问》、《病源》外，余皆传习伪书舛本，故所学浅俚，注误病者。欲望圣慈特出秘阁所藏医书，委官选取要用者较定一本，降付杭州，开板模印，庶使圣泽及于幽隐，民生免于夭横。奉圣旨，宜令逐路转运司指挥辖下州府军监，如有疾疫瘴疠之处，于《圣惠方》内写录合用药方，出榜晓示，及遍下诸县，许人抄札。"① 这是用摘要和"榜示"的方式推广之。

宋真宗、宋仁宗、宋神宗都为《太平圣惠方》的普及做过努力，而且经常用赏赐《太平圣惠方》的方式显示对臣下或者外邦的优渥，相关问题可以参看韩毅《国家、医学与社会——〈太平圣惠方〉在宋代的应用与传播》② 一文。嘉祐二年（1057），校正医书局成立，该局对于医籍推广起到的巨大作用为治医史者所熟知，此不赘言。校正医书局的工作与印刷术紧密结合，这在技术条件方面开始突破瓶颈，每部医籍校勘完毕，都付梓印刷。但此时另一个因素开始起到干扰作用——价格，民众买不起大部头的印刷品。宋代官方在这方面也采取了一些改进措施，元祐三年（1088）八月国子监雕印小字本医书，送各路向民间出卖，只收取成本价："下项医书，册数重大，纸墨价高，民间难以买置，八月一日奉圣旨，令国子监别作小字雕印，内有浙路小字本书，令所属官司校对，别无差错即摹印雕版，并候了日广行印造，只收官纸工墨本价，许民间请买，仍送诸路出卖。"③ "国子监准监

① （唐）王焘：《外台秘要》卷首《重订唐王焘先生外台秘要方》，人民卫生出版社，1955年，第25页。

② 韩毅：《国家、医学与社会——〈太平圣惠方〉在宋代的应用与传播》，《宋史研究论丛》第11辑，2010年，第499—535页。

③ （宋）高保衡等：《〈伤寒论〉序》，载［日］冈西为人《宋以前医籍考》，人民卫生出版社，1958年，第554—555页。

关，准尚书礼部符，准绍圣元年（1094）六月二十五日敕，中书省尚书省送到礼部状，据国子监状，据翰林医学本监三学看治任仲言状，伏睹本监先准朝旨，开雕小字《圣惠方》等共五部出卖，并每节镇各十部，余州各五部，本处出卖。"① 皇佑年间尚未大规模雕版印发的《太平圣惠方》到了绍兴年间也交由转运司刊印发行，洪迈记载了绍兴十六年（1146）舒州刊刻该书的情况："淮南转运司刊《太平圣惠方》板，分其半于舒州，州募匠数十辈置局于学。"② 费侠莉说："封建国家的政策，被强有力的新印刷技术带动，逐渐变得与作为主流的医学社会结构结合得更为紧密。综上所述，在'尚医士人'之中，医学研究和著述成为时尚。"③

可以注意到，政府力量用雕版印刷方式大力推广《太平圣惠方》的时间正是韩城壁画墓落成前后。《太平圣惠方》并非罕见书籍，相反，它的地位由于官方的推广和社会的认可而卓然于医籍之中。我们不知道韩城壁画墓墓主是否可以得到这部书，但是在绘画以及大部分的艺术表现形式中，越是珍贵的越有可能成为描绘的主题，正如秦汉画像砖中经常出现灵芝仙草一样，它出现在这里是因为它本身具有"光环"，而不一定意味着墓主得到了该物。《太平圣惠方》出现在此就是烘托主题之用。《太平圣惠方》成为绘画题材，甚至被安放在墓主身旁这样显要的位置上，不见得是在强调墓主是医者，也有可能是在烘托研究者们所强调的"供养"主题，《四库全书总目》卷一〇四子部《医家类二》

---

① 《宋刻脉经牒文》，载［日］冈西为人《宋以前医籍考》，人民卫生出版社，1958 年，第 131 页。

② （宋）洪迈撰，何卓点校：《夷坚志·丙》，中华书局，1981 年，第 464 页。

③ ［美］费侠莉（Charlotte Furih）：《繁盛之阴——中国医学史中的性（960—1665）》第二章《宋代妇科的发展》，江苏人民出版社，2006 年，第 63 页。

这样评价金人张从正撰写的《儒门事亲》一书："其曰儒门事亲者，以为惟儒者能明其理，而事亲者当知医也。"① 儒＋医道，才能更好地尽孝道。所以儒医供养画面是墓主的子孙们表达孝道的一种手段。《太平圣惠方》、"大黄"、"白术"同时出现在这里也非偶然，"大黄＋白术＋其他药物"的配伍关系在该书中多次出现，参与多种治疗老年病的药方：

《太平圣惠方》养老主题大黄、白术配伍药方表

卷帙	方　名	配　伍	备　注
卷二二	治卒中、柔风，身体缓弱、四肢不收、烦热、腹内拘急、大小便涩，宜服当归散方	当归一两、防风一两去芦头、麻黄一两去根节、白术一两、甘草半两，炙微赤，锉。白茯苓一两、附子一两，炮裂去皮脐、生干地黄一两、山茱萸一两、黄芩一两、桂心一两、川大黄一两锉碎微炒。	柔风，《诸病源候论》："血气俱虚，风邪并入，在于阳则皮肤缓，在于阴则腹里急。柔风之状，四肢不能收，里急不能仰。"
卷二八	治虚劳症瘕，或气攻脾胃，令人心下及胃管两傍坚硬，喘息急促，牵引两胁妨痛，宜服防葵散方	防葵三分、京三棱三分，锉碎，微炒三遍。蓬莪茂半两、诃黎勒半两，煨，用皮。槟榔半两、赤茯苓半两、人参半两，去芦头。白术半两、桂心半两、枳壳半两，微炒微黄，去瓤。白豆蔻半两去皮、木香半两、丁香一分、川大黄半两锉碎微炒。附子半两，炮裂去皮脐。郁李人三分，汤浸，去皮尖微炒。鳖甲二两，洗去尘土，用硇砂半两，研碎，以醋一合浸硇砂，去却石，涂醋炙鳖甲，硇砂、醋尽为度。	

① （清）永瑢等：《四库全书总目》，商务印书馆，1933年，第869页。

续表

卷帙	方　名	配　　伍	备　注
卷二五	治风身体痛痹，头风目眩，伤风项强，耳鼻俱塞，摩风神验膏方	硫黄三两细研、雄黄三两细研、朱砂三两细研、附子四两，生，去皮脐。天雄四两，生，去皮脐。人参三两去芦头、当归三两、细辛三两、防风三两去芦头、芎劳三两、川椒三两去目及闭口者、独活三两、菖蒲三两、川大黄三两、藁本三两、白术三两、吴茱萸三两、松脂半斤，后入。	
卷九八	转气治百病大黄圆方	川大黄二两，锉碎微炒。木香一两、干姜一两，炮裂，锉。赤芍药一两、白术一两、芎劳一两、羌活一两、桂心一两、槟榔一两、巴豆一分，去皮心，研，纸裹压去油。郁李人一两，汤浸，去皮微炒。当归一两，锉，微炒。神曲一两，炒微黄。	

元丰元年（1078），陈直所撰《寿亲养老新书》直接大力推荐《太平圣惠方》中的食疗法："泊是注《太平圣惠方》食治诸法类成、养老食治方，各开门目，用治诸疾，具列于左，为人子者，宜留意焉。"① 该书以"养老"为主题，可看作是当时社会崇尚《太平圣惠方》"供养"意义的一种集中体现。必须要强调的是，这本书的撰成时间与韩城壁画墓年代基本相当，可以有助于我们看到当时人对《太平圣惠方》养老供养功能的认可。

另外一个值得玩味的问题就是韩城壁画墓体现出宋人对本朝

———————

① （宋）陈直：《寿亲养老新书》卷一《食治养老序》，载裘沛然主编《中国医学大成三编》第二册，岳麓书社，1994年，第122页。

方书的推崇，这也是医学史上一个值得瞩目的现象。宋代以前特重古方，时人著作往往难得社会认可，非得等到自身变成"古方"后才能得到后世认可。医家之崇古直接秉承了儒家之崇古，《尚书·说命》："事不师古，以克永世，匪说攸闻。"① 医家虽出自道家，然思想早已被儒家所渗透，故唐代特重古方，唐代名医甄权云："且事不师古，远涉必泥。"② 这一点在本书第三章中已有论述。可以说唐人对今医并不特别推崇，甚至就连孙思邈这样的名医，人们看重的是他的"隐士"、"世外高人"的特质，而非其医术，既然壁画中没有具体医疗行为的描述，就更谈不上"今医"与"古医"形象的比较了。

这种状况到了宋代已经发生了根本性的变化，宋代官方高度重视医药典籍的整理和修撰，全社会对于本朝医书的认可度也比较高。唐代本朝医书中唯一获得民众广泛认可的是《新修本草》；而韩城壁画墓之前出现的宋代官修本草就有公元 973—974 年的《开宝本草》、1060 年的《嘉祐补注本草》、1061 年的《本草图经》，与壁画墓基本同时期的还有唐慎微著《证类本草》。这些本草类书籍的出现迅速取代了《新修本草》，使得"本朝药书"的威望得以进一步抬升。而且，《太平圣惠方》和后来的《太平惠民和剂局方》的出现使得民间医学出现了一个新的形态：宋代以前中古官方医学是比较弱势甚至从属于民间医学的③，而宋朝政府透过行政力量和印刷术等技术手段，使得官修方书和官修药书

① （清）阮元校刻：《十三经注疏·尚书正义》，中华书局，2009 年，第 372 页。
② （唐）孙思邈著，李景荣等校释：《千金翼方校释》卷二六《针灸上》，人民卫生出版社，1998 年，第 396 页。
③ 参见本书第二章《由〈天圣令〉复原唐〈医疾令〉看唐代官民医学分层》。

一样开始占据医疗制高点，使得官—民、士—医等各种分层得以糅合，这两部书具备很强的可操作性，这是前所未有的变化。元代医学家朱震亨曾这样评价《和剂局方》："《和剂局方》之为书也，……自宋迄今，官府守之以为法，医门传之以为业，病者恃之以立命，世人习之以成俗。"① 韩城壁画墓的年代应该早于《和剂局方》的出现，但是，《太平圣惠方》已经开辟了先河，它使得官修方书第一次在人们的心目中具有了较高的地位，代替古方成为首选，为局方的出现铺平了道路。而韩城壁画墓选择《太平圣惠方》并非偶然，它正是这一新的社会现象的集中体现。

　　本章从范式与创新入手分析了韩城壁画墓。笔者与前揭部分学者的看法类似，备药图在这里的出现与备食图、备茶图一样，并不见得体现墓主的职业身份，但是却能间接体现出时代变化与人们心境的改变。供养主题决定了绘画选材的旨趣，《太平圣惠方》和药物、药物炮制过程的出现是为了烘托供养主题，而背后则是儒医阶层的崛起、医学文本化的倾向、"今方"超越"古方"的社会新浪潮的推动。画者无意，看者有心，宋代的画师们在无意中展示了与历史以往时期迥异的社会心理。

　　对于唐宋变革论，虽然目前已经有了"物极必反"的征兆，被一些学者呼吁以其他体系取代之，但不可否认的是：唐宋之际是一个阶级升降剧烈变化的时代，宋代无论是政治还是文化诸多方面都开始呈现"平民化"的色彩。这一点在内藤湖南的名篇《唐宋时代的研究——概括的唐宋时代观》中已有阐述，即宋代

---

① （元）朱震亨：《局方发挥》卷首，人民卫生出版社，1956年，第1页。

是一个君主独裁和平民主义的时代。包弼德《唐宋转型的反思：以思想的变化为主》中有更进一步的阐发，并且注意到了平民文化的抬头，他认为唐代文化被宗教所统辖，而宋代文化中儒家积极入世、理性乐观的思想开始成为主导因素，通俗的娱乐文化开始取代优雅的宫廷文化。①

其实在笔者看来，通俗文化占据主流还是宫廷文化占据主流，多多少少是一个历史塑造的问题，与史料话语权的转移密切相关，并不见得能完全代表真实的社会状况，甚至还可能与印刷术等技术手段的普及对文化塑造的影响密切相关。但是具体到壁画艺术这个问题上来，宋辽金时期的壁画的平民化和世俗化色彩的确浓厚：截止到 2016 年，我国一共发现有壁画的唐墓 168 座，其中 70% 左右集中在关中附近，而且墓主一般都是上层社会人士，反映出壁画墓的权力等级色彩，壁画内容一般都是仪仗、侍女、歌舞、宴乐、狩猎、内官等，是上层社会生活的体现。而宋辽金时期的壁画墓，一则墓主身份呈现平民化色彩，二则壁画内容则呈现出以供养、娱乐为主题的变化趋势，正如前面所列举的山西省稷山马村段先《贯通食补汤方》砖铭Ⅰ文字所说的那样："孝养家，食养生，戏养神。"这样的平民文化的精神完全渗入了墓葬壁画主题之中。备食图、备茶图、备药图的频繁出现从技术层面而言，是那时绘画范式的延续，而从思想根源来说，则是平民化取代贵族化的体现，这是一种时代的"创新"。

---

① ［美］包弼德：《唐宋转型的反思：以思想的变化为主》，载刘东主编《中国学术》第三辑，商务印书馆，2000 年，第 63—87 页。

附录

论伯希和敦煌汉文
文书的"后期混入"

——P. 3810 文书及其他

本文将涉及敦煌学两个问题，一是藏经洞封闭时间问题，二是伯希和敦煌文书的再审视。众所周知，敦煌藏经洞文书当中有纪年的最晚的文书是俄藏 F. 32 号咸平五年（1002）的《敦煌王曹宗寿编造帙子入报恩寺记》。关于藏经洞的封闭时间虽然多有争论，但一般都定为 11 世纪前半叶，此乃学界著名公案，兹不赘举。但敦煌伯希和文书 P. 3810 曾引发过针对这一结论的质疑和讨论，但可惜观点交锋没能继续，这一话题的更大意义也没被争论双方意识到。通过对文书书写年代的分析，笔者认为，P. 3810 文书基本上可以与藏经洞封闭时间问题脱钩，但会引发另一个重要问题——伯希和敦煌汉文文书是否有混入的藏经洞封闭以后的文书？如果有，是什么渠道？

以往多有对大谷文书、李氏旧藏等"敦煌文书"的质疑，大英图书馆藏斯坦因 Or. 8212/75A—B 文书，从回鹘文题记看抄写时代应是元末。但写本末尾出现有蒙古文题记，称"大清朝光绪三十年十月初一"。萨仁高娃、杨富学《敦煌本回鹘文〈阿毗达磨俱舍论实义疏〉研究》认为：Ch. xix. 001—002 号文献（该文书原编号）并非斯坦因从 181 窟（今 464 窟）直接获得，而是在第二次西域探险过程中与其余敦煌卷子一同从藏经洞获得，是由王道士将其放入藏经洞中的。该文献进藏经洞之前，经过蒙古人之手，从而留下了"光绪三十年"的蒙古文题记。

不论斯坦因究竟如何获得这件文书，起码这件文书的编号不至于让学术界产生误解。但本文所要讨论的伯希和文书则不是如此。

对于伯希和敦煌文书的质疑以往主要是海外学者持之，并主要集中在回鹘文写本上（见后）。尽管伯希和已经指出藏经洞内有王道士放入的晚期文献，但是他的甄别应该看来还是有疏漏。从药名、避讳、俗字、宗教信仰等多个角度考量，本文认为，P.3810这份汉文文书抄写时代可能是元以后，也就是说，很可能是后期混入的。

最早涉及这份文书并引发对藏经洞封闭时间讨论的文章是谭真的《从一份资料谈藏经洞的封闭》①，他注意到了P.3810文书中的《养生神仙粥食方》中"山药"一词，认为"山药"的出现具有特定的时间节点：山药原名薯蓣，唐代宗时期避"豫"，改为"薯药"；至宋英宗时期避讳"曙"，故又改为"山药"。因此他认为藏经洞封闭时间下限要到宋英宗（1064—1067年在位）以后。请注意，此时谭文仍未质疑文书本身的藏经洞属性，只是怀疑其为宋英宗时期或稍后的作品。这样就意味着藏经洞封闭时间是11世纪后半叶以后。

对于谭真的观点，荣新江表示不同意："虽然说者查阅了大量文献，认定即'薯蓣'的讳改，但宋以前的医书许多已残缺不全，不能肯定山药不是'薯蓣'以外的另一种药材。"② 他主张藏经洞封闭于11世纪初，认为敦煌文书是敦煌三界寺供养具，11世纪初期在于阗国被穆斯林攻克之后被迫藏入洞中，洞封闭

---

① 谭真：《从一份资料谈藏经洞的封闭》，《敦煌研究》1988年第4期，第36—39页。
② 荣新江：《敦煌学十八讲》第四讲《敦煌藏经洞的原状及其封闭原因》，北京大学出版社，2001年，第94页。

于此时。① 这样就与谭真的说法存在半个世纪以上的误差。对于P.3810号文书，他引用郑阿财《敦煌写卷〈静功呼吸妙诀〉试论》观点②，认为可能是唐末五代或北宋初期写本。

　　令人遗憾的是，这场争论在尚待深入的时候戛然而止，此后十余年时间里再无新的进展。其实这是一个关涉重大且可引发更有意义讨论的话题，以往早已有海外学者怀疑伯希和敦煌回鹘文文书和绢本画中有后期混入者，那么汉文文书能否独善其身？

　　本文欲从以下几个方面展开论述："山药"一词在宋英宗以前是否有特指；从性状和药性上来看，"神仙粥"中的"山药"是否符合薯蓣科植物薯蓣 Dioscoreaopposita Thunb. 干燥根茎的特点；P.3810文书其余要素（包括避讳、俗字、信仰、与后世刻本的关系）对于断代是否有帮助。

一、P.3810引发的争论

　　薯蓣名称变化的确可以断代，这一点是医学史学界公认的。在唐以前，薯蓣有多个名称，　《居延新简（甲渠候官）》EPT65·476简文有"诸与"，张雷认为："诸，章母鱼韵；薯，禅母鱼韵，叠韵通假。与、蓣均喻母鱼部韵，故与假为蓣。文中'诸与'即中药'薯蓣'。"③《武威汉代医简》牍85乙作"署与"，

---

　　① 荣新江：《敦煌学十八讲》第四讲《敦煌藏经洞的原状及其封闭原因》，北京大学出版社，2001年，第91页。

　　② 郑阿财：《敦煌写卷〈呼吸静功妙诀〉试论》，《九州学刊》第五卷第四期，1993年，第111—117页。

　　③ 张雷：《秦汉简牍药名丛考》，上海市社会科学界第十四届学术年会论文会议论文集，2016年，第225页。

整理者指出："'署与'即'薯豫'，亦作薯蓣。"① 《广雅·释草》："王延，萆，署预也。"《医心方》卷三〇则指出方言的影响："署预：……一名山芋，秦楚名玉延，郑越名土薯。……一名薯萸（原注：署预二音），一名延草。《杂要诀》云：一名王芋。"② 在《神农本草经》、《名医别录》、《新修本草》等主流药书中它始终以"薯蓣"为名称。唐宋时期，薯蓣名称的变化与避讳密切相关，《剡录》卷一〇："《倦游杂录》曰：'薯蓣：唐代宗名预，改为药。英庙讳上一字，却呼蓣药。"③ 唐代宗名李豫，所以薯蓣在唐代宗以后改名为"薯药"，宋英宗名曙，故又改名为山药，而《神农本草经》曾经记载了薯蓣的别名"山芋"，这可能是宋人将"薯药"改名为"山药"的灵感来源。

　　就目前可见宋以前文献而言，"山药"一词虽然屡屡出现，但仅仅是作为"山野之药"的泛称而已，看不到具体指向某种药材。

　　例如《外台秘要》卷八《饮冷水过多所致方》里就出现了山药："远志（去心）、苦参、乌贼鱼骨、藜芦、白术、甘遂、五味子、大黄、石膏、桔梗、半夏（洗）、紫菀、前胡、芒消、栝楼、桂心、苁蓉、贝母、芫花、当归、人参、茯苓、芍药、大戟、葶苈、黄芩，各一两。常山甘草（炙）、山药、厚朴、细辛，各三

---

　　① 甘肃省博物馆、武威县文化馆：《武威汉代医简》，文物出版社，1975年，第16页。

　　② ［日］丹波康赖撰，赵明山等注释：《医心方》卷三〇，辽宁科学技术出版社，1996年，第1225页。

　　③ （宋）高似孙撰，（清）徐幹校刊：《剡录》卷一〇，宋嘉定八年刊本，清同治九年重刊本，成文出版社有限公司，1970年，第285页。

分，附子（三分炮）、巴豆三十枚去皮心。"① 卷一〇 "防风散方"亦有"山药"。但此案例的产生可能与传抄历程有关。现行程衍道校勘本《外台秘要》的祖本是宋代校正医书局校正本，该局成立于1057年，而《外台秘要》校正完毕付梓则是在1069年，恰是英宗之后。1640年又经程衍道校勘。此本经过了宋人改造，很难说唐代原貌如此。"饮冷水过多所致方"来自《千金翼方》，而《千金翼方》卷一九《杂病》原文如此："饮冷水过多所致方：远志（去心）、苦参、藜芦、白术、乌贼骨、甘遂、大黄、石膏、半夏（洗）、紫菀、桔梗、前胡、芒消、栝楼、五味子、苁蓉、贝母、桂心、芫花（熬）、当归、人参、茯苓、芍药、大戟、葶苈（熬）、黄芩（各一两）、附子（炮去皮）、常山、厚朴（炙）、细辛、署预、甘草（炙，各三分）、巴豆（三拾枚，去心皮，熬）。"② 可以看到，除了个别字句排列顺序之外，药方组成与剂量两书完全相同，《外台秘要》抄自《千金翼方》明显可见，只有"署预"被宋人改为"山药"，所以此书内的"山药"并不能说明问题。日本岩崎弥之助财团静嘉堂文库藏清皕宋楼南宋本《外台秘要方》，在该本相应之处依旧是"薯蓣"③，未经修改。南宋人不大可能冒大不韪将"山药"故意改为"薯蓣"，只可能是别有所本且一时疏忽了避讳问题，反倒可以从侧面证明《外台秘要》原文应该就是"薯蓣"。

---

① （唐）王焘：《外台秘要》，人民卫生出版社，1955年，第228页。
② （唐）孙思邈著，李景荣等校释：《千金翼方校释》卷一九《杂病》，人民卫生出版社，1998年，第291—292页。
③ ［日］小曽户洋监修：《东洋医学善本丛书》，东洋医学研究会，1981年，《外台秘要方》卷八，第153页，卷一〇，第192页。

诗词中也常出现"山药",但也是泛指,谨举例如下:

《韩昌黎全集》卷一〇《送文畅师北游》:"僧还相访来,山药煮可掘。"①

《全唐诗》卷五五四项斯《题令狐处士溪居》:"病尝山药遍,贫起草堂低。"② 既然尝遍,那么显然是特指山中所产之药。

《全唐诗》卷一八八韦应物《郡斋赠王卿》:"无术谬称简,素餐空自嗟。秋斋雨成滞,山药寒始华。"③ 山药是霜降以后收取,所谓寒期才开花殊不可能。所以这里的"山药"还是泛指。

《全唐诗》卷五五五马戴《过野叟居》:"呼儿采山药,放犊饮溪泉。"④

《全唐诗》卷六二九陆龟蒙《食》:"日午空斋带睡痕,水蔬山药荐盘飧。"⑤

《玄怪录》卷三:"常有二人日来买山药,称王老所使。"⑥

以笔者阅读范围而言,还未见到宋英宗以前"山药"确指某种具体药物的记录,都是泛称。认为史籍不全所以不能证明山药别有所指的说法有不可证伪的逻辑缺陷。对于我们今天所说的山药,宋人有"山薯"、"山药"、"山预"等名称。《猊录》卷一〇:"温公《送薯蓣苗诗》:'客从魏都来,遗我山薯实。'则曰'山薯'。王荆公、王岐公《和蔡枢密山药》诗则曰'山药',黄鲁直

---

① (唐)韩愈:《韩昌黎全集》卷一〇,中国书店,1991年,第37页。
② (清)彭定求等编:《全唐诗》卷五五四,中华书局,1960年,第6407页。
③ 同上书,卷一八八,第1918—1919页。
④ 同上书,卷五五五,第6427页。
⑤ 同上书,卷六二九,第7221页。
⑥ (唐)牛僧孺,李复言编,程毅中点校:《玄怪录·续玄怪录》卷三,中华书局,1982年,第69页。

《和七兄山蓣汤》诗则曰'山蓣'。① 宋黄庭坚《山预帖》："当阳张中叔去年腊月寄山预来。留荆南久之。四月，余乃到沙头取视之，萌芽森然，有盈尺者。意皆可弃。"② 然后冒险煮食，未中毒，山药多霜降后收取，故腊月得寄。发芽正常，不影响食用。黄称山预，他是宋人，自然可不避唐讳，但与英宗同时，故避"薯"。从宋人自己的记录来看，这一药名的演变是比较清晰的。

下面来看一下"神仙粥"配方中的"山药"是否符合医籍中山药的药物属性。

P.3810"神仙粥"配方如下：

> 山药蒸熟，去皮，一斤。鸡头实半斤，煮熟去壳，捣为末，入粳半升，慢火煮成粥，空心食之。或韭子末二三雨（两）在内尤妙。食粥后用好热酒饮三杯，妙。此粥善补虚劳，益气，强志，壮元阳，止泄，精神妙。③

唐宋以来人们有关药物的观念受到如下几部书的巨大影响：《神农本草经》、《名医别录》、《新修本草》、《备急千金要方》、《食疗本草》、《证类本草》，笔者将这几部医药书中相关药物的药性排列成下表：

---

① （宋）高似孙撰，（清）徐幹校刊：《剡录》卷一〇，宋嘉定八年刊本，清同治九年重刊本，1971年，第285页。

② （宋）黄庭坚：《黄庭坚全集》续集卷一〇《与共蕴知县宣德书》，四川大学出版社，2001年，第4册，第2122页。

③ 上海古籍出版社、法国国家图书馆编：《法藏敦煌西域文献》第二十八卷P.3810《呼吸静功妙决附神仙粥》，上海古籍出版社，2004年，第137页。

表一　山药（薯蓣）药性阐释演进表

		神农本草	名医别录	新修本草	备急千金要方	食疗本草	证类本草
1	薯蓣（山药）	补虚羸，除寒热、邪气，补中，益气力，长肌肉。久服耳目聪明，轻身不饥，延年。	平，无毒，……下气，止腰疼……补虚劳，羸瘦，充五藏。	味甘，温、平，无毒。主伤中，补虚羸，除寒热邪气，补中，益气力，长肌肉。主头面游风、风头眼眩，下气，止腰痛，补虚劳羸瘦，充五脏，除烦热，强阴。久服耳目聪明，轻身。	味甘，温、平，无毒。主伤中，补虚羸，除寒热邪气，补中，益气力，长肌肉。面游风，风头眼眩，下气，止腰痛，补虚劳羸瘦，充五脏，除烦热，强阴。久服耳目聪明，轻身不饥，延年。	性甘，温、平，无毒。主伤中，补虚羸，除寒热邪气，补中，益气力，长肌肉。……久服耳目聪明，轻身，不饥，延年。	味甘，温、平，无毒。主伤中，补虚羸，除寒热邪气，补中，益气力，长肌肉，主头面游风，风头眼眩，下气，止腰痛。补虚劳羸瘦，充五脏，除烦热，强阴。久服耳目聪明，轻身，不饥，延年。
2	鸡头实	味甘，平。主湿痹，腰脊膝痛。补中除暴疾，益精气，强志，令耳目聪明。久服轻身不饥，耐老神仙。一名雁啄实。生池泽。	味甘，平。主湿痹，腰脊膝痛。补中除暴疾，益精气，强志，令耳目聪明。久服，轻身不饥，耐老神仙。	味甘，平，无毒。主湿痹，腰脊补中除暴疾，益精气，强志意，耳目聪明。久服，轻身不饥，耐老神仙。	味甘，平，无毒。主湿痹腰脊膝痛，补中除暴疾，益精气强志意，耳目聪明。久服，轻身不饥，耐老神仙。	主温，治风痹腰脊强直，膝痛。补中焦，益精，强志意，耳目聪明。作粉食之甚好。此是长生之药。	味甘，平，无毒。主湿痹，腰脊膝痛补中除暴疾，益精气，强志，令耳目聪明。久服轻身不饥，耐老神仙。一名雁喙实，一名芡。生雷泽池泽。八月采。

		神农本草	名医别录	新修本草	备急 千金要方	食疗本草	证类本草
3	粳	（缺）	味甘、苦，平，无毒。主益气，止烦，止泻。	味甘、苦，平，无毒。主益气，止烦，止泻。	味辛苦，平，无毒。主心烦，断下利，平胃气，长肌肉。	主益气，止烦（止）泄……性寒。壅诸经络气，使人四肢不收，昏昏饶睡。发风动气，不可多食。	味甘、苦，平，无毒。主益气，止烦，止泄。
4	韭子	（缺）	子，主治梦泄精，溺白。	子，主梦泄精，溺白。	其子主梦泄精，尿色白。	韭子入棘刺诸丸，主漏精。	子，主梦泄精，溺白。

"神仙粥"配方中使用了"山药"、鸡头实（芡实）、粳米、韭子四种原料。前三种属于主料，韭子则属于辅助添加料。配方组成关系比较简单，没有七情相使相畏的组合关系。其主要功效为：

A. 补虚劳；

B. 益气；

C. 强志，精神妙；

D. 壮元阳，止泄。

《神农本草经》虽然是药书之渊薮，历代药书之阐述在文字、排列等方面都会受其影响，但看来"神仙粥"配方不是直接来源于它，因为粳米和韭子两项在《神农本草经》里没有涉及。而《新修本草》、《名医别录》、《备急千金要方》、《食疗本草》、《证类本草》关于薯蓣（山药）、鸡头实的论述祖源于《神农》，只有鲁鱼之分。而粳、韭子的论述则有微妙区别，"神仙粥"中 B 项功效来自粳米，从时间排列顺序来看，祖源于《名医别录》"主益气"的表述。C 项功能应该是来自鸡头实，从时间排列顺序来看，祖源于《神农本草经》"强志"的表述。D 项功效应该是来自韭子和粳，从时间排列顺序来看，祖源于《名医别录》"主治梦泄精"和粳米"止泻"的表述，其中"元阳"即男性精气的另一种表述。

从药性来看，只有"补虚劳"一项对应于山药，而通过表一可以看到，《神农本草经》称"薯蓣"可以"补虚羸"，《新修本草》、《备急千金要方》、《食疗本草》、《证类本草》相同，唯独《名医别录》称"补虚劳、羸瘦"，与"神仙粥"最为接近，所以说，P.3810 文书"神仙粥"配方药性的表述则可能来自《名医别录》或者受《名医别录》影响巨大的某种药书。在明代龚廷贤撰《寿世保元》丁集卷四"劳瘵"条中有文字大致类同的神仙粥配方："山药蒸熟，去皮，一斤。鸡头实半斤，煮熟去壳，捣为末。入粳米半升。慢火熬成粥。空心食之。或入韭菜子末二三两在内，尤妙。食粥后用好热酒，饮一二杯，妙。此粥善补虚劳，益气强志，壮元阳，止泄精，神妙。"①

可以说"神仙粥"配方中的"山药"与《名医别录》等医书中的"薯蓣"共同拥有"补虚劳"的功能。这对于论证此处"山药"即"薯蓣"有侧面的帮助，必须强调的是，这只是一个必要条件，而非充分条件，因为拥有补虚劳功能的药物绝非薯蓣一

---

① （明）龚廷贤撰，鲁兆麟主校：《寿世保元》丁集卷四，人民卫生出版社，1993 年，第 283 页。

种，所以这仅仅是一个侧面、部分的证明而已。

但是下面我们将从另一侧面进行论证，那就是药物形态。P. 3810"神仙粥"提到："山药蒸熟，去皮，一斤。"配方中鸡头米、粳米都是淀粉类的，而韭子不是淀粉类，则被特地强调属于附加物，那么此处的"山药"同属于淀粉类的可能性比较大，所以才能和其他药物配合为"粥"。药物用量多数以"匕"、"撮"、"钱"、"两"为单位，此处"山药"则以斤论，稍为少见，但凡如此大剂量用药，要么是外敷，要么就是其物性平无毒，《名医别录》有关"（薯蓣）性平"的论述似符合这一点，而且此物带皮，而且皮蒸熟可去，也符合薯蓣的特点。

综合以上，P. 3810"神仙粥"中"山药"是一种具有"补虚劳"功能、带皮、疑似淀粉类药物，每一项特质单独拿出来都不足以证明这就是薯蓣，但加到一起就比较有说服力——它极可能就是薯蓣科的山药。

二、宗教信仰与年代

另外有一个遗憾的地方，那就是谭真、荣新江等先生都未充分讨论这份文书的其余部分。P. 3810 文书分为 11 个部分，抄录 8 篇文章，依次是：《湘祖白鹤紫芝遁法》、《白鹤灵彰咒》、《紫芝灵舍咒诀》、《鹤神所在日期》、《踏魁罡步斗法》、《太上金镇连环隐遁真诀》、《足底生云法》（包括《乘云咒》）及《呼吸静功妙诀》，而"神仙粥"是最后部分的内容：

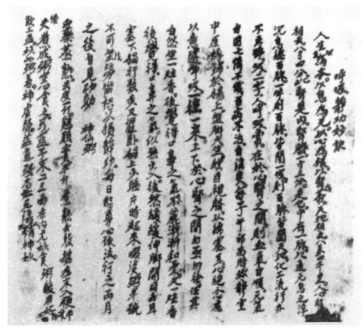

图附-1　P. 3810 文书第 11－11 部分《呼吸静功妙诀》及"神仙粥"配方

　　这八篇内容字体基本一致，当为同一人所抄写。此人大约是虔诚的道教信徒，所抄写的内容多为道教内容。而神仙粥是紧接着《呼吸静功妙诀》中这段文字的："又偃卧榻上，少睡片时起来，啜淡粥半碗。"① 紧跟着即是神仙粥配方。既然"神仙粥"明显是这份文书最后被抄写的部分，那么探讨一下该文书其余部分的成书年代大概有助于本文主题的探讨。引起笔者注意的是该文书第一部分《湘祖白鹤紫芝遁法》：

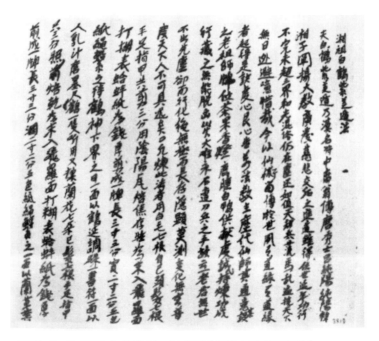

图附-2　P. 3810文书第 11-01 部分《湘祖白鹤紫芝遁法》

　　① 　上海古籍出版社、法国国家图书馆编：《法藏敦煌西域文献》第二十八卷 P. 3810《呼吸静功妙决附神仙粥》，上海古籍出版社，2004 年，第 137 页。

《湘祖白鹤紫芝遁法》开宗明义云：

> 夫"白鹤紫芝遁"乃汉名将中离翁传唐秀士吕纯阳……
> 韩湘子阐扬大教，广发慈悲……今以仙术留传于世……

这里"中离翁"当即"钟离权"。所谓"湘祖"即韩湘子。这里出现了所谓八仙中的三人，即钟离权、吕洞宾、韩湘子。这段文字的出现令笔者更相信这份文书的形成年代绝非以前学者所推测的"唐末五代初"，而可能是北宋中期以后，甚至迟至南宋以后。理由如下：韩湘子之神化在唐代尚无迹象，至《青琐高议》才最终定型；八仙中三仙出现，这种组合关系大约是南宋以后才有的。下面一一论述之。

韩湘子即韩湘，韩愈侄孙。其人一生事迹平淡，但大名随韩昌黎《左迁至蓝关示侄孙湘》一诗而历久不衰。唐代尚无韩湘神化之迹象，但是已经有了后世韩湘子故事的雏形。《酉阳杂俎》记载：

> 韩愈侍郎有疏从子侄自江淮来，年甚少，韩令学院中伴子弟，子弟悉为凌辱。韩知之，遂为街西假僧院令读书，经旬，寺主纲复诉其狂率。韩遽令归，且责曰："市肆贱类营衣食，尚有一事长处。汝所为如此，竟作何物？"侄拜谢，徐曰："某有一艺，恨叔不知。"因指阶前牡丹曰："叔要此花青、紫、黄、赤，唯命也。"韩大奇之，遂给所须试之。乃竖箔曲，尽遮牡丹丛，不令人窥。掘窠四面，深及其根，宽容人座。唯赉紫矿、轻粉、朱红，旦暮治其根。几七日，

乃填坑，白其叔曰："恨较迟一月。"时冬初也。牡丹本紫，及花发，色白红历绿，每朵有一联诗，字色紫，分明乃是韩出官时诗，一韵曰"云横秦岭家何在，雪拥蓝关马不前"十四字，韩大惊异。侄且辞归江淮，竟不愿仕。①

此处值得注意的是这个子侄没有留下名字，并未与韩湘直接挂钩；到了五代，这个故事愈来愈有神仙色彩，但是当事人仍然不知名字。五代杜光庭《仙传拾遗》也有类似故事，但与《酉阳杂俎》有差异：一，当事人由韩愈"疏从子侄"变成了"外甥"；二，花字出现在韩愈上《谏佛骨表》遭到贬谪之前，这就具有了神化色彩。由于《仙传拾遗》明确说《左迁至蓝关示侄孙湘》是送给这位外甥的，所以世人很快将其与历史上真实存在的韩湘联系起来，韩湘由此笼罩上了神化色彩。至于"外甥"与"侄孙"的区别则被民众所忽视。目前有关八仙和韩湘子的研究均认为，将韩湘彻底神化的标志是宋代《青琐高议》，② 该书作者刘斧，

① （唐）段成式撰，方南生点校：《酉阳杂俎》卷一九《广动植类》，中华书局，1981 年，第 185—186 页。
② 例如浦江清：《八仙考》，《清华学报（自然科学版）》1936 年第 1 期；（元）辛文房撰，傅璇琮主编：《唐才子传校笺》第三册，中华书局，2002 年，第 150 页；吴光正：《八仙故事系统考论》，中华书局，2006 年；吴光正、陈丽宇：《韩湘子研究》，台湾师范大学国文研究所硕士论文，1988 年。P. Yett："The Eight Immortals"，*Journal of Royal Asiatic Society* 1916，"More notes on the Eight Immortals"，*Journal of Royal Asiatic Society* 1922；赵景深：《八仙传说》，《东方杂志》第 30 卷第 21 号，1933 年；王汉民：《八仙与中国文化》，南京大学博士学位论文，1999 年。党芳莉：《韩湘子仙事演变考》，《人文杂志》2000 年第 1 期，第 138—140 页；党芳莉：《八仙仙事演变及相关文学研究》，复旦大学博士学位论文，2000 年，氏著：《八仙信仰与文学研究——文化传播的视角》，黑龙江人民出版社，2006 年。浦江清文章较早，且影响力较大，其后周晓薇《八仙考补》（载吴光正主编《八仙文化与八仙文学的现代阐释——二十世纪国际八仙论丛》，黑龙江人民出版社，2006 年，第 140—148 页，原载《中国典籍与文化论丛》第四辑，中华书　（转下页）

高承《事物纪原》卷一〇云"熙宁中刘斧撰《青琐集》"①，此即当为《青琐高议》，成书年代当在宋神宗熙宁（1068—1077）年间。该书前集卷九"湘子作诗谶文公"：

> 韩湘，字清夫，唐韩文公之侄也，幼养于文公门下。文公之子皆力学，惟湘落魄不羁，见书则掷，对酒则醉，醉则高歌。公呼而教之曰……湘笑曰："湘之所学，非公所知。"……公适开宴，湘予末坐，取土聚于盆，用笼覆之。巡酌间，湘曰："花已开矣。"举笼见岩花二朵，类世之牡丹，差大而艳美。叶干翠软，合座惊异。公细视之，花朵上有小金字，分明可辨。其诗曰："云横秦岭家何在，雪拥蓝关马不前。"公莫晓其意。饮罢，公曰："此亦幻化之一术耳，非真也。"湘曰："事久乃验。"不久，湘告去，不可留。②

从《酉阳杂俎》到《仙传拾遗》，再到《青琐高议》，韩湘子神化的轨迹还是比较清楚的，即由韩愈子侄，再到外甥，再到侄，事迹的中心是令牡丹开花，且牡丹花上字由韩愈贬官之后之追记变成了贬官之前的谶语，名字由不知名到明确指为韩湘，

（接上页）局，1997年），白化文、李鼎霞《读〈八仙考〉后记》（载王元化主编《学术集林》卷十，上海远东出版社，1997年）均对浦文进行了补正，但是对于现存史料中韩湘子神话始见于《青琐高议》这一点并无大的分歧。

① （宋）高承撰，（明）李果订，金圆、许沛藻点校：《事物纪原》卷一〇，中华书局，1989年，第541页。

② （宋）刘斧：《青琐高议》前集卷九，载《宋元笔记小说大观》第1册，上海古籍出版社，2007年，第1076—1077页。

《青琐高议》此处题记为"湘子作诗谶文公"，则"韩湘子"一名起于此。①

　　以笔者所见，目前还找不到直接记载韩湘在唐代或者五代被神化的证据。更何况 P. 3810 文书中的《湘祖白鹤紫芝遁法》将韩湘称为湘祖，人物被神化到被列入道统需要一个较长的反刍期，所以这件文书是唐五代作品的可能性就极低。

　　另外值得注意的是，P. 3810 文书中还出现了"汉中离"和"吕纯阳"，众所周知，和韩湘一样，他们是所谓八仙的成员。而他们这种名号的出现，更能证明 P. 3810 文书的晚出。

　　吕洞宾并非真实人物，浦江清认为其神化大约见于宋仁宗庆历年间，岳州是发源地。② 小野四平《吕洞宾传说考》对此则有不同意见，他认为北宋前期杨亿（974—1020）的《杨文公谈苑》中的"吕仙翁"就是吕洞宾。胡应麟《少室山房笔丛》已经注意到了宋以前吕姓神仙众多的现象，小野四平推测说："由于某种契机，从前所有吕姓神仙的传说被集中到了一起，并由此萌生了吕洞宾传说。至于究竟是怎样一种契机，这关键的一点仍然不明，但时期肯定当在五代至宋初。"③ 而 P. 3810 文书称吕洞宾为"纯阳"，这称号不见于唐宋，是一个元代以来才附加给吕洞宾的

---

① 　参看日本学者柳獭喜代志：《韩湘子故事的源流》，载吴光正主编《八仙文化与八仙文学的现代阐释——二十世纪国际八仙研究论丛》，黑龙江人民出版社，2006年，第 610 页。

② 　浦江清：《八仙考》，《清华学报（自然科学版）》1936 年 11 卷 1 期，第113—114 页。

③ 　[日] 小野四平：《吕洞宾传说考》，原载《东方宗教》第 32 期，1968 年 11月，后收入吴光正主编《八仙文化与八仙文学的现代阐释——二十世纪国际八仙研究论丛》，黑龙江人民出版社，2006 年，第 720—721 页。

称号，胡应麟《少室山房笔丛》卷二四①、赵翼《陔余丛考》卷
三四②皆指吕洞宾纯阳称号来自元代大兴"王重阳教"之后。

至于"汉中离"，则可能是将唐人钟离权与汉钟离昧混为一
谈了。这个问题可参看李远国《钟离权生平事迹略考》③。单个
人物何时出现并不能说明这件文书的抄写年代，因为组合比单个
人物的出现更为重要。八仙之名号起于东汉④，近代以来则有西
方学者着以先鞭，以人类学方式对八仙起源进行过探考。⑤ 历史
上八仙之组合从来都是飘忽不定，有淮南八仙、蜀八仙、酒中八
仙等 14 种版本，成员亦多种多样。胡应麟认为以汉钟离、吕洞
宾等为代表的八仙组合起于元代。⑥ 清赵翼《陔余丛考》卷三
四："世俗相传有所谓'八仙'者，……胡应麟谓大概起于元世，
王重阳教盛行，以钟离为正阳，洞宾为纯阳，何仙姑为纯阳弟
子，因而展转附会，成此名目云。今戏有'八仙庆寿'，尚是元
人旧本，则八仙之说之出于元人，当不诬也。"⑦ 罗永麟认为：
"八仙成为道教神仙的重要仙人群体，其实应当说是全真教有意
创建的重要神仙谱系……现有八仙之说，大致起于元代全真教兴

---

① （明）胡应麟：《少室山房笔丛》卷二四，中华书局，1958 年，第 539 页。
② （清）赵翼著，栾保群、吕宗力校点：《陔余丛考》卷三四，河北人民出版社，
1990 年，第 611 页。
③ 李远国：《钟离权生平事迹略考》，吴光正主编：《八仙文化与八仙文学的现代
阐释——二十世纪国际八仙研究论丛》，黑龙江人民出版社，2006 年，第 232—242
页，原载台湾《道韵》（一）1997 年。
④ 浦江清：《八仙考》，《清华学报（自然科学版）》1936 年第 1 期，第 90 页。
⑤ P. Yett："The Eight Immortals"，*Journal of Royal Asiatic Society* 1916，
"More notes on the Eight Immortals"，*Journal of Royal Asiatic Society* 1922. 但是前
一篇文章基本属于介绍类，后一篇文章则有了较为详实的理论分析。
⑥ （明）胡应麟：《少室山房笔丛》卷二四，中华书局，1958 年，第 539 页。
⑦ （清）赵翼著，栾保群、吕宗力校点：《陔余丛考》卷三四，河北人民出版社，
1990 年，第 611 页。

盛之时。"① 浦江清认为元代八仙通行的一组为钟离、吕、李、蓝、韩、曹、张、徐(徐神翁),何仙姑则偶现。② 他还认为八仙之出现与当时佛道人物画的兴起密切相关,而随着后来山水画的崛起,佛道人物画趋于萧条,而八仙的组合也就固定在了钟离、吕、李、蓝、韩、曹、张、何一组上,不再改迁。③ 吴光正认为汉钟离、吕洞宾等为代表的八仙的出现与宋金时期道教"内丹"学说的兴起有关。④ 而小野四平虽然认为吕洞宾的传说雏形可能出现在五代或者宋初,但该传说的大行其道与宋代全真教的兴起有密切关系。⑤ 也就是说,八仙的雏形或者较早,但其组合的出现(哪怕仅仅是部分人物的组合)应该是在其声名大噪之后才有的,尤其是韩湘子的出现时间点还是比较清楚的。还有个旁证:众所周知,《太平广记》多采神怪之事,但内里除了张果老、蓝采和之外其余六仙均不见,可知大约在《太平广记》成书年代(978 年),八仙仍未成型,尤其是钟离、吕、韩三位尚未引起注意,更不要说成"祖"了。就目前研究动态来看,学界多数倾向于八仙组合的出现(包括其中几位的任意组合)是南宋和金代以后的事情。

王见川已经指出,P. 3810 中《湘祖白鹤紫芝遁法》等部分

---

① 罗永麟:《八仙故事形成的社会历史原因和影响》,载吴光正主编《八仙文化与八仙文学的现代阐释——二十世纪国际八仙研究论丛》,黑龙江人民出版社,2006年,第 96—97 页。

② 浦江清:《八仙考》,《清华学报(自然科学版)》1936 年第 1 期,第 99 页。

③ 同上,第 97 页。

④ 吴光正:《八仙故事系统考论——内丹道宗教神话的建构及其流变》,中华书局,2006 年,第 3 页。

⑤ [日]小野四平:《吕洞宾传说考》,载吴光正主编《八仙文化与八仙文学的现代阐释——二十世纪国际八仙研究论丛》,黑龙江人民出版社,2006 年,第 716 页。

内容来自明代《秘传万法归宗》，抄写年代应该在明朝中叶以后，也可能是王道士自用的卷子。也就是说他否认此文书是藏经洞原藏品。① 这本是洞见，但是他的论述只针对道教内容，不够全面，而且他认为 P. 3810 内容来自《秘传万法归宗》，这就陷入了"孰先孰后"的窠臼中，从内容来看，P. 3810 并非照搬《秘传万法归宗》，而是与《秘传万法归宗》有类似的祖源（详见后）。王卡则根据卷子中 11 - 03 部分出现的密宗真言咒语"唵啮临哆唎哆唎摄"，认为 P. 3810 与宋元新道法相关，② 但李志鸿对此认为："就抄本 P. 3810 本身而言，断定其属于唐代的卷子证据稍显不足。然而，就道法本身发展来说，虽然尚没有唐代道教符箓派运用密教真言咒的史料，但是出现于北宋的天心正法已经使用了密宗真言咒语却是不争的事实。"③ 这样就使得文书年代的判断再次模糊化，尽管基本否定了唐及五代的可能性，却不能排除北宋初期的可能性。现在综合各种因素来看，该文书《湘祖白鹤紫芝遁法》的确有极大的晚出特点。

对该文书 11 - 04 部分《鹤神所在日期》所进行的考察也支持笔者的观点，即该文书形成于南宋以后。

《鹤神所在日期》中的"鹤神"是所谓祟神，正如明冯梦龙《警世通言》卷一七所说："降祸的太岁，耗气的鹤神。"④ 清代

---

① 王见川：《敦煌卷子中的钟离权、吕洞宾、韩湘子资料》，《台湾宗教研究通讯》2002 年第 3 期，第 118—133 页。

② 王卡：《〈敦煌道教文献研究·目录篇〉补正》，载郑开编《水穷云起集：道教文献研究的旧学新知》，社会科学文献出版社，2009 年，第 151 页。

③ 李志鸿：《王卡〈道教经史论丛〉》，载陈鼓应主编《道家文化研究》第 23 辑，生活·读书·新知三联书店，2008 年，第 505—506 页。

④ （明）冯梦龙：《警世通言》卷一七《钝秀才一朝交泰》，上海古籍出版社，1998 年，第 195 页。

《协纪辨方书》卷三照样誊录了鹤神方位之说，但是又称："唯鹤神之名，则从俗之称而莫可解。"[1] 足可见清人此时已经知其然不知其所以然。按鹤者，君子之流，古来备受推崇，奈何演化为崇神？此为民间底层之习俗，发展流变过程已不可详考，有关它的研究相对来说较为薄弱。例如韩森（Valerie Hansen）《变迁之神——南宋时期的民间信仰》专门叙述南宋民间信仰，但对于鹤神只字未提。而且她还有结论说："在宋代，除龙王外，动物神几乎全都不复存在。"[2] 现在看来这个结论恐怕有失偏颇。其他以中国古代民间巫术为专题的著作也极少涉及此问题。高国藩《敦煌巫术与巫术流变》曾有专章讨论，但是所依据的只有P. 3810 文书，而且将此文书径直断为唐代写本，且未说明理由。[3] 他注意到了 P. 3810 这段文字内容与《万法归宗》的高度相似，但是很遗憾，他虽然指出《万法归宗》原题所谓"李淳风著"不大可靠，但是仍相信它保留了不少唐朝原貌，并且将它与P. 3810 配合起来，落实了鹤神为崇起自于唐代的结论。[4] 但是这两份证据都是站不住脚的，P. 3810 自不待言，《万法归宗》一书则不见于唐宋目录，亦不见此阶段内类书或其他书籍引用，伪书的可能性极高。笔者同意前揭王见川先生看法，即此书是明代著作。

所谓孤证不立，现有证据并不支持唐五代以及北宋有鹤神崇

[1] （清）梅毂成等著，刘道超译注：《协纪辨方书》卷三，广西人民出版社，2007 年，第 130 页。
[2] ［美］韩森著，包伟民译：《变迁之神——南宋时期的民间信仰》，浙江人民出版社 1999 年版。第 185 页。
[3] 高国藩：《敦煌巫术与巫术流变》，河海大学出版社，1993 年，第 138 页。
[4] 同上书，第 145 页。

神论，迟至南宋时期方有迹象，罗愿《尔雅翼》释"鹤"字："鹤好延颈以望，故称鹤以怨望。"① 鹤之正面形象在此遭受挫折，罗愿为南宋人，他对鹤作了"突破性"解释，但还未将鹤归为祟神，但起码南宋后期民间已有以鹤神为祟的迹象，黎廷瑞曾写《送鹤神》一首，其自作序曰：

> 农夫相传，鹤神之属三千，若登天度岁，则民有粮，在地则否。故作此以送之。②

黎氏所述值得玩味：

第一，他是宋末元初人，证明此时已有以鹤神为祟的民俗。考虑到民俗从形成到引起关注并被记录在册有个较长的周期，那么说此风俗大约起源于南宋应不为太过。

第二，他强调了信息的来源是乡野村夫，证明这种习俗是起自于基层社会，这大概也解释了传世文献中鹤神为祟过程"片断化"的原因，即掌握话语权的知识分子尤其是士大夫在此风俗形成之初缺位，所以当其流传开来之后，知识分子只能记录"成熟形态"；民间鹤神观念形成之后，各种文学作品中鹤形象继续正面维持，尤其是在上层社会和知识分子这个层面，对鹤的欣赏依旧如故。似乎反映出知识阶层与民间观念的分途。

第三，鹤神有时登天不在人间，这与 P.3810 文书 11－04 部

---

① （宋）罗愿撰，石云孙校点：《尔雅翼》卷一三"释鸟"，黄山书社，2013年，第159页。

② （元）黎廷瑞：《送鹤神》，《芳洲集》卷三，史简辑《鄱阳五家集》，豫章丛书编刻局，1923年，第10页。

分所述吻合，该文书《鹤神所在日期》提到"鹤神癸巳上天堂"和"戊子北方居五日，鹤神依旧上天堂"，提醒人们避开鹤神，这一点与黎廷瑞诗中"作此以送之"观念内核相同。

综合以上，出现"鹤神"大约也可证明 P. 3810 文书是南宋以后的。

三、P. 3810 与《万法归宗》

　　P. 3810 文书很多部分与《万法归宗》类似，笔者认为，这种类似是因为双方有共同的祖本。笔者将 P. 3810 文书与《续修四库全书》所收五卷本《新刻万法归宗》①进行了比对，可以说内容高度相似，但笔者不能同意前揭王见川观点，认为 P. 3810 文书直接来源于《万法归宗》。下面将两份文书文字差异点罗列如下：

表二　P. 3810 文书 11－09《太上金锁连环隐遁真决》与《新刻万法归宗》卷二《太上金锁连环隐遁真决》对比表

序号	行列（以 p. 3810 为准）	p. 3810	新刻万法归宗
1	第五列	出现衍字句"于身心火内化作"，被抄写者划掉	（无此句）
2	第八列	请诸位天神	请众位天神
3	第八列	为人形	如人形
4	第十一列	七重名香	七种名香
5	第十二列	更将众位十灵	更将众位十文
6	第十二—十三列	却安神总咒	却念安神总咒
7	第十三列	奉请其一	奏请其一
8	第二页第二列	自己吃了	自己喫了
9	第二页第七列	万神之师	万圣之师

---

　　①《续修四库全书》第 1064 册子部术数类，上海古籍出版社，2002 年，681—813 页。

续表

序号	行列（以 p. 3810 为准）	p. 3810	新刻万法归宗
10	第二页第七列	天官之主	天宫之主
11	第二页第七列	净室之交	净室之处
12	第二页第十列	入金无砖	入金无碍

**表三　P. 3810 文书 11-05《踏魁罡步斗法》与《新刻万法归宗》
卷二《踏魁罡步斗法》对比表**

序号	行列（以 p. 3810 为准）	p. 3810	新刻万法归宗
1	第三列	至香安	至香案前
2	第五列	何去使用	何处使用
3	第十列	香烟火（火字旁出）	香火
4	第十列	自己吃了	自己喫了
5	第十三列	右造木造七星剑一把	用桃木造七星剑一把
6	第十三列	令牌亦用杏木制	令牌亦用桃木制
7	第二页第一列	各一百张	各一伯张

**表四　P. 3810 文书 11-01《湘祖白鹤紫芝遁法》与《新刻
万法归宗》卷二《湘祖白鹤紫芝遁法》对比表**

序号	行列（以 p. 3810 为准）	p. 3810	新刻万法归宗
1	第一列	夫湘祖白鹤紫芝遁	夫湘祖白鹤紫芝遁法
2	第二列	交后之进	虑后之进
3	第三列	仍在尘还	仍在尘寰
4	第三列	如值天劫	如值末劫
5	第四列	无日	无计

序号	行列（以 p. 3810 为准）	p. 3810	新刻万法归宗
6	第四列	道绿	道缘
7	第五列	起得	获得
8	第五列	其通意	其通诵意
9	第六列	设立老祖师牌位	设立祖师牌位
10	第七列	鹿肿	鹿脯
11	第七列	行藏之无	行藏之日
12	第八列	一老君	老君
13	第十列	用阴阳瓦	阴阳瓦
14	第十一列	宽二寸二分	阔二寸二分
15	第十二列	五色纸绳	五色绒绳
16	第十二列	待鹤神下界之日，一面以鹤延（涎）调朱书符一面	一面以兰草叶捣汁调雄黄书符一面
17	第十三列	以人乳汁研墨又鹤一只	以人乳汁研墨画鹤一只
18	第十四列	手足指甲只三分	手足指甲共三分
19	第十四列	为钱厚	如钱厚
20	第十五列	前成一牌	剪成一牌
21	第十五列	五色纸绳	五色绒绳
22	第二页第一—第二列	但缝衣服盛之	俱入丝袋盛之
23	第二页第二列	净室之中	在净室之中
24	第二页第二列	物要虔诚	务要虔诚
25	第二页第二列	鸡犬犯秽	鸡犬触犯

续表

序号	行列（以 p.3810 为准）	p.3810	新刻万法归宗
26	第二页第三列	投词母炼草上放一明新镜	持练案上放一明亮新镜
27	第二页第四列	焚符为一道	焚符各一道
28	第二页第四列	将二牌悬于项下	将二牌囊悬于项下
29	第二页第六列	如见崔草	如见鹤草
30	第二页第六列	不见人形为之	不见人形是其验矣
31	第二页第六列	（无）	如不见鹤草仍见人形，再咒练之一七日
32	第二页第七列	诚意今志不过	诚意恪志不过
33	第二页第七列	崔草但见	鹤草俱见
34	第二页第七列	欲出草牌	后出草牌
35	第二页第八列	右德之士	有德之士
36	第二页第九列	若无德行禄	若无德行缘薄
37	第二页第十列	也乃	此乃
38	第二页第十一列	并之慎之	谨之慎之

表五　P.3810 文书 11‒04《鹤神所在日期》与《新刻万法归宗》卷二《论鹤神所在日》对比表

序号	行列（以 p.3810 为准）	p.3810	新刻万法归宗
1	第四列	五色纸绳	五色绒绳
2	第六列	为遇用时	如欲用时
3	第七列	作戏取药	作戏取乐

续表

序号	行列（以 p. 3810 为准）	p. 3810	新刻万法归宗
4	第八列	右翅拂	右翅一拂
5	第十二—十三列	甲辰焚香羊肉	甲辰埋香炉内
6	第十三列	甲午日洪汪土	甲午日供灶上
7	第十四列	收厘甲	收匣中
8	第十四列	若遇试验	若欲试验
9	第十六列	招呈	招鬼

P. 3810 内容与《万法归宗》高度类似，但应该不是直接来源于该书，理由如下：

1. P. 3810 是手抄本，错讹甚多，仔细揣摩其错误，除了抄写中的鲁鱼之误外，还有些字句与《万法归宗》有较大差异，应该是别有所本。例如表三第 5 项，P. 3810 为"右造木造七星剑一把"，《万法归宗》为"用桃木造七星剑一把"；表三第 6 项，P. 3810 为"令牌亦用杏木制"，《万法归宗》为"令牌亦用桃木制"，木质不同，可见不是抄写之误。再例如表四第 16 项，P. 3810 为"待鹤神下界之日，一面以鹤延（涎）调朱书符一面"，而《万法归宗》为"一面以兰草叶捣汁调雄黄书符一面"，字句和使用原材料明显不同；表四第 22 项，P. 3810 为"但缝衣服盛之"，《万法归宗》为"俱入丝袋盛之"，这明显不是字体之误，而是别有所本；表四第 31 项，《万法归宗》有"如不见鹤草仍见人形，再咒练之一七日"，P. 3810 无此句；表五第 5 项，P. 3810 为"甲辰焚香羊肉"，《万法归宗》为"甲辰埋香炉内"，供祭方式完全不同。

2. P.3810各篇出现次序与《万法归宗》不同。前者次序为《湘祖白鹤紫芝遁》、《鹤神所在日期》、《踏魁罡步斗法》、《太上金锁连环隐遁真决》，后者次序为《太上金锁连环隐遁真决》、《踏魁罡步斗法》、《湘祖白鹤紫芝遁法》、《论鹤神所在日》，抄写者不大可能反复"跳跃"抄写，更何况P.3810还有大量内容不见于《万法归宗》。

综合以上可以说，P.3810的抄写者很可能有其他底本，《万法归宗》本就是一本包罗万象的摘抄之书，卷一甚至将整本《秘传六甲天书》抄录进来。与P.3810雷同的部分应该是因为有相似的祖本。

但是文字上差异掩盖不了这样一个现实：P.3810的内容、排列组合与《万法归宗》相似度较高，而这些要素不见于唐宋其他书籍，那么说P.3810与《万法归宗》年代接近，大概不算离谱。《万法归宗》是什么时代的？该书原题唐袁天罡、李淳风著，固不可信。前揭王见川观点认为是明代著作，中医古籍出版社《增补秘传万法归宗》编注者孙正治说："根据其内容来分析，明显是明清时期的文人伪托而已。"① 该书不见于唐宋任何目录，其内容也未曾见唐宋时期任何作品引用，是唐宋时期著作的可能性极低。

---

① 旧题（唐）袁天罡、李淳风著，孙正治注释：《增补秘传万法归宗》，中医古籍出版社，2012年，第1页。

四、字体所见之年代问题

这份文书应该是硬笔抄录，避讳、字体、俗字、异体字反映出它的时代的确比较晚近。

首先看看避讳。P. 3810 文书丝毫不避唐讳，例如第 11－11 部分《呼吸静功妙诀》里出现了"百病不治自消矣"，而 11－07 部分《踏魁罡步斗法》中画有符样，"治"字更是赫然在目（见图附－3）。

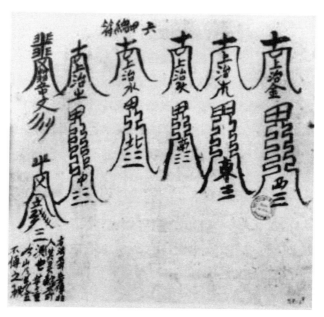

图附-3　P. 3810 文书第 11－07 部分《踏魁罡步斗法》

另外，第 11－04 部分有《鹤神所在日期》，没有按照唐人惯例书"丙"字为景，而是直接书写为"丙寅"（见图附－4）。

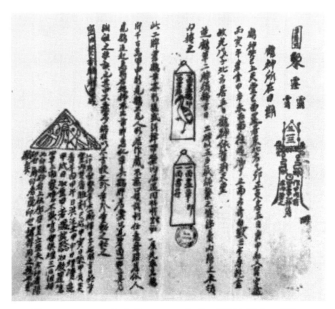

图附-4　P.3810 文书第 11-04 部分《鹤神所在日期》

历代避讳之风气，"其俗起于周，成于秦，盛于唐宋，其历史垂二千年"①。但是论严格程度，宋代最甚，陈垣《史讳举例》称之为"空前绝后之例"②，唐其实并不及宋。具体到敦煌文书的避讳问题，以出现某时代讳字则断定为非某朝写本的判断方式肯定是有失偏颇的，这里牵涉民间避讳不严格、将避讳字与俗体字混为一谈等诸多问题，有关这一点，1944 年唐文播在《中国文化研究汇刊》第 4 卷第 7 期发表的《巴黎所藏敦煌老子写本综考》、1948 年周一良在《清华学报》第 15 卷第 1 期上

① 陈垣：《史讳举例·序》，中华书局，2012 年，第 1 页。
② 同上书，第 211 页。

发表的《跋敦煌秘籍留真》就已经涉及。近年来的研究者也越来越多注意到这个问题，法国苏远鸣《中国避讳述略》结合敦煌文献论述说："如果说，文内出现的讳字说明此件不可能早于讳字所涉及的皇帝在位年代，那么反过来，没有讳字（确切地说是字形正常）则不能用来说明任何问题。"① 窦怀永《敦煌文献避讳研究》② 力主避讳字在敦煌文书断代研究中必须谨慎使用，要多与其他要素一起做综合判断。结合到本文所讨论的问题，在其他文书中，可明确为唐代写本但是不避讳"治"、"丙"字的不乏其例，但是在一件文书中同时出现这么多不避讳现象，尤其是直接书写"丙寅"，更是不符合唐人书为"景寅"这一早已养成的习惯，似乎可以侧面说明该文书并非出自唐代，那么会不会是五代或者宋初的，则需要综合其他要素加以判断。

例如文字本身就可以做判断的另一重要依据，亦能证明笔者观点。

首先，字体不似。从书法角度来看，唐五代以及宋初横画多带隶书笔意，典型的如"三"、"五"等，还有捺画出锋等，但是这些特点在 P.3810 文书中并没有。

其次，此文书书写随意性较大，俗字使用甚多。如 11-02 部分，"护身之宝"，"宝"用俗字；11-06 部分，"三牲礼"之"礼"也是俗字；11-06 部分，"斋戒"之"斋"也是俗字。当然，这样的俗字在唐五代是有的，但很少见，而 11-06 部分出

---

① ［法］苏远鸣：《中国避讳述略》，《法国汉学》第 5 辑"敦煌学专号"，中华书局，2000 年，第 43 页。

② 窦怀永：《敦煌文献避讳研究》，甘肃教育出版社，2013 年。

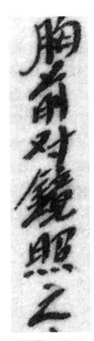

图附－5
P.3810文书
第11－06部
分"对"字

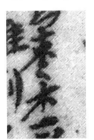

图附－6
P.3810文书
第11－04部
分"枣"字

现的"对"字写法则能证明这件文书的晚出（见图附-5）。

这个对字属于俗字，字形与今天简体"对"字相同，查阅《敦煌俗字典》、《敦煌俗字谱》、《汉魏六朝隋唐五代字形表》、《唐碑俗字录》以及多种数据库，此字不见于唐五代文书碑刻，也不见于其他敦煌文书，而"中研院"史语所主编《宋元以来俗字谱》第24页收录有"對"的各种俗字，其中《薛仁贵跨海征东白袍记》（明金陵富春堂刊）、《岳飞破虏东厅记》（明金陵富春堂刊）、《目连记弹词》（清初刻残本）、《金瓶梅奇书前后部》（清嘉庆济水太素轩刊）、《岭南逸事》（清同治刻本）中出现了这样的"对"，另外，明代字书《俗书刊误》、《字学三正》也收录有"对"字。综合以上可以谨慎地说，目前可见的最早的"对"字写法大约出现于明代或距离明代不远的时代，而唐五代北宋初基本可以肯定没有这种写法。P.3810文书俗字的使用使得它与其他敦煌文书迥然有别。

而11-04部分《鹤神所在日期》所现"枣"字（见图附-6），也可证明文书之晚出。

枣字原本常写作"棗"，后世逐渐简化为"枣"，自周代金文开始，古文中重文多以"二"代替，所以"棗"字就出现了保留上半部、下半部写成"二"的样态。但这个"枣"写法应该较为晚出，笔者寡陋，不见隋唐宋代有如此写法。查阅《敦煌俗字典》、潘重规等《敦煌俗字谱》以及《汉魏六朝隋唐五代字形表》、吴钢《唐碑俗字录》和多种数据库亦无所得。《宋元以来俗字谱》中唯有明清刻本有此字，另外明代《字学三正》里有"棗，俗作枣"。也就是说，目前所见"枣"字的出现起码不会早于宋。

当然，以字谱比对法来判断某种字形、字体出现年代难免遭到"默证法"的诘难，但是，一份文书中同时出现多个某时段字谱中没有的字形或者字体，那么这份文书归属于该时段的概率应该是极低的。

五、小结

笔者认为，P. 3810 文书不能排除是元代甚至元代以后文书的可能性，总结如下：

首先，从"山药"药名和字体、俗字使用来看，这件文书基本可以排除书写于 1063 年以前之可能。

第二，鹤神观念出现于南宋，而元代以后也有鹤神观念，元代沈梦麟《花溪集》卷三《答喻桂山》就曾提到"送鹤神"①，且将鹤神与"牛鬼"相对仗，可见此鹤神亦是祟神。就当时政治地理格局来看，南宋文书或者南宋民俗信仰直接传入敦煌地区的可能性很小，元代以后可能性更大。

第三，文书中八仙已经出现三位，并称韩湘子为"湘祖"，称吕洞宾为"纯阳"，体现出八仙的谱系成熟化以及与宋、元全真教之间的关系。

第四，文书的书写风格以及俗字的使用，尤其是"对"字、"枣"字的出现也可以界定为元、明时期。

第五，正如前揭王卡论著所指出的，密宗真言咒的出现证明此文书出现于宋、元以后。

第六，神仙粥配方不见于唐宋医书，却与明代《寿世保元》"神仙粥"配方大致相同。《呼吸静功妙诀》也与《寿世保元》相关部分类同，其他部分又多有与明《万法归宗》类似者，孰前孰

---

① （元）沈梦麟：《花溪集》卷三《答喻桂山》，《元人文集珍本丛刊》，新文丰出版公司，1958 年，第 188 页。

后不可定论，但关系微妙。

当然，识者完全可以如此反驳：山药不能说明什么，韩湘子出于《青琐高议》并不能说明什么，八仙中三仙组合也不能说明什么，俗字的使用也不能说明什么，为什么不能认为 P.3810 文书恰恰是这一切的祖源呢？从逻辑上来说这样的反驳是有道理的。但是，同样从逻辑上来说，P.3810 同时要"完成"如下任务：证明"山药"一词在这个阶段内另有所指；证明韩湘子被神化最早不是出于《青琐高议》；证明汉钟离、吕洞宾、韩湘子这样的仙人组合出现时间比学界公认的宋金以后要早得多；证明元、明才有的俗字唐五代及宋初已有。这件文书有多大概率完成如此众多的颠覆性的、涉及多个学科定论（或者说是较为普遍的看法）的任务是颇值得怀疑的。

伯希和敦煌文书里假如有混入可能的话，北区 464—465 号元代洞窟是最有可能的来源，根据《伯希和敦煌石窟笔记》的记载，在敦煌北区 181—182 窟（伯希和编号，敦煌研究院编号北区第 464—465 窟），伯希和看到了一些汉文、西夏文、回鹘文文书，还看到了印刷用木活字。[①] 在莫高窟北区洞窟内的三箱文献运往法国后，其中的回鹘文文献"除个别编入 Pelliot Chinois 号者外，还有 363 件"[②]。值得注意的是，北区这些洞窟是王道士指点给伯希和的。

可以注意这样一个细节：伯希和文书的编号工作并非由其独

---

① ［法］伯希和著，耿昇译：《伯希和敦煌石窟笔记》，甘肃人民出版社，2007年，第 373—375 页。

② 荣新江：《海外敦煌吐鲁番文献知见录》，江西人民出版社，1996 年，第50 页。

自担纲，汉文文书编号从 P. 2001 开始，他本人完成了 P. 2001 到 P. 3511 的编号，[①] 而 P. 3810 文书编号是由别人完成的，在这个过程中不能排除误录之可能。

伯希和除了在敦煌获取汉文文书之外，在都勒都尔阿护尔（Douidour-aqour）遗址还获得过一批汉文文书，这一批文书编号较为清晰，都是 D. â。但也有例外。据荣新江《海外敦煌吐鲁番文献知见录》，"编在伯希和汉文写本中的 P. 3533 号是一组龟兹文（吐火罗文 B）写本，有 43 个断片，但它们不是出土于敦煌，而是库车或图木舒克，其编号又标为 Pelliot koutcheen DA/M. 507，piecel－43，意为伯希和龟兹文写本/都勒都尔阿护尔发现写本 507 号断片 1—43 件，因为其上有一些汉字，所以放在了 Pelliot chinois 3533 号下"[②]。这虽然是件"混入文书"，但是其编入过程和原因是比较清楚的。而在荣新江此书所附《巴黎国立图书馆藏敦煌汉文写本（Pelliot chinois）编号变动对照表》里，查不到 P. 3810 文书，说明一开始它就是被作为藏经洞里一份普通的汉文文书来对待的，而且由于完整，所以在编号过程中没什么波折。

但是目前来看，这份文书不能排除是北区洞窟元代以后文书混入的可能。以往学界曾怀疑伯希和文书中混有元代文书，但是怀疑主要集中在回鹘文写本上。A. Rona-Tas 说："单凭一部文献被发现于敦煌的事实并不足以证明它所属的年代就一定早于 1035 年。"[③] J. R. Hamilton 对于伯希和回鹘文文书进行研究，

---

① 荣新江：《海外敦煌吐鲁番文献知见录》，江西人民出版社，1996 年，第 45 页。

② 同上书，第 51 页。

③ ［美］A. Rona-Tas：《敦煌藏品年表简注》，载《匈牙利东方学杂志》第 21 卷，1968 年，第 313—316 页。

认为是 9—10 世纪写本,[①] 但是曾遭到过质疑,Marcel Erdal 说:"敦煌藏经洞在公元 1000 年后不久显然被密封了,而 Hamilton 编著整理的都是洞中原稿。因此他认为这些手稿全部属于 9 或 10 世纪的作品,最迟不超过 11 世纪初期。然而,藏经洞显然没有一直保持封闭。像在上面的注释 2 中提到的 Tattvartha 和其他一些作品都是在此以后的几个世纪产生的。在目前搜集的文稿中至少有两份是属于较晚时期的。"[②] Gerhard Doerfer《古代突厥语文献的年代分类评述》根据在 J. R. Hamilton 所研究的第 14、15、21、33 和 34 号手稿中发现的蒙语词以及在第 3、13、15、17、30、34、35 号手稿中发现的语音浊化现象断定:起码这些文献属于蒙元时期。在其文章的 175 页上 Gerhard Doerfer 说:"大家公认敦煌藏经洞大约是在 1002—1035 年间封闭的,其中的所有写本文献应属于这个时期。对上述观点,A. Rona-Tas 提出了反驳意见。由 J. R. Hamilton 研究整理的 36 件文书的文献集出版于 1986 年。A. Rona-Tas 的研究表明:有 7 件文献属于古代,但不是最早期的;14 件文献较难确定其年代,可能也属那个时期,但不属于元代;有 15 件文献应属于元代,尽管关于封闭藏经洞的使人惊讶的观点被 J. R. Hamilton 淡化了。"[③] 目前看来,不仅是回鹘文文书,伯希和汉文文书中混入后期文书的可能性也

---

① 〔法〕 J. R. Hamilton, *Manuscritsouigours du IXe - X siecle de Touen-houang*, Tome I, Paris 1986, p. 58.

② Marcel Erdal:《敦煌出土的回鹘文文献》,载 BSOAS,51,1988,第 251—257 页。尤其是第 252 页。

③ Gerhard Doerfer:《古代突厥语文献的年代分类评述》,载《古代东方研究》第 18 卷,1991 年,170—186 页。本文有关 A. Rona-Tas、Marcel Erdal、Gerhard Doerfer 观点的翻译摘录自牛汝极、王菲在〔法〕J. 哈密尔顿《敦煌回鹘文写本的年代》一文中的译文 (《西域研究》1995 年第 3 期,第 92—97 页)。

是存在的。

伯希和藏经洞绢本画也遭受过质疑，日本松本荣一演讲《敦煌画的铭记》：

> 以上介绍的敦煌千佛洞的绢本画中，有蒙古文字而且是非常新的蒙古文字，这不能不引起我们的兴趣。但不可思议的是，斯坦因拿回英国的画中并没有这种情况，而伯希和拿回法国的画中却有。明治三十三年（1900），千佛洞里藏有此类文物的消息不胫而走，闻风而动的斯坦因于明治四十年来到这里并弄走了大批文物，第二年也就是1908年，伯希和来到了此处，两者之间相隔了一年多。这里只能有一种解释，那就是在这一年当中记入了上述文字。①

伯希和藏经洞绢本画有"后期混入"的可能，那么纸本文书"后期混入"的可能性也不能排除。耿昇指出了一种可能的渠道："因为王道士可能在斯坦因于千佛洞劫经之后，将他陆续零散地从敦煌其他地方搜集到的元代畏兀儿文晚期卷子，又都塞进藏经洞中滥竽充数了，以弥补他暗盗文书之缺，故使伯希和上当受骗。"② 笔者对这个看法持谨慎的同意态度，从时间上来说，在斯坦因和伯希和之间能接触到藏经洞的只有王道士，而王通过敦煌文书牟利是众所周知的事实，在卖给斯坦因大批文书之后，王

---

① ［日］池田温著，李济沧译：《敦煌写本伪造问题管见》，《中国史研究》2009年第3期，第87页。

② ［法］伯希和著，耿昇译：《伯希和敦煌石窟笔记》，甘肃人民出版社，2007年，耿昇序言，第22页。

道士极有可能食髓知味，将其他地方获得的古代文书、绘画也一并塞入藏经洞充数以待买家。这些"其他地方"可能是北区464—465号窟，也可能包括其他渠道。这个过程里他不会在意文书是用什么文字写成的。而王道士的这些举动，《伯希和敦煌石窟笔记》证明伯希和是知晓的，荣新江特地指出："（这些文献）不能作为藏经洞封闭年代的证据。"① 但是看来伯希和的甄别或者说文书编号还是有疏漏，并未能完全剔除这些晚期文献。而编号问题毫无疑问会影响到研究本身。

P. 3810 文书出现时间基本可确定是南宋以后，更大可能是元以后的文书，所以这个问题可以与藏经洞封闭问题脱离关系。如果这个观点成立，那么有一个合理的联想：伯希和敦煌文书内除了学界探讨过的文书和这件 P. 3810 文书外，还有没有其他被混淆的后期文书？可以说，伯希和之后的敦煌文书都应该纳入视线。对大谷文书和国图藏以及民间收藏部分敦煌文献的质疑早已有之，此不赘言。笔者希望本文能对这种甄别提供新的思路。尽管笔者相信混入（或者混淆）文书并不多，但即便只有百分之零点几的可能性，也是个值得仔细考量的问题。

---

① 有关综述请参看荣新江：《敦煌学十八讲》第四讲《敦煌藏经洞的原状及其封闭原因》，北京大学出版社，2001 年，第 93 页。

参考文献

古代典籍

（清）阮元校刻：《十三经注疏》，中华书局，2009年。

（宋）陈祥道撰：《礼书》，北京图书馆出版社，2006年。

（汉）许慎撰：《说文解字》，天津古籍出版社，1991年。

（南朝梁）顾野王：《大广益会玉篇》，中华书局，1987年。

（宋）罗愿撰，石云孙校点：《尔雅翼》，黄山书社，2013年。

（宋）丁度等编：《集韵》，上海古籍出版社，1985年。

（明）张自烈编，（清）廖文英补：《正字通》，中国工人出版社，1996年。

（汉）司马迁：《史记》，中华书局，1959年。

（汉）班固：《汉书》，中华书局，1962年。

（南朝宋）范晔：《后汉书》，中华书局，1965年。

（唐）房玄龄等：《晋书》，中华书局，1974年。

（南朝梁）沈约：《宋书》，中华书局，1977年。

（南朝梁）萧子显：《南齐书》，中华书局，1972年。

（北齐）魏收：《魏书》，中华书局，1974年。

（唐）令狐德棻等：《周书》，中华书局，1971年。

（唐）李百药：《北齐书》，中华书局，1972年。

（唐）李延寿：《北史》，中华书局，1974年。

（唐）李延寿：《南史》，中华书局，1975年。

（唐）魏徵、令狐德棻：《隋书》，中华书局，1973年。

（后晋）刘昫等：《旧唐书》，中华书局，1975年。

（宋）欧阳修、宋祁：《新唐书》，中华书局，1975年。

（元）脱脱等：《宋史》，中华书局，1985年。

（清）张廷玉等：《明史》，中华书局，1974年。

（北魏）杨衒之著，范祥雍校注：《洛阳伽蓝记校注》，上海古籍出版社，1978年。

（唐）吴兢：《贞观政要》，上海古籍出版社，1978年。

（唐）李肇：《唐国史补》，上海古籍出版社，1979年。

（唐）许嵩著，张忱石点校：《建康实录》，中华书局，1986年。

（唐）李林甫等撰，陈仲夫点校：《唐六典》，中华书局，1992年。

（宋）宋敏求：《唐大诏令集》，中华书局，2008年。

（宋）王溥：《唐会要》，中华书局，1955年影印本。

（宋）韩元吉：《桐阴旧话》，商务印书馆，1939年。

（宋）王尧臣：《崇文总目》，《丛书集成初编》第22册，商务印书馆，1937年。

天一阁博物馆、中国社会科学院历史研究所天圣令整理课题组校证：《天一阁藏明钞本天圣令校证 附唐令复原研究》，中华书局，2006年。

（宋）高似孙撰，（清）徐幹校刊：《剡录》，宋嘉定八年刊本，清同治九年重刊本，成文出版社有限公司，1971年。

司义祖整理：《宋大诏令集》，中华书局，1962年。

《大元圣政国朝典章》，中华书局，1958年。

（元）辛文房著，傅璇琮主编：《唐才子传校笺》，中华书局，1995年。

《正统道藏》，新文丰出版社，1977年。

（清）永瑢等：《四库全书总目》，中华书局，1965年。

（清）张玉书等编：《康熙字典》，上海书店出版社，1985年。

（清）金𫘧：《广西通志》，《文渊阁四库全书》本。

（清）鲁曾煜：《广东通志》，华文书局，1968年。

（战国）列子著，杨伯峻集释：《列子集释》，中华书局，1979年。

（汉）刘安编，何宁撰：《淮南子集释》，中华书局，1998年。

（汉）张仲景著，刘渡舟、苏宝刚等编著：《金匮要略诠解》，天津科学技术出版社，1984年。

（汉）张仲景撰，刘渡舟等校注：《伤寒论校注》，人民卫生出版社，
　　1991年。
甘肃省博物馆、武威县文化馆：《武威汉代医简》，文物出版社，
　　1975年。
（晋）葛洪著，王明校释：《抱朴子内篇校释》，中华书局，1986年。
（晋）郭象注，（唐）成玄英疏：《南华真经注疏》，中华书局，1998年。
（晋）杨泉撰，（清）孙星衍辑，翟江月点校：《物理论》，王承略、聂济冬
　　主编：《子海精华编》，山东人民出版社，2018年。
（隋）巢元方等撰，南京中医学院校释：《诸病源候论校释》，人民卫生出
　　版社，1980年。
（唐）孙思邈：《千金翼方》，人民卫生出版社，1955年影印本。
（唐）孙思邈：《备急千金要方》，人民卫生出版社，1955年影印本。
（唐）孙思邈著，高文柱、沈澍农校注：《备急千金要方》，华夏出版社，
　　2008年。
（唐）孙思邈著，李景荣等校释：《千金翼方校释》，人民卫生出版社，
　　1998年。
（唐）孙思邈撰，李景荣校点：《孙真人千金方》，人民卫生出版社，
　　2000年。
（唐）王焘：《外台秘要》，人民卫生出版社，1955年。
（唐）王冰：《黄帝内经素问》，人民卫生出版社，1963年。
（唐）苏敬等撰，尚志钧辑校：《唐·新修本草》，安徽科学技术出版社，
　　1981年。
（唐）刘肃：《大唐新语》，中华书局，1984年。
（唐）张读撰，张永钦、侯志明点校：《宣室志》，中华书局，1983年。
（唐）薛用弱：《集异记》，中华书局，1980年。
（唐）段成式撰，方南生点校：《酉阳杂俎》，中华书局，1981年。
（唐）牛僧孺撰，李复言编，程毅中点校：《玄怪录》，中华书局，
　　1982年。
（唐）杜光庭撰，罗争鸣辑校：《神仙感遇传》，中华书局，2013年。
（唐）王松年：《仙苑编珠》，文物出版社、上海书店、天津古籍出版社，
　　1988年影印明正统《道藏》本。
（南朝梁）慧皎撰，汤用彤校注，汤一玄整理：《高僧传》，中华书局，

1992 年。

（唐）道宣撰，郭绍林点校：《续高僧传》，中华书局，2014 年。

（宋）张君房著，李永晟点校：《云笈七签》，中华书局，2003 年。

（宋）黄休复：《茅亭客话》，中华书局，1991 年。

（宋）王谠：《唐语林》，上海古籍出版社，1978 年。

（宋）李昉等编，汪绍楹点校：《太平广记》，中华书局，1961 年。

（宋）李昉等：《太平御览》，中华书局，1960 年。

（宋）王钦若等编纂，周勋初等校订：《册府元龟》，凤凰出版社，2006 年。

（宋）王应麟：《玉海》，江苏古籍出版社，上海书店，1990 年。

（宋）高承撰，（明）李果订，金圆、许沛藻点校：《事物纪原》，中华书局，1989 年。

（宋）张杲著，曹瑛、杨健校注：《医说》，中医古籍出版社，2013 年。

（宋）李璆、张致远原辑，（元）释继洪纂修：《岭南卫生方》，中医古籍出版社，1983 年。

（宋）陈言：《三因极一病证方论》，人民卫生出版社，1957 年。

（宋）陈自明编，（明）薛己校注：《外科精要》，人民卫生出版社，1982 年。

（宋）王执中：《针灸资生经·原表》，《文渊阁四库全书》本。

（宋）洪迈著，何卓点校：《夷坚志》，中华书局，1981 年。

（宋）周密：《齐东野语》，中华书局，1983 年。

（宋）刘斧：《青琐高议》，《宋元笔记小说大观》，上海古籍出版社，1997 年。

（宋）叶梦得撰，徐时仪整理：《玉涧杂书》，朱易安、傅璇琮等编：《全宋笔记》，大象出版社，2006 年。

（金）李杲：《东垣先生试效方》，明刻本。

（金）李杲：《兰室秘藏》，商务印书馆，1936 年。

（元）朱震亨：《局方发挥》，人民卫生出版社，1956 年影印版。

（明）熊宗立：《名方类证医书大全》，上海科学技术出版社，1988 年。

（明）吴有性：《温疫论》，人民卫生出版社，2007 年。

（明）陈司成著，高丹枫注释，陈辉译文：《霉疮秘录》，学苑出版社，1994 年。

（明）汪机编：《外科理例》，商务印书馆，1957 年。

（明）龚廷贤撰，鲁兆麟主校：《寿世保元》，人民卫生出版社，1993 年。

（明）徐应秋：《玉芝堂谈荟》，《文渊阁四库全书》本。

（明）孙一奎著，周琦校注：《赤水玄珠》，中国医药科技出版社，2011 年。

（明）孙一奎著，杨洁校注：《孙文垣医案》，中国医药科技出版社，2012 年。

（明）俞弁著，曹瑛校注：《续医说》，中医古籍出版社，2013 年。

（明）李时珍：《本草纲目》，人民卫生出版社，1979 年。

（清）傅山著，岳雪莲、李占永、李晓林校注：《傅青主男女科》，中国中医药出版社，1993 年。

（清）郭庆藩：《庄子集释》，中华书局，2012 年。

（清）徐大椿撰，万芳整理：《医学源流论》，人民卫生出版社，2007 年。

（清）梅毂成等著，刘道超译注：《协纪辨方书》，广西人民出版社，2007 年。

（清）景仰山著，张存梯、杨洪云点校：《景仰山医学三书》，辽宁科学技术出版社，2012 年。

［朝鲜］许浚撰，高光震等校释：《东医宝鉴校释》，人民卫生出版社，2000 年。

《新刻万法归宗》，《续修四库全书》第 1064 册，上海古籍出版社，2002 年。

徐时仪校注：《一切经音义三种校本合刊》，上海古籍出版社，2008 年。

河北医学院校释：《灵枢经校释》，人民卫生出版社，2009 年。

（战国）屈原著，金开诚、董洪利、高路明校注《屈原集校注》：中华书局，1983 年。

（三国魏）曹植著，赵幼文校注：《曹植集校注》，中华书局，2006 年。

（清）严可均编：《全上古三代秦汉三国六朝文》，中华书局，1958 年。

（南朝宋）刘义庆著，（南朝梁）刘孝标注，余嘉锡笺疏，周祖谟、余淑宜、周士琦整理：《世说新语笺疏》，中华书局，2007 年。

（南朝梁）萧统编，（唐）李善注：《文选》，商务印书馆，1936 年。

（南朝梁）萧绎著，许逸民校笺：《金楼子校笺》，中华书局，2011 年。

（唐）王勃著，（清）蒋清翊注，汪贤度集注：《王子安集注》，上海古籍出版社，1995 年。

（唐）杜牧：《樊川文集》，上海古籍出版社，1978 年。

（唐）刘禹锡：《刘禹锡文集》，中华书局，1990 年。

（唐）韩愈著，卞孝萱、张清华编选：《韩愈集》，凤凰出版社，2006 年。

（唐）白居易著，朱金城笺校：《白居易集笺校》，上海古籍出版社，1988 年。

（唐）皮日休著，萧涤非、郑庆笃整理：《皮子文薮》，上海古籍出版社，1981 年。

（唐）孟棨等撰，李学颖标点：《本事诗》，上海古籍出版社，1991 年。

（宋）李昉等：《文苑英华》，中华书局，1966 年。

（宋）方勺：《泊宅编》，中华书局，1983 年。

（宋）周去非著，杨武泉校注：《岭外代答校注》，中华书局，1999 年。

（宋）许翰著，刘云军点校：《许翰集》，河北大学出版社，2014 年。

（宋）龚明之撰，孙菊园校点：《中吴纪闻》，上海古籍出版社，1986 年。

（宋）黄庭坚：《黄庭坚全集》，四川大学出版社，2001 年。

（宋）文天祥：《文天祥全集》，中国书店，1985 年。

（元）黎廷瑞：《芳洲集》，史简辑：《鄱阳五家集》，豫章丛书编刻局，1923 年。

（明）王临亨撰，凌毅点校：《粤剑编》，中华书局，1987 年。

（明）谢肇淛：《五杂组》，中华书局，1959 年。

（明）胡应麟：《少室山房笔丛》，中华书局，1958 年。

（明）冯梦龙撰，秋谷校点：《警世通言》，上海古籍出版社，1998 年。

（明）兰陵笑笑生著，卜键重校评批：《金瓶梅》，作家出版社，2010 年。

（清）钱泳撰，张伟点校：《履园丛话》，中华书局，1979 年。

（清）董诰等编：《全唐文》，中华书局，1983 年。

（清）彭定求等编：《全唐诗》，中华书局，1979 年。

（清）邵之棠辑：《皇朝经世文统编》，光绪辛丑年上海宝善斋石印本。

今人论著

陈邦贤：《花柳病救护法》，上海医学书局，1917 年。

俞凤（凤）宾：《花柳病之陷溺个人与危害群说》，上海进德会，1921 年。

黄现璠：《唐代社会概略》，商务印书馆，1926 年。

陈邦贤：《中国医学史》，商务印书馆，1937 年。

恽铁樵：《药盦医学丛书》，章巨膺医家发行，1948 年。

余云岫：《古代疾病名候疏义》，人民卫生出版社，1953 年。

章太炎：《章太炎医论》，人民卫生出版社，1957 年。

舒新城主编：《辞海》，上海辞书出版社，1989 年。

龙伯坚：《黄帝内经概论》，上海科学技术出版社，1980 年。

陈胜昆：《中国疾病史》，自然科学文化事业股份有限公司，1981 年。

冯友兰：《三松堂学术文集》，北京大学出版社，1984 年。

夏鼐主编：《中国大百科全书·考古学卷》，中国大百科全书出版社，
    1986 年。

范行准：《中国病史新义》，中医古籍出版社，1989 年。

钱超尘：《内经语言研究》，人民卫生出版社，1990 年。

武舟：《中国妓女生活史》，湖南文艺出版社，1990 年。

张岱年、成中英等：《中国思维偏向》，中国社会科学出版社，1991 年。

彭林：《〈周礼〉的主体思想与成书年代研究》，中国社会科学出版社，
    1991 年。

鲍家麟编：《中国妇女史论集续集》，稻香出版社，1991 年。

周绍良主编，赵超副主编：《唐代墓志汇编》，上海古籍出版社，1992 年。

陈垣：《陈垣早年文集》，"中央研究院"中国文哲研究所，1992 年。

中国大百科全书编辑委员会：《中国大百科全书·中国传统医学卷》，中
    国大百科全书出版社，1992 年。

王书奴：《中国娼妓史》，上海书店，1992 年。

严明：《中国名妓艺术史》，文津出版社，1992 年。

黄俊杰：《孟子》，东大图书股份有限公司，1993 年。

高国藩：《敦煌巫术与巫术流变》，河海大学出版社，1993 年。

裘沛然主编：《中国医学大成三编》，岳麓书社，1994 年。

李燕捷：《唐人年寿研究》，文津出版社，1994 年。

干祖望：《孙思邈评传》，南京大学出版社，1995 年。

廖美云：《唐伎研究》，学生书局，1995 年。

徐君、杨海：《妓女史》，上海文艺出版社，1995 年。

中国社会科学院历史研究所、中国敦煌吐鲁番学会敦煌古文献编辑委员会、伦敦大学亚非学院合编：《英藏敦煌文献（汉文佛经以外部份）》，四川人民出版社，1995年。

徐永庆、何惠琴：《中国古尸》，上海科技教育出版社，1996年。

廖育群：《中国古代科学技术史纲·医学卷》，辽宁教育出版社，1996年。

郑学檬：《中国古代经济重心南移和唐宋江南经济研究》，岳麓书社，1996年。

姜伯勤：《敦煌艺术宗教与礼乐文明》，中国社会科学出版社，1996年。

萧国亮：《中国娼妓史》，文津出版社，1996年。

史念海主编：《西安历史地图集》，西安地图出版社，1996年。

荣新江：《海外敦煌吐鲁番文献知见录》，江西人民出版社，1996年。

赵璞珊：《中国古代医学》，中华书局，1997年。

陈元朋：《两宋"尚医士人"与"儒医"：兼论其在金元的流变》，台湾大学出版社，1997年。

梁庚尧：《宋代社会经济史论集》，允晨文化事业股份有限公司，1997年。

郑志敏：《细说唐妓》，文津出版社，1997年。

陈邦贤：《中国医学史》，商务印书馆，1998年。

马继兴辑校：《敦煌医药文献辑校》，江苏古籍出版社，1998年。

〔韩〕文镛盛：《中国古代社会的巫觋》，华文出版社，1999年。

邓启耀：《中国巫蛊考察》，上海文艺出版社，1999年。

李大钊著，朱文通等整理编辑：《李大钊文集》，河北教育出版社，1999年。

杨昌栋：《基督教在中古欧洲的贡献》，社会科学文献出版社，2000年。

盖建民：《道教医学》，宗教文化出版社，2001年。

荣新江：《敦煌学十八讲》，北京大学出版社，2001年。

贾二强：《唐宋民间信仰》，福建人民出版社，2002年。

陈明：《印度梵文医典〈医理精华〉研究》，中华书局，2002年。

廖育群：《阿输吠陀——印度的传统医学》，辽宁教育出版社，2002年。

冻国栋：《中国人口史·隋唐五代时期》，复旦大学出版社，2002年。

裘沛然：《中国医籍大辞典》，上海科学技术出版社，2002年。

郑岩：《魏晋南北朝壁画墓研究》，文物出版社，2002年。

邓小南主编：《唐宋女性与社会》，上海辞书出版社，2003年。

凌纯声、芮逸夫：《湘西苗族调查报告》，民族出版社，2003年。

上海古籍出版社、法国国家图书馆编：《法藏敦煌西域文献》，上海古籍
　　出版社，2004年。

范家伟：《六朝隋唐医学之传承与整合》，香港中文大学出版社，
　　2004年。

刘黎明：《宋代民间巫术研究》，巴蜀书社，2004年。

区结成：《当中医遇上西医：历史与省思》，生活·读书·新知三联书店，
　　2005年。

李建民主编：《生命与医疗》，中国大百科全书出版社，2005年。

吴光正：《八仙故事系统考论——内丹道宗教神话的建构及其流变》，中
　　华书局，2006年。

党芳莉：《八仙信仰与文学研究——文化传播的视角》，黑龙江人民出版
　　社，2006年。

杨念群：《再造"病人"——中西医冲突下的空间政治（1832—1985）》，
　　中国人民大学出版社，2006年。

张大庆：《中国近代疾病社会史（1912—1937）》，山东教育出版社，
　　2006年。

廖育群：《医者意也——认识中医》，广西师范大学出版社，2006年。

王明珂：《华夏边缘——历史记忆与族群认同》，社会科学文献出版社，
　　2006年。

中国考古学会编：《中国考古学年鉴（2005）》，文物出版社，2006年。

余岩原著，祖述宪编注：《余云岫中医研究与批判》，安徽大学出版社，
　　2006年。

李建民：《发现古脉——中国古典医学与数术身体观》，社会科学文献出
　　版社，2007年。

韩康信、谭婧泽、何传坤：《中国远古开颅术》，复旦大学出版社，
　　2007年。

恽铁樵：《群经见智录》，学苑出版社，2007年。

范家伟：《大医精诚——唐代国家、信仰与医学》，东大图书股份有限公
　　司，2007年。

周琼：《清代云南瘴气与生态变迁研究》，中国社会科学出版社，
　　2007年。

李建民：《生命史学——从医疗看中国历史》，复旦大学出版社，
　　2008年。

李建民主编：《从医疗看中国史》，联经出版事业股份有限公司，
　　2008年。

皮国立：《近代中医的身体观与思想转型：唐宗海与中西医汇通时代》，
　　生活·读书·新知三联书店，2008年。

张荫麟：《中国史纲》，中华书局，2009年。

金仕起：《中国古代的医学、医史与政治：以医史文本为中心的一个分
　　析》，元照出版公司，2010年。

范家伟：《中古时期的医者与病者》，复旦大学出版社，2010年。

马伯英：《中国医学文化史》，上海人民出版社，2010年。

于赓哲：《唐代疾病、医疗史初探》，中国社会科学出版社，2011年。

李建民：《华佗隐藏的手术——外科的中国医学史》，东大图书股份有限
　　公司，2011年。

林富士主编：《宗教与医疗》，联经出版事业股份有限公司，2011年。

范行准：《明季西洋传入之医学》，上海人民出版社，2012年。

陈垣：《史讳举例》，中华书局，2012年。

窦怀永：《敦煌文献避讳研究》，甘肃教育出版社，2013年。

范家伟：《北宋校正医书局新探——以国家与医学为中心》，中华书局
　　（香港）有限公司，2014年。

余英时：《论天人之际——中国古代思想起源试探》，中华书局，
　　2014年。

池子华、崔龙健主编：《中国红十字运动史料选编》第1辑，合肥工业大
　　学出版社，2014年。

甄志亚：《中国医学史》（修订版），上海科学技术出版社，2017年。

伍连德：《论中国当筹防病之方实行卫生之法》，《中华医学杂志》1915
　　年第1期。

汪于岗：《花柳病概论》，载中国卫生社编《国民卫生须知》，中国卫生
　　社，1935年。

贾魁：《花柳病浅说》，载中国卫生社编《国民卫生须知》，中国卫生社，
　　1935年。

浦江清：《八仙考》，《清华学报（自然科学版）》1936 年第 1 期。

丁福保：《历代医学书目序》，转引自陈邦贤《中国医学史》，商务印书馆，1937 年。

胡厚宣：《殷人疾病考》，载氏著《甲骨学商史论丛·初集》下册，齐鲁大学国学研究所专刊，1944 年。

中医研究院医史研究室调查，马堪温执笔：《内丘县神头村扁鹊庙调查记》，《中华医史杂志》1955 年第 2 期。

耿鉴庭：《医药金石过眼录》，《中华医史杂志》1955 年第 4 期。

李卉：《说蛊毒与巫术》，《"中央研究院"民族学研究所集刊》第 9 期，1960 年。

中国科学院考古研究所西安唐城发掘队：《唐代长安城考古纪略》，《考古》1963 年 11 期。

刘敦愿：《汉画象石上的针灸图》，《文物》1972 年第 6 期。

曹仕邦：《两晋南北朝时期沙门的医药知识》，《食货》1975 年复刊第 5 卷第 8 期。

贾得道：《试论中国医学史的分期问题》，《中华医史杂志》1980 年第 1 期。

冯汉镛：《瘴气的文献研究》，《中华医史杂志》1981 年第 1 期。

罗根泽：《战国前无私家著作说》，载《古史辨》第四册，上海古籍出版社，1982 年。

朱越利：《太上感应篇与北宋末南宋初的道教改革》，《世界宗教研究》1983 年第 4 期。

陈连庆：《今本〈南方草木状〉研究》，载《文史》第 18 辑，中华书局，1983 年。

冯汉镛：《孙思邈龙宫方新解》，《中医药信息杂志》1985 年第 4 期。

李经纬、傅芳：《隋唐时期中外医学之交流》，《中华医史杂志》1985 年第 4 期。

王素：《魏晋南朝火祆教钩沉》，《中华文史论丛》1985 年第 2 辑。

万方、宋大仁、吕锡琛：《古方"麻沸散"考——兼论〈华佗神医秘传〉的伪托问题》，《山东中医药大学学报》1985 年第 4 期。

孙永如：《唐代"病坊"考》，《中国史研究》1987 年第 4 期。

高世瑜：《唐代的官妓》，《史学月刊》1987 年第 5 期。

张宗栋：《医生称谓考》，《中华医史杂志》1990 年第 3 期。

黄仁生：《巫娼时代纯属虚拟——中西妓女起源比较》，《湖南师范大学学报》1990 年第 3 期。

杜正胜：《形体、精气与魂魄——中国传统对"人"认识的形成》，《新史学》（台北）1991 年第 3 期。

刘昭瑞：《谈考古发现的道教解注文》，《敦煌研究》1991 年第 4 期。

钱存训：《印刷术在中国传统文化中的功能》，载氏著《中国书籍、纸墨及印刷史论集》，香港中文大学出版社，1992 年。

葛承雍：《唐代乞丐与病坊探讨》，《人文杂志》1992 年第 6 期。

万方：《古代注（疰）病及禳解治疗考述》，《敦煌研究》1992 年第 4 期。

梁庚尧：《宋代艺伎人的社会地位》，载邓广铭、漆侠主编《国际宋史研讨会论文选集》，河北大学出版社，1992 年。

郑阿财：《敦煌写卷〈呼吸静功妙诀〉试论》，《九州学刊》1993 年第五卷第四期。

廖育群：《中国古代咒禁疗法研究》，《自然科学史研究》1993 年第 4 期。

朱伟常：《孙思邈与龙宫方——〈千金方〉中的佛教医学》，《上海中医药大学学报》1999 年第 1 期。

邵殿文：《药方洞石刻药方考》，《中华医史杂志》1993 年第 4 期。

龚胜生：《2000 年来中国瘴病分布变迁的初步研究》，《地理学报》1993 年第 4 期。

萧璠：《汉宋间文献所见古代中国南方的地理环境与地方病及其影响》，《"中央研究院"历史语言研究所集刊》1993 年第 63 本第 1 分。

刘淑芬：《慈悲喜舍——中古时期佛教徒的社会福利事业》，《北县文化》1994 年第 40 期。

梅莉、晏昌贵、龚胜生：《明清时期中国瘴病的分布与变迁》，《中国历史地理论丛》1997 年第 2 期。

金仕起：《古代医者的角色——兼论其身分与地位》，《新史学》1995 年第 6 卷第 1 期。

汤用彤：《针灸·印度古医书》，载汤一介编选《汤用彤选集》，天津人民出版社，1995 年。

陈元朋：《宋代的儒医——兼评 Robert P. Hymes 有关宋元医者地位的论点》，《新史学》1995 年第 6 卷第 1 期。

郑金生：《中国历代药王及药王庙探源》，《中华医史杂志》1996 年第
　　2 期。

刘铭恕、杨天宇：《扁鹊与印度古代名医耆婆》，《郑州大学学报（哲学社
　　会科学版）》1996 年第 5 期。

李学勤：《〈素问〉七篇大论的文献学研究》，载侯仁之、周一良主编《燕
　　京学报》新二期，北京大学出版社，1996 年。

李建民：《中国古代〈禁方〉考论》，《"中央研究院"历史语言研究所集
　　刊》1997 年第 68 本第 1 分。

范家伟：《晋隋佛教疾疫观》，《佛学研究》1997 年。

薛克翘：《印度佛教与中国古代汉地医药学》，《佛学研究》1997 年。

黄约瑟：《读〈前定录〉札记——唐代社会思想一瞥》，载刘健明编《黄
　　约瑟隋唐史论集》，中华书局，1997 年。

陈元朋：《两宋的医事制度及其社会功能》，《史原》1997 年第 20 期。

谭真：《从一份资料谈藏经洞的封闭》，《敦煌研究》1988 年第 4 期。

林富士：《中国六朝时期的巫觋与医疗》，《"中央研究院"历史语言研究
　　所集刊》1999 年第 70 本第 1 分。

李伯重：《明清江南肥料需求的数量分析》，《清史研究》1999 年第 1 期。

梁庚尧：《南宋城市的公共卫生问题》，《"中央研究院"历史语言研究所
　　集刊》1999 年第 70 本第 1 分。

王汉民：《八仙与中国文化》，南京大学博士学位论文，1999 年。

党芳莉：《韩湘子仙事演变考》，《人文杂志》2000 年第 1 期。

党芳莉：《八仙仙事演变及相关文学研究》，复旦大学博士学位论文，
　　2000 年。

张哲嘉：《官方医学分科与医学发展：以北宋疾病分类与伤寒研究为线
　　索》，"疾病的历史"会议论文，2000 年 6 月。

王家葵等：《〈神农本草经〉药物产地研究》，《中华医史杂志》2000 年第
　　1 期。

［美］包弼德：《唐宋转型的反思：以思想的变化为主》，载刘东主编《中
　　国学术》第三辑，商务印书馆，2000 年。

陈寅恪：《三国志曹冲华佗传与佛教故事》，载氏著《寒柳堂集》，生活·
　　读书·新知三联书店，2001 年。

陈寅恪：《崔浩与寇谦之》，载氏著《金明馆丛稿初编》，生活·读书·新

知三联书店，2001 年。

李宗焜：《从甲骨文看商代的疾病与医疗》，《"中央研究院"历史语言研究所集刊》2001 年第 72 本第 2 分。

蒋竹山：《疾病与医疗———从〈祁忠敏公日记〉看晚明士人的病医关系》，"中国的城市生活：十四至二十世纪"会议论文，2001 年。

梁其姿：《宋元明的地方医疗资源初探》，载张国刚主编《中国社会历史评论》第三卷，中华书局，2001 年。

杜正乾：《唐病坊表征》，《敦煌研究》2001 年第 1 期。

马新：《论两汉民间的巫与巫术》，《文史哲》2001 年第 3 期。

易守菊、和中浚：《解注文之"注"与注病——从解注文看古代传染病》，《四川文物》2001 年第 3 期。

干祖望：《〈疮疡经验全书〉——伪书话题之三》，《江苏中医》2001 年第 6 期。

李贞德：《汉唐之间医方中的忌见妇人与女体为药》，《新史学》2002 年第 13 卷第 4 期。

傅斯年：《夷夏东西说》，载氏著《民族与古代中国史》，河北教育出版社，2002 年。

左鹏：《汉唐时期的瘴与瘴意象》，载荣新江主编《唐研究》第 8 卷，北京大学出版社，2002 年。

王见川：《敦煌卷子中的钟离权、吕洞宾、韩湘子资料》，《台湾宗教研究通讯》2002 年第 3 期。

严耀中：《墓志祭文中的唐代妇女佛教信仰》，载邓小南主编《唐宋女性与社会》，上海辞书出版社，2003 年。

张邦炜：《两宋时期的性问题》，载邓小南主编《唐宋女性与社会》，上海辞书出版社，2003 年。

金仕起：《晋平公病案新考："论病以及国"传统的一则个案分析》，《新史学》2003 年第 1 期。

林富士：《中国早期道士的医者形象：以〈神仙传〉为主的初步考察》，《世界宗教学刊》2003 年第 2 期。

于赓哲：《唐代的医学教育及医人地位》，《魏晋南北朝隋唐史资料》第 20 辑，武汉大学出版社，2003 年。

刘理想：《我国古代医生社会地位变化及对医学发展的影响》，《中华医史杂志》2003 年第 2 期。

金仕起：《论病以及国：周秦汉唐方技与国政关系的一个分析》，台湾大学历史学研究所博士学位论文，2003 年。

雷祥麟：《负责任的医生与有信仰的病人——中西医论争与医病关系在民国时期的转变》，《新史学》2003 年第 14 卷第 1 期。

靳强：《唐代自然灾害问题述略》，《魏晋南北朝隋唐史资料》第 20 辑，武汉大学出版社，2003 年。

容志毅：《南方巫蛊习俗述略》，《湖北民族学院学报（哲学社会科学版）》2003 年第 2 期。

宋镇豪：《商代的疾患医疗与卫生保健》，《历史研究》2004 年第 2 期。

左鹏：《宋元时期的瘴疾与文化变迁》，《中国社会科学》2004 年第 1 期。

李植人：《苗族放蛊的故事》，载吴泽霖、陈国钧等编《贵州苗夷社会研究》，民族出版社，2004 年。

程民生：《关于我国古代经济重心南移的研究与思考》，《殷都学刊》2004 年第 1 期。

包茂宏：《解释中国历史的新思维：环境史——评述伊懋可教授的新著〈象之退隐：中国环境史〉》，《中国历史地理论丛》2004 年第 3 期。

张箭：《梅毒的全球化和人类与之的斗争——中世晚期与近代》，《自然辩证法通讯》2004 年第 2 期。

李清泉：《粉本——从宣化辽墓壁画看古代画工的工作模式》，《南京艺术学院学报（美术与设计版）》2004 年第 1 期。

罗义俊：《儒家道统观发微》，上海文庙第二届儒学研讨会论文，2004 年。

张文：《地域偏见和族群歧视：中国古代瘴气与瘴病的文化学解读》，《民族研究》2005 年第 3 期。

樊波：《新出唐陆敬道墓志疏证》，《碑林集刊》第 11 辑，陕西人民美术出版社，2005 年。

庄佳华：《试论北宋医者的社会地位之转变》，台北师范学院社会科教育学系 94 级历史组专题研究论文，2005 年。

罗义俊：《中国道统：孔子的传统——儒家道统观发微》，《鹅湖》2005 年第 1 期。

于赓哲：《从古人求医心态看古代民间医人水平》，《学术研究》2005 年第 9 期。

张嘉凤：《"疫病"与"相染"——以〈诸病源候论〉为中心试论魏晋至隋唐之间医籍的疾病观》，载李建民主编《生命与医疗》，中国大百科全书出版社，2005 年。

林富士：《试论中国早期道教对于医药的态度》，载李建民主编《生命与医疗》，中国大百科全书出版社，2005 年。

张文：《地域偏见和族群歧视：中国古代瘴气与瘴病的文化学解读》，《民族研究》2005 年第 3 期。

傅安辉：《西南民族地区放蛊传说透视》，《黔东南民族师范高等专科学校学报》2005 年第 1 期。

高发元、朱和双：《中国南方少数民族巫蛊文化中的性爱主题》，《民族研究》2005 年第 2 期。

潘文献：《苗人·巫蛊——对于他者的想象和指控》，中央民族大学硕士学位论文，2005 年。

张蜀蕙：《驯化与观看——唐、宋文人南方经验中的疾病经验与国族论述》，《东华人文学报》2005 年第 7 期。

梁其姿：《疾病与方土之关系：元至清间医界的看法》，载李建民主编《生命与医疗》，中国大百科全书出版社，2005 年。

缪哲：《以图证史的陷阱》，《读书》2005 年第 2 期。

祝平一：《宋明之际的医史与儒医》，《"中央研究院"历史语言研究所集刊》2006 年第 77 本第 3 分。

程锦：《唐代女医制度考释——以唐〈医疾令〉"女医"条为中心》，载荣新江主编《唐研究》第 12 卷，北京大学出版社，2006 年。

于赓哲：《唐宋民间医疗活动中灸疗法的浮沉——一项技术抉择的时代背景分析》，《清华大学学报（哲学社会科学版）》2006 年第 1 期。

于赓哲：《〈新菩萨经〉、〈劝善经〉背后的疾病恐慌——试论唐五代主要疾病种类》，《南开大学学报（哲学社会科学版）》2006 年第 5 期。

余云岫：《我国医学革命之破坏与建设》，载余岩原著，祖述宪编注《余云岫中医研究与批判》，安徽大学出版社，2006 年。

葛兆光：《道统、系谱与历史》，《文史哲》2006 年第 3 期。

陈明：《"丝绸之路的医药：传播与转化"研讨会简述》，载郝春文主编《2006 敦煌学国际联络委员会通讯》，上海古籍出版社，2006 年。

刘淑芬:《戒律与养生之间——唐宋寺院中的丸药、乳药和药酒》,《"中央研究院"历史语言研究所集刊》2006年第77本第3分。

刘淑芬:《唐、宋寺院中的茶与汤药》,《燕京学报》2005年第19期。

刘安志、陈国灿:《唐代安西都护府对龟兹的治理》,《历史研究》2006年第1期。

包伟民:《试论宋代城市发展中的新问题》,韩国《中国史研究》第40辑,2006年2月。

马强:《唐宋士大夫与西南、岭南地区的移风易俗》,《西南师范大学学报(人文社会科学版)》2006年第2期。

王子今:《汉晋时代的"瘴气之害"》,《中国历史地理论丛》2006年第3期。

陈昊:《汉唐间墓葬文书中的注(疰)病书写》,载荣新江主编《唐研究》第12卷,北京大学出版社,2006年。

罗永麟:《八仙故事形成的社会历史原因和影响》,载吴光正主编《八仙文化与八仙文学的现代阐释——二十世纪国际八仙研究论丛》,黑龙江人民出版社,2006年。

李远国:《钟离权生平事迹略考》,原载《道韵》1997年第1辑,载吴光正主编《八仙文化与八仙文学的现代阐释——二十世纪国际八仙研究论丛》,黑龙江人民出版社,2006年。

李蓉:《苦难与愉悦的双重叙事话语》,《文学评论》2006年第2期。

李金菊:《汉传佛教养生的历史研究》,中国中医科学院博士学位论文,2007年。

邹翔:《近代早期英国政府医疗救助问题探析》,《齐鲁学刊》2007年第6期。

杜文玉:《论唐宋监狱中的医疗系统——兼论病囚院的设置》,《江汉论坛》2007年第5期。

巴冰冰:《从〈北里志〉看唐代的市井妓业》,首都师范大学历史学院硕士学位论文,2007年。

潘洪刚:《中国传统社会中的"具文"现象——以清代禁赌禁娼为例的讨论》,《学习与实践》2007年第5期。

于赓哲:《"然非有力,不能尽写"——中古医籍受众浅论》,《陕西师范大学学报(哲学社会科学版)》2008年第1期。

程锦：《唐代医疗制度研究》，中国社会科学院研究生院硕士学位论文，2008年。

于赓哲：《唐代医疗活动中咒禁术的退缩与保留》，《华中师范大学学报（人文社会科学版）》2008年第2期。

程锦：《唐代医官选任制度探微》，载荣新江主编《唐研究》第14卷，北京大学出版社，2008年。

邱仲麟：《医生与病人——明代的医病关系与医疗风习》，载李建民主编《从医疗看中国史》，联经出版事业股份有限公司，2008年。

陈昊：《晚唐翰林医官家族的社会生活与知识传递——兼谈墓志对翰林世医的书写》，《中华文史论丛》2008年第3期。

张雷：《乡土医神：明清时期淮河流域的华佗信仰研究》，《史学月刊》2008年第4期。

陈明：《汉唐时期于阗的对外医药交流》，《历史研究》2008年第4期。

刘淑芬：《唐、宋时期僧人、国家和医疗的关系——从药方洞到惠民局》，载李建民主编《从医疗看中国史》，联经出版事业股份有限公司，2008年。

余新忠：《从避疫到防疫：晚清因应疫病观念的演变》，《华中师范大学学报（人文社会科学版）》2008年第2期。

于赓哲：《被怀疑的华佗——中国古代外科手术的历史轨迹》，《清华大学学报（哲学社会科学版）》2009年第1期。

牛润珍：《东魏北齐邺京里坊制度考》，《晋阳学刊》2009年第6期。

王卡：《〈敦煌道教文献研究·目录篇〉补正》，载郑开编《水穷云起集：道教文献研究的旧学新知》，社会科学文献出版社，2009年。

康保成、孙秉君：《陕西韩城宋墓壁画考释》，《文艺研究》2009年第11期。

季羡林：《从中印文化关系谈到中国梵文的研究》，《季羡林全集》第13卷，外语教学与研究出版社，2010年。

祝平一：《药医不死病，佛度有缘人：明、清的医疗市场、医学知识与医病关系》，《"中央研究院"近代史研究所集刊》2010年第68期。

于赓哲：《疾病、卑湿与中古族群边界》，《民族研究》2010年第1期。

邹翔：《中世纪晚期与近代早期英国医院的世俗化转型》，《史学集刊》2010年第6期。

韩毅：《国家、医学与社会——〈太平圣惠方〉在宋代的应用与传播》，《宋史研究论丛》2010 年第 11 辑。

陈昊：《读写之间的身体经验与身份认同——唐代至北宋医学文化史述论》，北京大学博士学位论文，2011 年。

宋丽华、于赓哲：《中古时期医人的社会地位》，载杜文玉主编《唐史论丛》第 13 辑，三秦出版社，2011 年。

于赓哲：《〈天圣令〉复原唐〈医疾令〉所见官民医学之分野》，《历史研究》2011 年第 1 期。

余新忠：《"良国良相"说源流考论——兼论宋至清医生的社会地位》，《天津社会科学》2011 年第 4 期。

梁永宣、梁嵘：《宋代医学壁画首次被发现》，《中国中医药报》2011 年 3 月 11 日第 8 版。

谢安：《医者意也与即方用药——唐宋时期的士人尚医与医病关系》，台湾清华大学历史研究所博士学位论文，2013 年。

黄正建：《唐六尚长官补考——兼论李令问、井真成墓志》，载吕建中、胡戟主编《大唐西市博物馆藏墓志研究》，陕西师范大学出版社，2013 年。

于赓哲：《古典医学的"西学镜像"》，《人文杂志》2013 年第 10 期。

李清泉：《"一堂家庆"的新意象——宋金时期的墓主夫妇像与唐宋墓葬风气之变》，载巫鸿、朱青生、郑岩主编《古代墓葬美术研究》（第二辑），湖南美术出版社，2013 年。

辛德勇：《论中国书籍雕版印刷技术产生的社会原因及其时间》，《中国典籍与文化论丛》第 16 辑，凤凰出版社，2014 年。

孟永亮：《北宋校正医书局研究》，北京中医药大学博士学位论文，2014 年。

于赓哲：《汉宋之间医患关系衍论——兼论罗伊·波特等人的医患关系价值观》，《清华大学学报（哲学社会科学版）》2014 年第 1 期。

杨洋：《南京国民政府"禁娼"期间的"桃花章"风波》，《钟山风雨》2014 年第 1 期。

杨效俊：《陕西韩城盘乐村宋墓壁画的象征意义》，《文博》2015 年第 5 期。

张雷：《秦汉简牍药名丛考》，上海市社会科学界第十四届学术年会论文，2016 年 11 月。

于赓哲：《弥漫之气：中国古代关于瘟疫"致"与"治"的思维模式》，《文史哲》2016 年第 5 期。

崔兴众：《韩城盘乐村宋墓墓主画像释读》，《艺术探索》2016 年第 2 期。

张如青：《丝绸之路医药研究的回顾与展望》，《"丝路医药"学术论坛暨〈中医药文化〉第二届工作坊论文集》，2017 年 11 月。

外文及译著

［美］维廉·鲁滨孙（W. J. Robinson）著，味辛译、章锡琛校订：《女子之性的知识》，商务印书馆，1927 年。

［日］富士川游：《日本医学史》，日新书院，1941 年。

［日］冈西为人：《宋以前医籍考》，人民卫生出版社，1958 年。

［日］道端良秀著，关世谦译：《中国佛教与社会福利事业》，佛光出版社，1981 年。

［英］丹皮尔著，李珩译，张今校：《科学史及其与哲学和宗教的关系》，商务印书馆，1975 年。

［美］Frederick F. Cartwright，*A Social History of Medicine*，London and New York：Longman，1977.

［日］小林茂：《日本屎尿问题源流考》，明石书店，1983 年。

［日］池田温著，龚泽铣译：《中国古代籍帐研究》，中华书局，1984 年。

［德］Paul U. Unschuld：*Medecine in China: A History of Pharmaceutics*，California：University of California Press，1986.

［法］J. Hamilton，Manuscrits ouigours du IXe－X siecle de Touen-houang，Tome I，Paris 1986，p. 58.

［美］Nathan Sivin，Traditional Medicine in Contemporary China，Vol. 2，*Science，Technology，and Medicine in East China*，Ann Arbor：Center for Chinese Studies，The University of Michigan，1987。

［美］Norma，Diamond，"The Miao and Poison：Interactions on China Southwest Frontier，"*Ethnology*，1988.

［德］布式克（Buschke）、雅各生（Jacobsohn）著，董秋斯译：《性健康知识》，生活·读书·新知三联书店，1991 年。

［日］丹波康赖撰，赵明山等注释：《医心方》，辽宁科学技术出版社，
　　1996年。

［美］韩森著，包伟民译：《变迁之神——南宋时期的民间信仰》，浙江人
　　民出版社，1999年。

［英］詹·乔·弗雷泽著，徐育新等译：《金枝》，大众文艺出版社，
　　1998年。

［美］罗伊·波特（Roy Porter）等编著，张大庆等译：《剑桥医学史》，
　　吉林人民出版社，2000年。

［日］丹波康赖：《医心方》，学苑出版社，2001年。

穆根来、汶江、黄倬汉译：《中国印度见闻录》，中华书局，2001年。

［美］贺萧（Gail B. Hershatter）著，韩敏中、盛宁译：《危险的愉
　　悦——20世纪上海的娼妓问题与现代性》，江苏人民出版社，
　　2003年。

［美］施密特著，汪晓丹、赵巍译：《基督教对文明的影响》，北京大学出
　　版社，2004年。

［日］德桥曜编著：《環境と景観の社会史》，文化书房博文社，2004年。

［美］弗雷德里克·F. 卡特赖特、迈克尔·比迪斯著，陈仲丹等译：《疾
　　病改变历史》，山东画报出版社，2004年。

余英时著，侯旭东等译：《东汉生死观》，上海古籍出版社，2005年。

［美］费侠莉著，甄橙主译：《繁盛之阴——中国医学史中的性（960—
　　1665）》，江苏人民出版社，2006年。

［日］小野泽精一、福永光司、山井涌编，李庆译：《气的思想——中国
　　自然观与人的观念的发展》，上海人民出版社，2007年。

［日］丹波元胤著，郭秀梅、［日］冈田研吉校译：《医籍考》，学苑出版
　　社，2007年。

［法］伯希和著，耿昇译：《伯希和敦煌石窟笔记》，甘肃人民出版社，
　　2007年。

［美］本杰明·史华兹（Benjamin I. Schwartz）著，程钢译：《古代中国
　　的思想世界》，江苏人民出版社，2008年。

［美］玛格纳（N. Magner Lois）著，刘学礼译：《医学史》，上海人民出
　　版社，2009年。

［美］约翰·伯纳姆（John Burnham）著，张大庆注、颜宜葳译：《什么

是医学史》，北京大学出版社，2010 年。

［美］威廉·麦克尼尔（William H. McNeill），余新忠、毕会成译：《瘟疫与人》，中国环境科学出版社，2010 年。

［日］石田干之助著，钱婉约译：《长安之春》（增订版），清华大学出版社，2015 年。

［加］Jee hee Hong and T. Hinrichs，"Unwritten Life（and Death）of a 'Pharmacist' in Song China：Decoding Hancheng 韓城 Tomb Murals，" *Cahiers d'Extrême—Asie*，2015.

The Evolution of the Pharmacopoeia，*the British Medical Journal*，1898.

［美］James Maxwell，"Some Notes on Syphilis among the Chinese"，*Chinese Medical Journal*，1913.

［日］加藤繁：《宋代都市的发展》，原载 1931 年《桑原博士还历纪念东洋史论丛》，后见录于加藤繁著，吴杰译：《中国经济史考证》第一卷，商务印书馆，1959 年。

［日］道端良秀：《中国的佛教医学》，《宗教研究》1965 年第 7 期。

［美］A. Rona Tas：《敦煌藏品年表简注》，《匈牙利东方学杂志》第 21 卷，1968 年。

［日］山本德子：《中国中世における医者の地位について》，《日本医史学杂志》，1976 年第 22 卷第 1 号。

［日］熊沢徹：《江戸の下肥値下げ運動と領々惣代》，《史学杂志》1985 年 94 编。

［土耳其］Erdal Marcel， "Uigurica from Dunhuang," BSOAS 51，Gabain，Annemarievon 1988.

［日］山田庆儿：《夜鸣之鸟》，刘俊文主编，杜石然等译：《日本学者研究中国史论著选译》第十卷，中华书局，1992 年。

［日］桑原骘藏：《历史上所见的南北中国》，刘俊文主编，黄约瑟译：《日本学者研究中国史论著选译》第一卷，中华书局，1992 年。

［英］Christopher Cullen，"Patients and Healers in Late Imperial China：Evidence from the *Jinpingmei*，" *History of Science 31*（1993）.

［日］冈本天晴、樱庭和典：《医疗与中国佛教》，《医学与哲学》1994 年第 2 期。

［法］J. 哈密尔顿著，牛汝极、王菲译《敦煌回鹘文写本的年代》，《西域研究》1995 年第 3 期。

［法］苏远鸣：《中国避讳述略》，《法国汉学》第 5 辑"敦煌学专号"，中华书局，2000 年。

［日］高瀬奈津子：《唐代悲田养病坊的变迁及其成立背景》，《佛教史学研究》2002 年第 45 卷第 1 期。

［日］坂出祥伸：《冥界の道教的神格——「急急如律令」をめぐって》，载《东洋史研究》2003 年第 62 卷第 1 号。

［日］铃木雅隆：《镇墓文の系谱と天师道との関系》，《史滴》第 25 号，早稲田大学东洋史恳话会，2003 年。

［日］滝川勉：《東アジア農業における地力再生産を考える——糞尿利用の歴史的考察》，《アジア経済》45（3），2004 年。

［日］岩本笃志：《唐朝の医事政策と〈新修本草〉》，《史学杂志》2005 年 114 编 6 号。

［美］Xue Yong, "Treasure Nightsoil As If It Were Gold: Economic and Ecological Links between Urban and Rural Areas in Late Imperial Jiangnan," in *Late Imperial China*, Volume 26, Number 1, June, 2005.

［日］岩本笃志：《文字と紙背から見た敦煌における〈新修本草〉——コンピュータによる用字整理を通して》，《唐代史研究》2006 年第 9 号。

［日］小野四平：《吕洞宾传说考》，原载《东方宗教》第 32 期，1968 年 11 月，后收入《八仙文化与八仙文学的现代阐释——二十世纪国际八仙研究论丛》，黑龙江人民出版社，2006 年。

［日］柳獭喜代志：《韩湘子故事的源流——二十世纪国际八仙研究论丛》，载吴光正主编《八仙文化与八仙文学的现代阐释》，黑龙江人民出版社，2006 年。

［日］岩本笃志：《〈敦煌本新修本草〉校注》，《资料学研究》2007 年第 4 号。

［日］石野智大：《唐令中にみえる藥材の採取・納入過程について——天聖醫疾令所收唐令の檢討》，《法史学研究会会报》2007 年第 12 号。

［日］岩本笃志：《唐〈新修本草〉编纂と"土贡"—中国国家图书馆藏断片考》，《东洋学报》2008年第90卷第2号。

［日］池田温著，李济沧译：《敦煌写本伪造问题管见》，《中国史研究》2009年第3期。

后　记

　　本书最终交稿的时候，新型冠状病毒肺炎正在肆虐。疫情对人心的激荡有目共睹，原有的生活节奏犹如被按了暂停键，几乎每个阶层都有了与以往截然不同的心境。面对疾病考验的时候，人性得以最真实地展现，身边的一切得以被重新认知。疾病与医疗能够集中展现人与社会的方方面面，虽然不是永远，但却经常不以我们自己的意志为转移。此时此刻我们也更加体会到，在摸索人与社会甚至人性的基本规律的时候，医疗与疾病是一个绝佳的窗口。

　　中国的史学脱胎于政治史，目前在整个史学框架中医疗与疾病似乎只是一个点缀。人最关心自己，生老病死是人类面临的永恒问题，由生死问题衍生出人类的世界观和宗教，进而衍生出政治、社会、思想、学术、贸易、战争等诸多问题，短时段的因素被重视，长时段的"病"如何能在历史因素的剖析中被忽视？政治、经济、制度问题，有时不过是冰山之尖峰而已。古人受限于认知能力忽视地理环境、气候条件、疾病以及疾病应对思想对历史进程的影响，我们则受限于古人所写的史料的视角，实际上该跳出这个圈子了。历史地理学和环境史学已经着人先鞭，而疾病

和"疾病应对"（包含但不限于医疗）对历史进程的影响也值得
强调。

这方面的例子不胜枚举，我们直觉能够想到的当然是东汉末
大瘟疫、明末大鼠疫那样直接影响王朝兴衰的显性事例，但实际
上潜移默化者更多，挂一漏万，试举一二：例如宗教无不以回答
生死问题为己任，中国本土的宗教的诞生除了一般性的禳灾辟
邪，对付疾病是根本任务之一，疾病反过来帮助了本土宗教的发
展，东汉后期长期的疫病帮助了五斗米道和太平道的兴起，太平
道以符咒治病统辖信众，以拟国家化组织来对抗世俗政权，五斗
米道以祛病为号召，以三官书等仪轨统治民众，在与世俗政权的
对抗失败之后，道教大改革又转而以长生成仙为追求之目的，迎
合上层社会，这是影响历史发展的重要因素，而服食炼丹作为其
副产品也是导致很多非理性历史因素产生的重要原因。再例如国
家所挪用的祭天地与大傩仪式，其实就是由君主独占禳灾祛病的
权利，完成君权与国家大祭司之间的融合，而世俗统治权与宗教
统治权的合二为一，毫无疑问也是中国与西方走上不同历史道路
的重要原因之一。

现代史学常常将几乎所有政治人物假设为"理性人"，总要
为他们的所有行为寻找"深层次"的政治、经济动机，这有时是
合理的，有时则是不合理的，因为不符合人性的特点。人的行为
一方面有理性，一方面又有各种非理性甚至"不可理喻"，而这
种非理性行为形成的原因则是多种多样的，有来自性格的，有来
自生长环境的，有来自宗教信仰的，当然也有来自疾病的。非得
抱以了解之同情，才能理解他们的思维模式和行为动机，否则我
们面对的就不是人，而是机器。至于基层民间，他们日常生活的

轨迹、希冀、恐惧莫不与疾病密切相关。除了理性因素,非理性因素也非常值得重视,医疗社会史毫无疑问不应该缺席,因为人的精神、健康状况、疾病以及应对会影响到人的情绪、思维,甚至人生观。这几乎是每个人的生活经验都多少可以证明的。尤其在眼下这个时刻。

疾病比很多因素更能长远影响人类历史。细菌、病毒、螺旋体、衣原体、支原体、原虫们自人类不存在的时代就已经生存在地球上,它们必然伴随人类之始终,与气候、地理一起构成了人类的外部环境,人类只有不断改变自己来应对它们,这种改变会体现在人类社会的每一个方面,尤其是思维模式和世界观。对疾病、医疗历史的研究,就是对影响历史发展深层次因素的研究。

谢谢诸位读者。

2020 年 2 月 4 日于长安光盐斋